医用物

（第三版）

主编 李振声 江 键 曾召利

YIYONG WULIXUE SHIYAN

中国教育出版传媒集团

高等教育出版社·北京

内容提要

　　本书是中国人民解放军三所军医大学的教师联合编写的医用物理学实验教材，集中反映了三所军医大学在医用物理学实验教学中先进的教育思想和教学理念。本书在每一个实验中均针对性地提出了预习要求，设计了预习自测题，以供学生和教师检验预习效果，突出了以学生为主体的教育思想。全书内容包括基础性实验、综合性实验、创新设计性实验和虚拟仿真实验，总结了编者多年教学和科研工作的经验，特别编写了全新的设计性实验内容和要求，充分体现了以提高能力为核心的教学目标。

　　本书涉及大量生物医学中应用的先进的物理理论和工程技术，既可作为医药类高等学校各专业本科生的教材，也可作为长学制医学生、研究生和教师的参考用书。

图书在版编目（CIP）数据

　　医用物理学实验／李振声，江键，曾召利主编．
3 版．--北京：高等教育出版社，2025．2．-- ISBN
978-7-04-063861-5

　　Ⅰ．R312-33

　　中国国家版本馆 CIP 数据核字第 2025K7R094 号

YIYONG WULIXUE SHIYAN

策划编辑　张琦玮	责任编辑　张琦玮	封面设计　王凌波	版式设计　杜微言
责任绘图　杨伟露	责任校对　胡美萍	责任印制　刁　毅	

出版发行	高等教育出版社	网　　址	http://www.hep.edu.cn
社　　址	北京市西城区德外大街 4 号		http://www.hep.com.cn
邮政编码	100120	网上订购	http://www.hepmall.com.cn
印　　刷	天津嘉恒印务有限公司		http://www.hepmall.com
开　　本	787mm×1092mm　1/16		http://www.hepmall.cn
印　　张	19.75	版　　次	2015 年 2 月第 1 版
字　　数	470 千字		2025 年 2 月第 3 版
购书热线	010-58581118	印　　次	2025 年 2 月第 1 次印刷
咨询电话	400-810-0598	定　　价	40.60 元

本书如有缺页、倒页、脱页等质量问题，请到所购图书销售部门联系调换

物　料　号　63861-00

《医用物理学实验》(第三版)编者名单

主　编:李振声　江　键　曾召利

副主编:莫　增　梁媛媛　屈学民

编　者:王小平(海军军医大学)

田　瑜(空军军医大学)

冯　宇(陆军军医大学)

江　键(海军军医大学)

许佳捷(海军军医大学)

孙志鹏(海军军医大学)

孙丽丽(陆军军医大学)

李振声(陆军军医大学)

李维娜(空军军医大学)

张玲君(陆军军医大学)

张　亮(空军军医大学)

张　敏(空军军医大学)

陈亚慧(陆军军医大学)

陈浩嘉(陆军军医大学)

尚永兵(空军军医大学)

周　瑜(陆军军医大学)

屈学民(空军军医大学)

莫　增(陆军军医大学)

贾　兰(陆军军医大学)

郭　鑫(海军军医大学)

崔春雨(陆军军医大学)

梁合鹍(海军军医大学)

梁媛媛(海军军医大学)

蒋　洪(陆军军医大学)

曾召利(空军军医大学)

前言

　　物理实验是理工农医类大学低年级学生接受科学实验能力系统训练的必修课程。一方面,物理学的大多数定律都建立在严格的实验基础之上,即使是通过逻辑推理和大胆假设而提出来的新的物理学理论,也必须通过实验来检验其正确性;另一方面,对于医学和生物学等实践性强的学科,物理实验还担负着培养学生的科学实验基本操作技能和良好工作作风的任务。

　　经过多年教学改革,物理实验课程已经摆脱了单纯验证理论结果的常规轨道,而成为创新教育中的一个重要环节。学生在实验室里比在课堂上具有更大的自由度,可以更有个性地进行探索式、主动式的学习。通过课前的思考和预习、课中的实验和讨论、课后的总结和撰写报告等,学生受到了严格、系统的实验技能训练,掌握了科学实验的基本知识、方法和技巧,提高了理论联系实际、分析问题、解决问题的能力,在培养敏锐的观察力和严谨的思维能力的同时,不断增强综合能力和创新意识。事实上,在我们先前的教学过程中,许多同学表现出了较强的探索精神和创新能力。我们精心编写本教材,将经典的物理实验以及我们在医用物理学实验教学中的创意奉献给后来的学习者,以作抛砖引玉之用,希望同学们取得更多、更好的创新成果。

　　本教材有以下几个特点:

　　1. 突出以学生为主体,以能力为核心的教育思想。本教材在基础性实验、综合性实验、虚拟仿真实验的开篇提出预习要求,针对实验中的重点难点,设计预习问题供学生和教师检验预习效果,真正达到未雨绸缪、有的放矢做实验的目的,有效帮助学生提高自主学习效率。本教材选编了部分优秀学生设计性实验论文的摘要,充分发挥了优秀学生的示范作用,启发了学生的创新思维,激发了学生做创新设计性实验的动力和信心,有效激发了学生的"竞赛"心理,同时增加了教材的亲和力。

2. 突出先进性、个性化学习的新型教学理念。本教材在内容选取上,力求将先进的物理学理论和技术融入医学应用中,将生物材料、生物电特性、物理因子的生物效应等选为设计性实验内容,使学生较早接触前沿新技术。设计性实验只写出部分可供选择的题目,旨在抛砖引玉,给学生的个性化学习保留足够的空间。此外设置了虚拟仿真实验,一些实验中设计了选做内容,在书后给出了参考文献,以满足不同专业、不同学生的个性化学习需求。

3. 构建分层次、递进式的新型教学模式。本教材将实验内容分为基础性实验、综合性实验和创新设计性实验。基础性实验是以培养学生严谨的科学作风和基本的实验技能为主要目标;综合性实验难度有所增加,要求有所提高,通常提出了拓展应用要求,力求在实验课上,在教师的引导下,用课上所用的主要实验仪器或实验方法检测某个新的物理量或研究新的物理规律。教材中的创新设计性实验只给出参考性题目和必要的提示,要求学生在教师指导下,独立设计并完成实验。通过从低到高的学习要求,使学生逐步体验从基础到前沿的学习内容,以实现从接受知识型到培养综合能力型的递进式发展的教学目标。

本书由中国人民解放军陆军军医大学、海军军医大学、空军军医大学的教师联合编写。全书共编写了 48 个实验,实验 5、实验 6、实验 10、实验 13、实验 14、实验 18、实验 20、实验 25、实验 32、实验 36、实验 39、实验 40、实验 43、实验 44、实验 45、实验 48 由海军军医大学的教师编写;实验 2、实验 4、实验 7、实验 9、实验 11、实验 12、实验 16、实验 19、实验 23、实验 24、实验 26、实验 27、实验 28、实验 29、实验 30、实验 31、实验 33、实验 34、实验 35、实验 46、实验 47 由陆军军医大学的教师编写;实验 1、实验 3、实验 8、实验 15、实验 17、实验 21、实验 22、实验 37、实验 38、实验 41、实验 42 由空军军医大学的教师编写。全书由李振声统稿。

本书虽经我们认真讨论和反复修改,但限于我们的水平和经验,书中仍然难免有错误和疏漏,真心地期待同行和同学们给予批评指正,以求修订时能更好地纠正。

编者

2024 年 8 月

目 录

第四篇　虚拟仿真实验

附　　录

第 一 篇

基础性实验

实验 1　基本测量
（basic measurement）

　　长度是测量中的一个基本的物理量,其测量在生产和科学实验中有广泛的应用。对距离、高度、直径、弧长等的测量都是长度测量。许多非长度物理量的测量常被转换为长度测量,如水银温度计依据水银柱液面的位置来读取温度值;指针式电表依据指针在弧形刻度盘上的位置来读取数值。因而长度测量是一切测量的基础,掌握长度测量的方法十分重要。本实验要求学生在掌握基本测量原理的基础上,提高数据处理与误差分析的能力。

【预习要求】

　　1. 复习游标卡尺、螺旋测微器的原理。
　　2. 了解测量仪器的精度和量程的概念。
　　3. 完成预习自测。

【实验目的】

　　1. 掌握游标卡尺、螺旋测微器的原理。
　　2. 掌握正确使用游标卡尺、螺旋测微器的测量方法。
　　3. 了解测量仪器的精度和量程的概念,会从仪器上读取有效数字。
　　4. 学会在实验中正确读取、记录数据并能对数据进行处理,能正确表达实验测量结果。

【实验器材】

　　游标卡尺、螺旋测微器、金属圆筒、金属球、金属丝或金属圆柱体、计算器、身高尺、体重秤等。

【实验原理】

　　1. 游标卡尺
　　游标卡尺是常用的长度测量仪器,其构造如图 1-1 所示。它由主尺与游标(副尺)组成。主尺 D 是一根具有毫米分度的直尺,主尺头上有钳口 A 和刀口 A′。D 上套有一个滑框,其上装有钳口 B 和刀口 B′及深度尺 E,滑框上刻有副尺(游标)C。当钳口 A 与 B 靠拢时,游标的"0"刻度线刚好与主尺上的"0"刻度线对齐,这时读数是 0。钳口 A 与 B 用来测量物体的外径,刀口 A′与 B′用来测量物体的内径,深度尺 E 用来测量物体的深度。

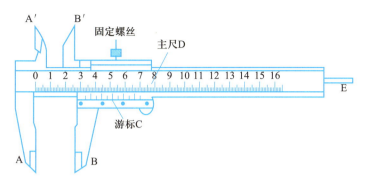

图 1-1　游标卡尺构造

游标是将主尺的 $(n-1)$ 个最小分格 n 等分。若主尺的最小分格宽为 y,则游标上的最小分格宽就为 $x = \dfrac{n-1}{n}y$,二者的差 $\Delta z = y - x = \dfrac{y}{n}$,这就是游标卡尺的最小分度值,也称为游标卡尺的精度。

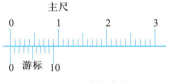

图 1-2　游标卡尺

如图 1-2 所示,对于主尺上最小分度是 1 mm,游标上有 10 个分格的游标卡尺,则由上述游标原理可知,其精度 $\Delta z = y - x = \dfrac{y}{n} = \dfrac{1}{10}$ mm = 0.1 mm。

使用游标卡尺测量物体时,将待测物体卡在量爪的测量平面间,观察游标上"0"刻度线的位置,若将游标上的"0"刻度线移至主尺 k 刻度与 $(k+1)$ 刻度之间,用 a 表示主尺上最小分度的长度,用 b 表示游标(副尺)上最小分度的长度,用 n 表示游标(副尺)的分度数。在测量时如果游标(副尺)上第 k 条线与主尺上某条刻度线对齐了,那么游标"0"刻度线与主尺上左边相邻刻度线的距离

$$\Delta x = k_a - k_b = k\frac{a}{n}$$

根据上面的关系,对于任何一种游标,只要弄清它的分度数与主尺最小分度的长度,就可以直接利用它来读数。例如,主尺最小分度是 1 mm,游标分度为 20,当游标"0"刻度线在 52 mm 右边时,如图 1-3 所示,游标第 9 条刻度线与主尺某一刻度线对齐,则游标"0"刻度线与主尺 52 mm 刻度线的距离

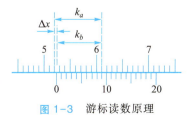

图 1-3　游标读数原理

$$\Delta x = k \frac{a}{n} = 9 \times 0.05 \text{ mm} = 0.45 \text{ mm}$$

则待测长度

$$l = y + \Delta x = \left(52 + 9 \times \frac{1}{20}\right) \text{ mm} = 52.45 \text{ mm}$$

游标是利用主尺和游标上每一分格之差提高读数精度的,该读数方法称为差示法,在测量中有普遍意义。由上例还可知,使用游标卡尺测量时,读数分两步:① 从游标零线的位置在主尺上读出整格数;② 根据游标上与主尺对齐的刻度线读出不足一分格的小数,二者相加就是测量值。

使用游标卡尺进行测量时应注意以下几点:

(1) 游标卡尺使用前,首先将钳口 A、B 合拢,检查游标"0"刻度线与主尺"0"刻度线是否重合,若不重合,应记下零点读数,予以修正。

(2) 在使用过程中,要特别注意保护钳口和刀口不被磨损,卡住物体时松紧要适当,不准将物体在钳口内来回移动。

(3) 不能用潮湿或不干净的手握游标卡尺,避免游标卡尺锈蚀,用完后应放入盒内。

2. 螺旋测微器

螺旋测微器是比游标卡尺更精密的测量仪器,常见的螺旋测微器如图 1-4 所示,其精度至少可达到 0.01 mm,它的主要部分是测微螺杆。螺旋测微器有一个弓形曲臂,固定套筒上刻有标尺,其外是螺母套管,测微螺杆的螺纹部分穿过固定套筒与微分筒,微分筒边缘有刻度,转动棘轮,可将待测物夹持在钳口处,当棘轮转动到发出响声时,表明待测物已被夹紧,即可读取数据。

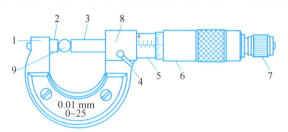

1—尺架;2—测砧;3—测微螺杆;4—锁紧装置;
5—固定套筒;6—微分筒;7—棘轮;8—螺母套管;9—被测物。

图 1-4 螺旋测微器

常用的螺旋测微器其固定套筒上标尺的最小分度是 0.5 mm。刻度上下交错,上侧是整数刻度,下侧是半数刻度,测微螺杆的螺距也为 0.5 mm,而微分筒的周长被等分为 50 个分格。显然,微分筒转动一圈(即转过 50 个分格),测微螺杆移动的距离为 0.5 mm,即等于固定套筒上标尺的最小分度,而当微分筒转过一个分格时,测微螺杆移动的距离为 0.01 mm,螺旋测微器可准确读数至 0.01 mm,由于还能再估读一位,可读到毫米的千分位,所以螺旋测微器又称为千分尺。

使用螺旋测微器测量物体长度时,应轻轻转动棘轮,避免损坏测微螺杆。读数时,先从固定套筒上的标尺读出整数格(即转过的整圈数),每格 0.5 mm,不足一圈(即 0.5 mm 以下)的读数则由微分筒周边上的刻度读出,估读到 0.001 mm 位。因此测量物体长度时,读数分为两步:① 从微分筒的前沿在固定套筒上的位置,读出整圈数对应的标尺刻度;② 从固定套筒上的横线所对微分筒上的分格,读出不到一圈的小数,二者相加就是测量值。

如图 1-5(a)所示,当微分筒的前沿位于固定套筒标尺的 4.0 mm 和 4.5 mm 之间时,需查看固定套筒上的横线正对着微分筒上的哪一条刻度,若对着微分筒上第 18 条和第 19 条刻度线之间,可估读为 18.4 格,则此处的读数为 4.184 mm。最后一位数字(0.004)是估读的。

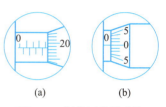

图 1-5　螺旋测微器读数

使用螺旋测微器进行测量时应注意以下几点:

(1)使用螺旋测微器之前,应先校“0”。若所示数值不为 0,应记下零点读数并予以修正,如图 1-5(b)所示。

(2)测量过程中,当测量面与物体之间的距离较大时,可以旋转微分筒去靠近物体。当测量面与物体间的距离很小时,一定要改用棘轮,使测量面与物体轻轻接触,否则易损伤测微螺杆,降低仪器精度。

(3)测量完毕,应将测微螺杆退回几圈,使测微螺杆与测砧之间留有空隙,以免长期紧压而损坏螺杆。

3. 体重秤

常用的体重秤的重量单位是 kg。使用前先调“0”,可通过调节螺丝调节。注意轻上轻下,不要跳动,以免损坏零件。如看不清刻度可蹲着测量,要求能估读到 0.1 kg。

【实验步骤】

1. 用游标卡尺测量金属丝的直径

在金属丝不同位置测量直径 10 次,记录并进行数据处理,计算出金属丝的直径,将数据记入表 1-1 中。

2. 用游标卡尺测量空心圆柱体的体积

在空心圆柱体不同位置处测量外径、内径与高度各 6 次,记录并进行数据处理,计算出空心圆柱体的体积,将数据记入表 1-2 中。

3. **用螺旋测微器测量金属小球的体积**

在小球的不同位置测量直径 10 次,记录并进行数据处理,用 3σ 准则检查数据并计算出金属小球的体积,将数据记入表 1-3 中。

4. **身高与体重的测量**

在完成上述三个实验内容的同时,由第一组开始,按次序轮流地测量身高与体重,并将结果填写在黑板上(或计算机中)的表格中。待所有学生完成身高与体重的测量后,记录所有数据,并用计算器或 Excel 软件计算出身高与体重的相关方程,将数据记入表 1-4 中。

【实验结果】

1. **测量数据记录**

(1)金属丝直径的测量

游标卡尺的分度值为_____ mm,游标卡尺的零点读数为_____ mm。

表 1-1 用游标卡尺测量金属丝的直径										
测量次数	1	2	3	4	5	6	7	8	9	10
直径/mm										
绝对误差/mm										

(2)空心圆柱体体积的测量

游标卡尺的分度值为_____ mm,游标卡尺的零点读数为_____ mm。

表 1-2 用游标卡尺测量空心圆柱体的体积						
测量次数	高度 H/mm	绝对误差 ΔH/mm	外径 D/mm	绝对误差 ΔD/mm	内径 d/mm	绝对误差 Δd/mm
1						
2						
3						
4						
5						
6						
平均值						

(3)金属小球体积的测量

螺旋测微器的分度值为_____ mm,螺旋测微器的零点读数为_____ mm。

次数	1	2	3	4	5	6	7	8	9	10	平均值
直径 D/mm											
绝对误差 $\Delta D/mm$											

表 1-3　用螺旋测微器测量金属小球的体积

（4）身高与体重的测量

表 1-4　身高与体重的测量

学生序号	1	2	3	4	5	6	7	8	9	10
身高 x/cm										
体重 y/kg										
学生序号	11	12	13	14	15	16	17	18	19	20
身高 x/cm										
体重 y/kg										
相关方程	$y=a+bx=$ ＿＿＿＿＿＿＿＿ ，其中 $a=$＿＿＿，$b=$＿＿＿，相关系数 $r=$＿＿＿									

2. 数据处理

（1）计算金属丝直径

平均值：$\bar{D}=$ ＿＿＿＿＿＿＿＿＿＿＿＿

绝对误差：$\overline{\Delta D}=$ ＿＿＿＿＿＿＿＿＿＿＿

相对误差：$E=\dfrac{\overline{\Delta D}}{\bar{D}}\times100\%=$ ＿＿＿＿＿＿＿＿＿

测量结果：$\bar{D}\pm\overline{\Delta D}=$ ＿＿＿＿＿＿＿＿＿

（2）计算空心圆柱体的体积

平均值：$\bar{V}=\dfrac{1}{4}\pi\left(\bar{D}^{2}-\bar{d}^{2}\right)\bar{H}=$ ＿＿＿＿＿＿＿＿＿

相对误差：$E=\dfrac{\overline{\Delta V}}{\bar{V}}\times100\%=\left(\dfrac{2\bar{D}\,\overline{\Delta D}+2\bar{d}\,\overline{\Delta d}}{\bar{D}^{2}-\bar{d}^{2}}+\dfrac{\overline{\Delta H}}{\bar{H}}\right)\times100\%=$ ＿＿＿＿＿＿＿

绝对误差：$\overline{\Delta V}=E\cdot\bar{V}=$ ＿＿＿＿＿＿＿＿＿

测量结果：$\bar{V}\pm\overline{\Delta V}=$ ＿＿＿＿＿＿＿＿＿

（3）计算金属小球体积

测量列的标准误差：$\sigma=\sqrt{\dfrac{\sum\left(\Delta D_{i}\right)^{2}}{n-1}}=$ ＿＿＿＿＿＿＿＿＿

平均值的标准误差：$\sigma_{\bar{D}}=\dfrac{\sigma}{\sqrt{n}}=$ ＿＿＿＿＿＿＿＿＿

相对误差：$E_D = \dfrac{\sigma_{\bar{D}}}{\bar{D}} \times 100\% = $ _____

测量结果：$\bar{D} \pm \sigma_{\bar{D}} = $ _____

金属小球体积：$\bar{V} = \dfrac{1}{6}\pi\bar{D}^3 = $ _____

相对误差：$E_V = \dfrac{\overline{\Delta V}}{\bar{V}} \times 100\% = \dfrac{3\sigma_{\bar{D}}}{\bar{D}} \times 100\% = $ _____

绝对误差：$\overline{\Delta V} = E \cdot \bar{V} = $ _____

测量结果：$\bar{V} \pm \overline{\Delta V} = $ _____

【注意事项】

1. 使用游标卡尺和螺旋测微器测量物体之前应校准。

2. 游标卡尺、螺旋测微器均属于精密测量器件,使用过程中要注意轻拉慢推、缓慢旋转,不可用蛮力。

【预习自测】

1. 游标卡尺由_____组成。_____用来测量物体的内径,_____用来测量物体的外径,_____用来测量物体的深度。

2. 游标卡尺的读数由_____组成。主尺上读出_____准确数,毫米以下的尾数由_____读出。

3. 螺旋测微器读数时从微分筒的前沿在固定套筒上的位置读出_____,然后不到一圈的部分从_____的刻度线直接读出。

4. 对螺旋测微器进行校零时,其测量值＝读数值－零点读数。微分筒上"0"位于主尺线以下时,零点读数取_____;微分筒上"0"位于主尺线以上时,零点读数取_____。

【思考题】

1. 在游标卡尺上读数时,从尺上何处读出被测量的毫米整数位? 如何读出不足 1 mm 的小数?

2. 在用游标卡尺、螺旋测微器读数时,可能出现哪些错误?

3. 游标卡尺是否需要估读?

4. 分光计(一种弧形游标)常用于测量弧长或角度,试想一下,分光计上的1/30游标应该怎样刻?

5. 已知一游标卡尺的游标刻度有 50 条,用它测得某物体的长度为 5.428 cm,问在主尺上的读数是多少? 通过游标得到的读数是多少? 游标上的哪一条刻度线与主尺上的刻度线对齐?

实验 2　材料杨氏模量的测量
（determination of the Young modulus）

　　杨氏模量是描述材料抵抗形变能力的重要物理量,它反映了物体的弹性性质,它只与物体材料本身的性质有关,而与物体的形状和结构无关。测量材料的杨氏模量是研究材料力学性质的重要途径之一,在生物材料、军事工程、医学领域有重要的应用。本实验可通过拉伸金属丝测出其伸长量,求得杨氏模量 E。

　　测量长度的微小变化量可用光杠杆放大法（又称镜尺法）,此方法是物理实验中测量微小线量和角量的常用方法,亦应用于灵敏电流计、冲击电流计等仪器中。

　　在测量数据的处理上,本实验介绍了一种常用的方法——逐差法,这种方法可提高实验数据的利用率,在数据处理中经常用到。

【预习要求】

1. 了解用光杠杆放大法测量微小变化量的原理。
2. 掌握使用逐差法处理数据的方法。
3. 完成预习自测。

【实验目的】

1. 掌握用光杠杆测量微小长度变化量的原理和方法。
2. 理解用静态拉伸法测定金属丝杨氏模量的原理。
3. 了解金属丝弹性形变的规律。
4. 了解用逐差法处理数据的特点和使用条件。

【实验器材】

杨氏模量仪（包括测量架、金属丝、数字拉力计、光杠杆和望远镜）、游标卡尺、米尺、螺旋测微器。

【实验原理】

1. 杨氏模量

胡克定律指出,在弹性极限范围内,物体所受应力与应变成正比。对于不同的材料,可以有不同的比例系数,该系数称为该材料的杨氏模量。杨氏模量表示了物体形变的难易程度,弹性模量越大,物体越不容易形变。物体单纯受到拉力或压力作用时的弹性模量称为杨氏模量。设一金属丝长为 L,截面积为 S。沿长度方向施加拉力 F 后,金属丝伸长量为 ΔL,则有

$$E = \frac{F/S}{\Delta L/L} \tag{2-1}$$

(2-1)式中,E 即为杨氏模量. F、L 和 S 可用一般的方法测得,但伸长量 ΔL 是一个微小变化量,数量级约为 10^{-1} mm,显然用普通的长度测量方法和一般工具很难准确测量。因此,我们用一种能精确测量长度微小变化的特殊方法——光杠杆放大法来测定伸长量 ΔL。

2. 杨氏模量仪

杨氏模量仪的结构如图 2-1 所示,金属丝一端穿过横梁被上夹头夹紧,另一端被下夹头夹紧,并与拉力传感器相连,拉力传感器再经螺栓穿过下台板与施力螺母相连。施力螺母采用旋转加力的方式,拉力传感器输出的拉力信号通过数字拉力计显示金属丝受到的拉力大小。实验中最大实际加力不应超过 127.4 N(最大加力示值为 13 kg)。

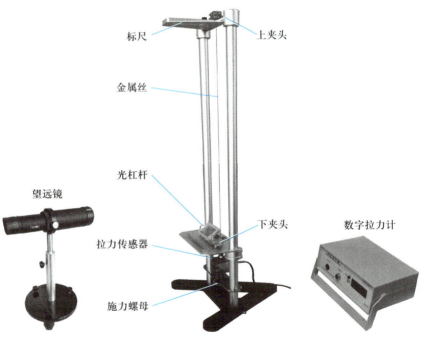

图 2-1 杨氏模量仪

光杠杆结构如图 2-2 所示,光杠杆上有反射镜和与反射镜连动的动足等结构。图中,a、b、c 分别为三个尖状足,a、b 为前足,c 为后足(或称动足)。实验中 a、b 不动,c 随着金属丝的伸长或缩短而向下或向上移动,锁紧螺钉用于固定反射镜的角度。三个足构成一个三角形,动足到两前足连线的高 D 称为光杠杆常量,根据需求可调节动足上的锁紧螺钉而改变 D 的大小。

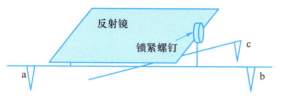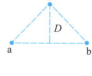

图 2-2   光杠杆结构示意图

望远镜最近视距为 0.3 m,含有目镜十字叉丝(纵线和横线),镜身可 360°转动。通过望远镜架可调节升降、沿水平方向转动及调节俯仰倾角。望远镜结构如图 2-3 所示。

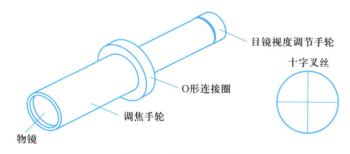

图 2-3   望远镜示意图

测量时,将光杠杆的前足 a、b 放在平台上,动足 c 放在金属丝下夹头的上表面,动足 c 就随下夹头一起下降(或上升)。这样,将使光杠杆转过一个角度,同时反射镜的法线也要转过相同的角度。用望远镜和标尺测得这个角度,即可算出金属丝伸长(或缩短)的微小变化量 ΔL。

3. 光杠杆测量微小长度变化量的原理

光杠杆放大法主要是利用反射镜的转动,将微小角位移放大成较大的线位移后进行测量,仪器利用光杠杆组件实现放大测量功能。光杠杆组件由反射镜、与反射镜连动的动足、标尺、望远镜等组成。其放大原理如图 2-4 所示。

开始时,望远镜与反射镜中心位置对齐,反射镜法线与水平方向成一夹角,在望远镜中恰能看到标尺刻度 x_1 的像。动足足尖放置在夹紧金属丝的下夹头的表面上,当金属丝受力后,产生

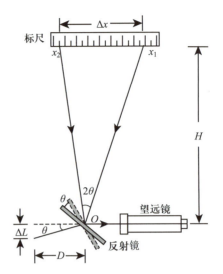

图 2-4　光杠杆放大原理图

微小伸长 ΔL，与反射镜连动的动足足尖同样下降 ΔL，从而带动反射镜转动相应的角度 θ，根据光的反射定律可知，在出射光线（即进入望远镜的光线）不变的情况下，入射光线转动了 2θ，此时在望远镜中可看到标尺刻度为 x_2。

　　实验中，由于 $D \gg \Delta L$，所以 θ（甚至 2θ）会很小。从图 2-4 的几何关系中我们可以得出，2θ 很小时有

$$\theta \approx \frac{\Delta L}{D}, \quad 2\theta \approx \frac{\Delta x}{H} \qquad (2-2)$$

可得

$$\Delta L = \frac{D}{2H} \cdot \Delta x \qquad (2-3)$$

其中 $2H/D$ 称为光杠杆的放大倍数，H 是反射镜中心与标尺的垂直距离。仪器中 $H \gg D$，光杠杆的放大倍数可达 30~60 倍。Δx 为金属丝受力前后标尺刻度改变量，$\Delta x = x_2 - x_1$。

　　直径为 d 的金属丝的截面积为

$$S = \frac{\pi d^2}{4} \qquad (2-4)$$

将（2-3）式和（2-4）式代入（2-1）式，得

$$E = \frac{8FLH}{\pi d^2 D} \cdot \frac{1}{\Delta x} \qquad (2-5)$$

式中 L（金属丝原长）可用米尺测量，d（金属丝直径）可用螺旋测微器测量，F（外力）可由实验中数字拉力计上显示的质量 m，根据 $F = mg$（g 为重力加速度）求出，即（2-5）式可变为

$$E = \frac{8mgLH}{\pi d^2 D} \cdot \frac{1}{\Delta x} \qquad (2-6)$$

【实验步骤】

1. 安装和调节杨氏模量仪

（1）将拉力传感器信号线接入数字拉力计信号接口，打开数字拉力计电源开关，预热 10 min。背光源应被点亮，使标尺刻度清晰可见。

（2）旋松光杠杆动足上的锁紧螺钉，调节光杠杆动足至适当长度（以动足足尖能尽量贴近但不接触到金属丝，同时两前足能置于平台上的同一凹槽中为宜），将光杠杆置于平台上，并使动足足尖贴近金属丝，且动足足尖应在金属丝正前方。

（3）旋转施力螺母，先使数字拉力计显示小于 2.5 kg，然后施力由小到大（避免回转），给金属丝施加一定的预拉力 $m_0 = (3.00 \pm 0.02)$ kg，将金属丝原本存在弯折的地方拉直。

（4）将望远镜移近并正对实验架平台（望远镜前沿与平台边沿的距离在 0~30 cm 范围内均可）。调节望远镜使其正对反射镜中心，然后仔细调节反射镜的角度，直到从望远镜中能看到标尺背光源发出的明亮的光。

（5）调节目镜视度调节手轮，使得十字叉丝清晰可见。调节调焦手轮，使得视野中标尺的像清晰可见。转动望远镜镜身，使十字叉丝横线与标尺刻度线平行，然后再次调节调焦手轮，使得视野中标尺的像清晰可见。

（6）再次仔细调节反射镜的角度，使十字叉丝横线对齐 ≤ 2.0 cm 的刻度线（避免实验做到最后超出标尺量程）。水平移动支架，使十字叉丝纵线对齐标尺中心。

（7）点击数字拉力计上的"清零"按钮，记录此时与十字叉丝横线对齐的刻度值 x_0。

2. 测量金属丝长度的微小变化量

（1）缓慢旋转施力螺母，逐渐增加金属丝的拉力，每隔 (1.00 ± 0.02) kg 记录一次标尺的刻度 x_i^+，加力至设置的最大值 8 kg，记录数据后再加 0.5 kg 左右（不超过 1.0 kg，且不记录数据），然后反向旋转施力螺母至设置的最大值并记录数据，同样地，逐渐减小金属丝的拉力，每隔 (1.00 ± 0.02) kg 记录一次标尺的刻度 x_i^-，直到显示为 (0.00 ± 0.02) kg。将以上数据记录于表 2–1 中对应位置。

（2）取同一负重下标尺读数的平均值 $x_i = (x_i^+ + x_i^-)/2$（i = 1、2、3、4、5、6、7、8）。

3. 对其他长度量进行测量（表 2–2）

（1）用米尺测量金属丝的原长 L 和反射镜中心到标尺的垂

直距离 H，各测量 3 次，求算术平均值。

（2）将光杠杆放在纸上，压出三个足尖的痕迹，用游标卡尺量出后足 c 至两前足 a、b 连线的垂线长度 D。测量 3 次求算术平均值。

（3）用螺旋测微器在金属丝的不同位置测量其直径 $d_{视}$，注意测量前记下螺旋测微器的零点误差 d_0，求出 $d = d_{视} - d_0$，测 6 次求算术平均值。

【实验结果】

1. 测量数据记录

表 2-1　测量金属丝长度的微小变化量

序号 i	1	2	3	4	5	6	7	8
拉力计示值 m_i/kg								
加力时标尺刻度 x_i^+/mm								
减力时标尺刻度 x_i^-/mm								
平均标尺刻度 $x_i [= (x_i^+ + x_i^-)/2]$/mm								
标尺刻度改变量 $\Delta x_i (= x_{i+4} - x_i)$/mm								

表 2-2　其他长度数据的测量

测量次数	1	2	3	4	5	6
金属丝长度 L/mm						
镜尺距离 H/mm						
垂线长度 D/mm						
金属丝直径 d/mm						

2. 数据处理

用逐差法计算出标尺读数的逐差平均值：

$$\overline{\Delta x} = \frac{(\overline{x}_5 - \overline{x}_1) + (\overline{x}_6 - \overline{x}_2) + (\overline{x}_7 - \overline{x}_3) + (\overline{x}_8 - \overline{x}_4)}{4}$$

金属丝的杨氏模量的平均值：

$$\overline{E} = \frac{8 \, mg \cdot \overline{L} \cdot \overline{H}}{\pi \, \overline{d}^2 \cdot \overline{D} \cdot \overline{\Delta x}} = \underline{\hspace{2cm}} \ \text{N} \cdot \text{m}^{-2}$$

计算 E 的相对不确定度，合成不确定度：

$$\frac{\Delta_{\overline{E}}}{\overline{E}} = \sqrt{\left(\frac{\Delta \overline{L}}{\overline{L}}\right)^2 + \left(\frac{\Delta \overline{H}}{\overline{H}}\right)^2 + \left(2\frac{\Delta \overline{d}}{\overline{d}}\right)^2 + \left(\frac{\Delta \overline{D}}{\overline{D}}\right)^2 + \left(\frac{\Delta \overline{\Delta x}}{\overline{\Delta x}}\right)^2} = \underline{\hspace{2cm}}$$

$$\Delta \overline{E} = \left(\frac{\Delta \overline{E}}{\overline{E}} \right) \times \overline{E} = \underline{\qquad}$$

其中 Δ 为各测量值平均值的标准差, 例如 $\Delta_{\overline{L}} =$

$$\sqrt{\frac{\sum\limits_{i=1}^{n} (L_i - \overline{L})^2}{n(n-1)}}。$$

测量结果的标准表示式为

$$E = \overline{E} \pm \overline{\Delta E} = \underline{\qquad} \pm \underline{\qquad} \ \mathrm{N \cdot m^{-2}}$$

【注意事项】

1. 望远镜中看清楚标尺的像后不可再调节望远镜, 并尽量避免实验桌面发生震动, 以保证望远镜稳定。在加力和减力的过程中, 施力螺母不能回旋。

2. 施力螺母加力时勿超过实验规定的最大加力示值 13 kg。

3. 实验完毕后, 应旋松施力螺母, 使金属丝处于自由伸长状态。

4. 应使用软毛刷、镜头纸擦拭光学元件表面, 切勿用手指触摸。

5. 实验前应保证上下夹头均夹紧金属丝, 防止金属丝在受力过程中与夹头发生相对滑动。

【预习自测】

杨氏模量与物体材料本身的性质＿＿＿＿＿＿, 与物体的形状和结构＿＿＿＿＿＿。本实验中, 金属丝的伸长量为＿＿＿＿＿＿, 采用＿＿＿＿＿＿测量。在安装和调节杨氏模量仪时, 需将光杠杆置于＿＿＿＿＿＿上, 动足应在金属丝＿＿＿＿＿＿。调节望远镜使其正对反射镜＿＿＿＿＿＿, 然后调节＿＿＿＿＿＿, 使望远镜中能看到标尺所发出的光。调节目镜视度调节手轮, 使＿＿＿＿＿＿清晰。调节调焦手轮, 使视野中＿＿＿＿＿＿清晰。旋转施力螺母, 每隔＿＿＿＿＿＿记录一次数据, 且施力螺母＿＿＿＿＿＿回旋。

【思考题】

1. 什么是光杠杆? 光杠杆可起到什么作用? 使用时应该注意什么问题?

2. 光杠杆有什么优点? 怎样提高光杠杆测量微小长度变化的灵敏度?

3. 怎样调节望远镜才能看清十字叉丝? 怎样调节望远镜才

能看清从镜面反射到望远镜中的标尺刻度线的像?

4. 测量金属丝杨氏模量的公式在什么条件下才能成立?

5. 是否可用作图法求杨氏模量? 如果以应力为横轴、应变为纵轴作图,图线应是什么形状?

6. 其他测量长度微小变化量的方法有哪些? 请你设计一个用动态法测量杨氏模量的实验方案。

实验3　固定均匀弦振动的研究
（the study of vibration of fixed uniform string）

任何一个物体或质点在某个定值附近的往复变化，都可称为振动。振动的传播形成波，只要是波，在一定条件下就会产生反射、折射、衍射和干涉等现象。这些现象中包含了波和介质的特征信息，因此，可以通过波所产生的现象，检测并描述波和介质的参量。

本实验通过调试和观察固定弦线所形成的驻波，了解驻波的产生条件，理解驻波的特点，掌握固定弦线驻波的频率与弦线的长度、线密度以及弦线张力间的关系。

【预习要求】

1. 理解行波的传播特点。
2. 了解产生驻波的机理。
3. 完成预习自测。

【实验目的】

1. 了解固定均匀弦振动的传播规律。
2. 掌握利用固定均匀弦线产生驻波的方法，并观察驻波的波形和特点。
3. 掌握利用驻波法测量弦线的线密度和波速的方法。

【实验器材】

固定均匀弦振动实验装置、砝码。

【实验原理】

驻波是两列同频率、同振幅、彼此相向行进的波干涉叠加的结果，是一种特殊的干涉现象。

两列振幅与频率都相同的简谐波，分别沿 Ox 轴的正方向和负方向传播。为简化处理，以振动在原点处的初相位为零的时刻作为计时起点，故两列波的波动方程可分别写成

$$y_1 = A\cos 2\pi\left(\frac{t}{T} - \frac{x}{\lambda}\right)$$

$$y_2 = A\cos 2\pi\left(\frac{t}{T} + \frac{x}{\lambda}\right)$$

式中 A 为振幅，T 为周期，λ 为波长，则合成波的波动方程为

$$y = y_1 + y_2 = A\cos 2\pi\left(\frac{t}{T} - \frac{x}{\lambda}\right) + A\cos 2\pi\left(\frac{t}{T} + \frac{x}{\lambda}\right)$$

利用和差化积公式处理上式，可得

$$y = \left(2A\cos 2\pi \frac{x}{\lambda}\right)\cos 2\pi \frac{t}{T} \qquad (3-1)$$

(3-1)式即为驻波方程。由此式可以看出，各点的振动频率相同，即频率均为原来行波的频率，但各点的振幅 $\left|2A\cos 2\pi \dfrac{x}{\lambda}\right|$ 与点的位置 x 有关。为了研究方便，引入波腹与波节的概念，振幅最大的各点为波腹，振幅为零的各点为波节。

（1）波腹的位置

由
$$2\pi \frac{x}{\lambda} = k\pi$$

得
$$x = k\frac{\lambda}{2} \quad (k = 0, \pm1, \pm2, \pm3, \cdots) \qquad (3-2)$$

（2）波节的位置

由
$$2\pi \frac{x}{\lambda} = (2k+1)\frac{\pi}{2}$$

得
$$x = (2k+1)\frac{\lambda}{4} \quad (k = 0, \pm1, \pm2, \pm3, \cdots) \qquad (3-3)$$

（3）相邻两波节或两波腹之间的距离为

$$x_k - x_{k-1} = \frac{\lambda}{2} \qquad (3-4)$$

利用此特点，通过测量波节或波腹之间的距离，即可确定行波的波长。由于固定弦线的两端点应为波节，因此，只有当两端点间的弦线长度（弦长）为半波长的整数倍时，才能形成稳定的驻波，即

$$l = n\frac{\lambda}{2} \quad (n = 1, 2, 3, \cdots) \qquad (3-5)$$

由(3-5)式可得行波的波长

$$\lambda = \frac{2l}{n} \qquad (3-6)$$

式中，n 为弦线上驻波的段数（相邻两个波节之间的各点称为一段）。

根据波动理论，弦线的横波传播速度为

$$v = \sqrt{\frac{F_{\text{T}}}{\rho}} \qquad (3-7)$$

式中, F_T 为弦线的张力, ρ 为弦线的线密度(单位长度弦线的质量)。

因 $v = f\lambda$, 依据(3-6)式可得

$$v = f\frac{2l}{n} \tag{3-8}$$

联立(3-7)式和(3-8)式可得

$$f = \frac{n}{2l}\sqrt{\frac{F_T}{\rho}} \qquad (n = 1,2,3,\cdots) \tag{3-9}$$

对某固定弦线,当 F_T、ρ、l 被确定后,只有频率满足(3-9)式关系的波才能在该弦线上形成驻波。通过(3-9)式可得

$$\rho = \frac{n^2 F_T}{4l^2 f^2} \qquad (n = 1,2,3,\cdots) \tag{3-10}$$

【实验步骤】

本实验使金属弦线产生振动的方法:对置于磁场中的金属弦线通以交流电,金属弦线将受到安培力的作用。改变交流电的频率,即改变金属弦线振动的频率,亦改变行波的频率。

固定均匀弦振动实验装置如图3-1所示。实验时,将接线柱6上的导线与金属弦线连接,构成导电回路。接通电源,通有电流的金属弦线在安培力的作用下就会振动。通过调整劈尖 A、B 的位置,改变固定弦线的弦长。旋转频率调节旋钮4,改变输出电流的频率。移动磁体5的位置,调整驻波的形态。

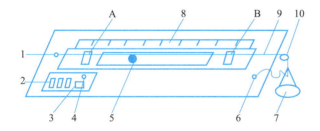

A,B—劈尖;1,6—接线柱(接弦线);2—频率显示;3—电源开关;
4—频率调节旋钮;5—磁体;7—砝码盘;8—米尺;9—弦线;10—滑轮。

图 3-1　固定均匀弦振动实验装置

1. 测定弦线的线密度 ρ

选定频率与张力, f = 100 Hz,张力 F_T 由挂在弦线一端的 40 g 砝码产生。调节劈尖 A、B 之间的距离,使弦线分别出现一段、二段和三段驻波,将对应的弦长记录到表 3-1 中。由(3-10)式分别计算 ρ ,再计算平均值 $\bar{\rho}$ 。在下面的实验内容中,改变砝码的质量,忽略金属弦线的长度变化,金属弦线的线密度均用本次计

算得到的 $\bar{\rho}$.

2. 固定频率,改变张力,测量波的传播速度 v

选定频率 $f = 75$ Hz,砝码的质量以 30 g 为起点,依次增加 10 g,到 50 g 为止。调节劈尖 A、B 之间的距离,使弦线分别出现一段、二段驻波,将对应的弦长记录到表3-2中。由(3-7)式和(3-8)式,分别计算理论波速和实测波速,计算波速的相对误差。

3. 固定张力,改变频率,测量波的传播速度 v

砝码选定 40 g,频率 f 以 50 Hz 为起点,依次增加 25 Hz,到 150 Hz 为止。调节劈尖 A、B 之间的距离,使弦线分别出现一段、二段驻波,将对应的弦长记录到表 3-3 中,分别计算理论波速和实测波速,并计算波速的相对误差。

【实验结果】

表 3-1　测定弦线的线密度

$f =$ _____ Hz, $F_T =$ _____ N

段数 n	l_A/cm	l_B/cm	$l(= l_B - l_A)$/cm	线密度 ρ/(kg·m^{-1})
1				
2				
3				
		$\bar{\rho} =$ _____ kg·m^{-1}		

表 3-2　改变张力测定波速

$f =$ _____ Hz, $\bar{\rho} =$ _____ kg·m^{-1}

m/g	F_T/N	$n=1$			$n=2$			$\bar{\lambda}\left(= \dfrac{\lambda_1 + \lambda_2}{2} \right)/$ cm	$v(= f\bar{\lambda})/$ (m·s^{-1})	$v_0\left(= \sqrt{\dfrac{F_T}{\bar{\rho}}} \right)/$ (m·s^{-1})	$\Delta v/$ (m·s^{-1})	$E/\%$
		$l_1/$ cm	$l_2/$ cm	$\lambda_1/$ cm	$l_3/$ cm	$l_4/$ cm	$\lambda_2/$ cm					
30												
40												
50												

表 3-3　改变频率测定波速

$F_T =$ _____ N, $\bar{\rho} =$ _____ kg·m^{-1}

f/Hz	$n=1$			$n=2$			$\bar{\lambda}\left(= \dfrac{\lambda_1 + \lambda_2}{2} \right)/$ cm	$v(= f\bar{\lambda})/$ (m·s^{-1})	$v_0\left(= \sqrt{\dfrac{F_T}{\bar{\rho}}} \right)/$ (m·s^{-1})	$\Delta v/$ (m·s^{-1})	$E/\%$
	$l_1/$ cm	$l_2/$ cm	$\lambda_1/$ cm	$l_3/$ cm	$l_4/$ cm	$\lambda_2/$ cm					
50											
75											

续表

f/Hz	$n = 1$			$n = 2$			$\bar{\lambda}\left(=\dfrac{\lambda_1+\lambda_2}{2}\right)$ / cm	$v(=f\bar{\lambda})$ / $(\text{m}\cdot\text{s}^{-1})$	$v_0\left(=\sqrt{\dfrac{F_\text{T}}{\bar{\rho}}}\right)$ / $(\text{m}\cdot\text{s}^{-1})$	Δv / $(\text{m}\cdot\text{s}^{-1})$	$E/\%$
	l_1/ cm	l_2/ cm	λ_1/ cm	l_3/ cm	l_4/ cm	λ_2/ cm					
100											
125											
150											

【注意事项】

1. 金属弦线尽量保持笔直,悬挂砝码的弦线应与地面垂直,砝码与接线柱 6 相连的导线不要受力,使其处于松弛状态。

2. 改变挂在弦线一端的砝码质量时,要使砝码稳定后再进行测量。

3. 磁体应置于两劈尖之间,放在波腹处效果较好,请形成稳定驻波后再测量。

【预习自测】

1. 两列频率、振动方向和振幅都相同的简谐波,在同一直线上沿_____方向传播时可形成驻波。

2. 某固定均匀弦线,当 F_T、ρ、l 被确定后,只有频率满足关系式_____的波才能在该弦线上形成稳定的驻波。

3. 驻波的相邻两波节或两波腹之间的距离为_____。

【思考题】

1. 在本实验中,产生驻波的条件是什么?

2. 当分别来自两个波源的两列波沿同一直线相向行进时,能否形成驻波?

3. 除了本实验已做的内容外,利用该实验装置还可以测量哪些量?

实验 4　液体表面张力系数的测量
（determination of the surface tension coefficient of liquid）

　　表面张力是表征液体性质的一个重要参量,它类似于固体内部的拉伸应力,这种应力存在于极薄的表面层内,是液体表面层内分子力作用的结果。宏观上,液体的表面就像一张拉紧了的橡皮薄膜,存在沿着表面并使表面趋于收缩的应力。液体的许多现象都与表面张力有关,如毛细现象、润湿现象、泡沫的形成等;工业生产中的浮选技术、动植物体内液体的运动、土壤中水的运动等也都与液体的表面现象有关;在船舶制造、水利学、化学化工及凝聚态物理中都有很多应用。同样,在医学上,常根据体液及药液的表面张力特性为疾病诊断(如肺部疾病的诊断等)和药物性能提供判断依据。通过调节液体表面张力帮助调控液滴的形态,使其在体内释放更均匀、稳定。本实验采用拉脱法,即利用硅压阻式力敏传感器测量液体的表面张力系数,相对传统的焦利秤、扭秤等测量工具,具有灵敏度高、稳定性好的优点,且可数字显示,利于观察和读数。因此,研究液体的表面张力特性,将为工农业生产、科学研究以及临床诊断提供有用线索。

【预习要求】

1. 了解液体的表面性质。
2. 掌握用传感器测量液体表面张力系数的原理和方法。
3. 了解硅压阻式力敏传感器的原理,掌握硅压阻式力敏传感器的定标方法。
4. 完成预习自测。

【实验目的】

1. 掌握用砝码对硅压阻式力敏传感器定标的方法,并计算该传感器的灵敏度。
2. 掌握用拉脱法测量液体表面张力系数的物理过程和物理现象,并用物理学基本概念和定律进行分析和研究,加深对物理规律的认识。
3. 了解液体表面张力系数测定装置的结构、测量原理和使用方法,并测量室温下水的表面张力系数。

【实验器材】

液体表面张力系数测定仪(硅扩散电阻非平衡电桥的电源、测量电桥失去平衡时输出电压大小的数字电压表)、铁架台、微调升降台、力敏传感器的固定杆、玻璃皿、吊环等(如图 4-1 所示)。

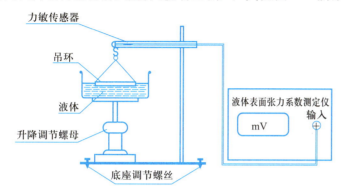

力敏传感器
吊环
液体
升降调节螺母
底座调节螺丝

液体表面张力系数测定仪
输入
mV

图 4-1　液体表面张力系数测定装置

【实验原理】

表面张力是指作用于液体表面上任意直线的两侧、垂直于该直线且平行于液面并使液面具有收缩倾向的一种力。从微观上看,表面张力是液体表面层内分子作用的结果。设想在液面上作长为 L 的线段,则表面张力的作用就表现为线段两边的液面以一定拉力 F 相互作用,且拉力的方向垂直于该线段,拉力的大小正比于 L,即 $F = \alpha L$,式中 α 表示作用于线段单位长度上的表面张力,称为表面张力系数,其单位为 $N \cdot m^{-1}$。表面张力系数可以用来定量地描述液体表面张力的大小。

如图 4-2 所示,将表面清洁的铝合金吊环挂在力敏传感器上并垂直浸入液体中,使液面下降,当吊环底面与液面平齐或略高于液面时,由于液体表面张力的作用,吊环的内、外壁会带起液膜。

平衡时吊环重力 mg、向上的拉力 F 与液体表面张力 F_T(忽略带起的液膜的重量)满足

$$F = mg + F_T \cos \varphi \tag{4-1}$$

当吊环处于脱离液体的临界状态时,$\varphi \approx 0$,即 $\cos \varphi \approx 1$,则平衡条件近似为

$$F_T = F - mg = \alpha [\pi (D_1 + D_2)] \tag{4-2}$$

式中 D_1 为吊环外径,D_2 为吊环内径。则液体表面张力系数为

$$\alpha = \frac{F - mg}{\pi (D_1 + D_2)} \tag{4-3}$$

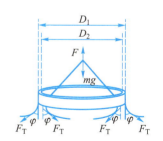

图 4-2　拉脱过程中吊环受力分析

硅压阻式力敏传感器由弹性梁和贴在梁上的传感器芯片组成,其中芯片由四个硅扩散电阻集成为一个非平衡电桥。当外界压力作用于金属梁时,在压力作用下,电桥失去平衡,此时将有电压信号输出,其输出电压大小与所加外力成正比,即

$$\Delta U = KF \qquad (4-4)$$

式中,F 为外力的大小,K 为硅压阻式力敏传感器的灵敏度,ΔU 为传感器输出电压的大小。

首先对硅压阻式力敏传感器进行定标,然后求得传感器的灵敏度 K(单位为 $mV \cdot N^{-1}$),再测出吊环在即将拉脱液面时($F = mg + F_T$)数字电压表的读数 U_1,记录拉脱后($F = mg$)数字电压表的读数 U_2,代入(4-3)式得

$$\alpha = \frac{U_1 - U_2}{K\pi(D_1 + D_2)} \qquad (4-5)$$

液体表面张力系数仅与液体本身的性质及其温度有关。不同性质液体的表面张力系数不同,密度小、容易蒸发的液体,其表面张力系数较小;而熔融金属的表面张力系数较大。在一般情况下,同种液体表面张力系数随温度的升高而减小。除此之外,液体表面张力系数还与液体的纯度有关,有的杂质能使表面张力减小,有的却能使之增大。

【实验步骤】

1. 力敏传感器的定标

每个力敏传感器的灵敏度都有所不同,在实验前,应先将其定标,定标步骤如下:

(1)打开仪器的电源开关,将仪器预热。

(2)在传感器梁端头小钩中,挂上砝码盘,调节调零旋钮,使数字电压表显示为零。

(3)在砝码盘上分别加质量为 0.5 g、1.0 g、1.5 g、2.0 g、2.5 g、3.0 g 的砝码,记录在这些砝码对应的力 F 的作用下数字电压表相应的读数值 U,并填入表 4-1 中。

(4)用最小二乘法作直线拟合,求出传感器灵敏度 K。

2. 环的测量与清洁

(1)用游标卡尺测量吊环的外径 D_1 和内径 D_2。

(2)环的表面状况与测量结果有很大的关系,实验前应将吊环在 NaOH 溶液中浸泡 20~30 s,然后用纯净水洗净并吹干。

3. 测量液体的表面张力系数

(1)将吊环挂在传感器梁端头的小钩上,调节升降台,将液体升至靠近环片的下沿,观察吊环下沿与待测液面是否平行,如果不平

行,将吊环取下后,调节吊环上的细丝,使吊环下沿与待测液面平行。

（2）调节容器下的升降台,使其渐渐上升,将吊环的下沿部分全部浸没于待测液体中,然后反向调节升降台,使液面逐渐下降,这时吊环和液面间形成一环形液膜,继续下降液面,测出环形液膜即将拉断前一瞬间数字电压表的读数值 U_1 和液膜拉断后数字电压表的读数值 U_2,将测量值填入表 4-2 中。

（3）将实验数据代入（4-5）式,求出液体的表面张力系数,并与标准值进行比较。

【实验结果】

1. 测量数据记录（表 4-3 为选做）

表 4-1　传感器灵敏度的测量						
砝码质量 m/g	0.5	1.0	1.5	2.0	2.5	3.0
输出电压 U/mV						

表 4-2　水的表面张力系数的测量

吊环外径 $D_1 =$ _____ cm,内径 $D_2 =$ _____ cm,水的温度 $t =$ _____ ℃

测量次数	U_1/mV	U_2/mV	ΔU/mV	F/(10^{-3} N)	α/(10^{-3} N·m^{-1})
1					
2					
3					
4					
5					

表 4-3　乙醇表面张力系数的测量（选做）

吊环外径 $D_1 =$ _____ cm,内径 $D_2 =$ _____ cm,乙醇的温度 $t =$ _____ ℃

测量次数	U_1/mV	U_2/mV	ΔU/mV	F/(10^{-3} N)	α/(10^{-3} N·m^{-1})
1					
2					
3					
4					
5					

2. 数据处理

（1）经最小二乘法拟合得传感器输出电压与砝码质量的关系,灵敏度 $K =$ _____ mV·N^{-1},拟合的线性相关系数 $r =$ _____。

（2）计算水的表面张力系数平均值：$\bar{\alpha} =$ _____ N·m^{-1}。

查表（见附录 2）得水的表面张力系数标准值为_____ N·m^{-1},计算相对误差 $E =$ _____ %。

（3）计算乙醇的表面张力系数平均值 $\bar{\alpha}$ = _____ N·m^{-1}。

依据乙醇在 10~70 ℃时，其表面张力系数 α 可以表示为 $\alpha = a - b\Delta T$，其中 $a = 24.05 \times 10^{-3}$ N·m^{-1}，$b = 0.083\ 2 \times 10^{-3}$ N·m^{-1}·K^{-1}，$\Delta T = T - 273.15$ K。求得乙醇的表面张力系数标准值为 _____ N·m^{-1}，相对误差 E = _____ %。

【注意事项】

1. 吊环须严格处理干净。可用 NaOH 溶液洗净油污及杂质后，用纯净水冲洗干净，并烘干。

2. 吊环下沿与待测液面要保持平行。若偏差 1°，则测量结果引入的误差为 0.5%；若偏差 2°，则引入的误差为 1.6%。

3. 仪器开机后需预热 15 min。

4. 在旋转升降台时，尽量使液体的波动较小。

5. 实验室内不可有风，以免吊环摆动致使零点波动而使所测系数不正确。

6. 若液体为纯净水，则在使用过程中要防止灰尘和油污及其他杂质污染，特别注意手指不要接触被测液体。

7. 使用力敏传感器时，所用力不宜大于 0.098 N，过大的拉力容易损坏传感器。

8. 实验结束后，须将吊环用清洁纸擦干包好，放入干燥缸内。

【预习自测】

1. 液体表面张力系数与液体的 _____、_____ 和 _____ 有关，本实验主要采用 _____ 法，先对力敏传感器进行 _____，然后进行测量。使用力敏传感器时所用力不宜 _____ 0.098 N，以免损坏仪器。

2. 实验时要对吊环进行 _____，实验过程中清洁好的吊环下沿要与待测液面保持 _____，旋转升降台时，速度要 _____，应尽量使液体的波动 _____，以免 _____，从而影响测量结果，实验中记录的 U_1 表示 _____ 时数字电压表上的读数，U_2 表示 _____ 时数字电压表上的读数。

【思考题】

1. 实验前为什么要清洁吊环？

2. 实验中哪些因素会影响测量准确度？

实验 5　液体黏度的测量
（determination of the viscosity coefficient of liquid）

　　一切实际流体都具有黏性,表现在流体流动时,流体内部各流体层之间存在着阻碍相对运动的黏性力,我们将反映流体这种流动特性的物理量用黏度来表示。显然,黏度取决于液体的性质,并且随温度的升高而减小,其值越大,流体越不容易流动。

　　液体的黏度与医学、药学有密切的关系。研究实际液体的流动规律,能够帮助我们理解人体血液循环等过程及一些医疗仪器设备的原理。黏度也是液体药物的物理特性指标。在生物学和医学实验以及药品检验中,需要经常测定黏度。液体黏度的测定方法比较多,在本次实验里,我们着重学习毛细管黏度计的测量原理及掌握比较法,这也是科学实验中常用的原理和方法之一。

【预习要求】

　　1. 理解毛细管黏度计的结构并巧妙应用泊肃叶公式的特点。

　　2. 理解误差的产生与计算要求。

　　3. 完成预习自测。

【实验目的】

　　1. 知识目标

　　（1）掌握液体黏度的定义及泊肃叶公式及其应用。

　　（2）了解对比法的实验思路。

　　2. 能力目标

　　（1）学会使用泊肃叶公式解决液体黏度的测定。

　　（2）学会用对比法设计实验。

　　3. 素质目标

　　培养学员的严谨求实、创新意识。

【实验器材】

　　毛细管黏度计、温度计、秒表、吸耳球、刻度移液管 2 支、玻璃缸(作恒温水缸)、酒精(作待测液体)、蒸馏水(作标准液体)等。

【实验原理】

一切实际流体在流动时,各流体层之间都有内摩擦力的作用。内摩擦力是由于分子之间的作用力和分子热运动而产生的。内摩擦力的大小与流体层的面积大小有关,与各层之间的速度梯度 $\dfrac{\mathrm{d}v}{\mathrm{d}x}$ 有关,与流体本身的特性有关。如图 5-1 所示,设相距为 x 的两平行板 A 和 B 之间充满流体,板的面积为 S,B 板保持静止,令恒力 $\boldsymbol{F}$ 作用在 A 板表面切线方向。由于板表面所附着的流体与板间的流体间有摩擦力存在,A 板将由加速运动变为匀速运动,其速度为 $\boldsymbol{v}$,各层的速度分布如图 5-1 所示。此时作用力 $\boldsymbol{F}$ 的大小等于黏性力。实验证明

$$F = \eta \frac{\mathrm{d}v}{\mathrm{d}x} S \qquad (5-1)$$

因此

$$\eta = \frac{F/S}{\mathrm{d}v/\mathrm{d}x}$$

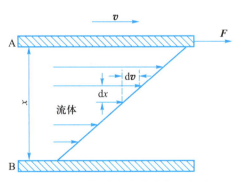

图 5-1　黏性力与速度分布示意图

式中 η 称为液体的黏度,其数值与液体性质和温度有关。在国际单位制中,黏度的单位是 Pa·s。

$$1 \text{ Pa·s} = 1 \text{ N·s·m}^{-2}$$

在厘米-克-秒单位制(CGS 制)中,黏度的单位是泊,符号为 P。

$$1 \text{ P} = 10^{-1} \text{ Pa·s}$$

液体黏度的测定方法较多,下面介绍毛细管法。

毛细管法:设实际液体在半径为 R、长度为 L 的水平管中作定常流动,如图5-2所示。取半径为 r 的液柱,作用在液柱两端的压强差为 (p_1-p_2),则推动此液柱的力为

$$F_1 = (p_1 - p_2)\pi r^2$$

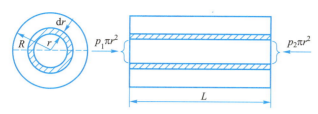

图 5-2 泊肃叶公式的推导

液柱所受的黏性阻力为

$$F_2 = -2\eta \frac{\mathrm{d}v}{\mathrm{d}r}\pi rL$$

设液体作定常流动,则有

$$F_1 = F_2$$

$$(p_1 - p_2)\pi r^2 = -2\pi rL\eta \frac{\mathrm{d}v}{\mathrm{d}r}$$

即

$$-\frac{\mathrm{d}v}{\mathrm{d}r} = \frac{p_1 - p_2}{2\eta L}r$$

对上式积分可得

$$-\int_v^0 \mathrm{d}v = \frac{p_1 - p_2}{2\eta L}\int_r^R r\mathrm{d}r$$

所以

$$v = \frac{p_1 - p_2}{4\eta L}(R^2 - r^2)$$

在时间 t 内流经管内任一截面的液体体积为

$$V = \int_0^R 2\pi rvt\mathrm{d}r = \frac{(p_1 - p_2)\pi t}{2\eta L}\int_0^R (R^2 - r^2)r\mathrm{d}r$$

所以

$$V = \frac{(p_1 - p_2)\pi R^4}{8\eta L}t \qquad (5-2)$$

(5-2)式称为泊肃叶公式。(5-2)式可改写为

$$\eta = \frac{\pi R^4(p_1 - p_2)}{8VL}t \qquad (5-3)$$

用毛细管黏度计测定液体的黏度时,可按(5-3)式进行计算。

毛细管黏度计结构如图 5-3 所示,它是由玻璃制成的 U 形连通管。使用时竖直放置,一定量的被测液体由 a 管注入,液面在 b 球内,测量时将液体吸入 c 球,液面高于刻线 m,让液体经 de 段毛细管自由向下流动,当液面经刻线 m 时,开始计时,液面降至刻线 n 时停止计时,由 m、n 所划定的 c 球体积即为被测液体在时间 t 内流经毛细管的体积 V。在这种情况下推动液体流动的压强(p_1-p_2)不再是外加压强,而是由被测液体在测量时两管的液

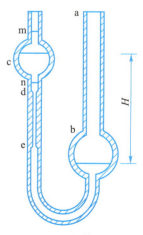

图 5-3 毛细管黏度计

面差所决定的压强[*]。

$$p_1 - p_2 = \rho g H \qquad (5-4)$$

将(5-4)式代入(5-3)式中得

$$\eta = \frac{\pi R^4 g H}{8VL} \rho t \qquad (5-5)$$

在实际测量中,毛细管的半径 R、毛细管长度 L 和 m、n 所划定的体积 V 都很难准确地测定,液面差 H 是随液体流动的时间而改变的,不是一个固定值。因此不便用(5-5)式计算出液体的黏度,而是用比较法来进行测量,即用同一支黏度计对两种液体进行测量,可得

$$\eta_1 = \frac{\pi R^4 g H}{8VL} \rho_1 t_1 \qquad (5-6)$$

和

$$\eta_2 = \frac{\pi R^4 g H}{8VL} \rho_2 t_2 \qquad (5-7)$$

由于 R、V、L 都是定值,如果取用两种液体的体积是相同的,则在测量开始和测量结束时的液面差 H 也是相同的。因此将(5-6)式和(5-7)式相比,可得

$$\frac{\eta_1}{\eta_2} = \frac{\rho_1 t_1}{\rho_2 t_2}$$

或

$$\eta_2 = \eta_1 \frac{\rho_2 t_2}{\rho_1 t_1}^{[**]} \qquad (5-8)$$

若 η_1、ρ_1 和 ρ_2 为已知,则根据测得的 t_1 和 t_2 可算出 η_2 的值。

【实验步骤】

1. 实验前,首先用被测液体(酒精)清洗毛细管黏度计,把毛细管黏度计里的液体(酒精)倒入废液瓶,尽量消除液体残留,然后把仪器按图 5-4 连接好。黏度计必须与水平面垂直,在玻璃水槽中加水直到淹没刻线 m 为止,再把温度计 T 插入水中。如图 5-4 所示,f 为吸耳球,T 为温度计,K 为木夹,S 为铁架,G 为玻璃水槽,M 为搅拌器。

---

[*] 可以认为在测量过程中,被测液体的重力势能的改变量等于克服摩擦阻力所做的功,而液体重力势能的改变量与测量时液体的液面高度差是成正比的。

[**] 由于液体的黏度与温度有关,为保证得到较高的测量准确度,要求两种液体在测量时的温度保持一致。如温度不能保持一致,在应用(5-8)式计算时,须按每次实验时的温度分别求出 η_1、ρ_1、ρ_2 的值,取平均值 $\bar{\eta}_1$、$\bar{\rho}_1$、$\bar{\rho}_2$ 代入(5-8)式计算,而不应用平均温度下的 η_1、ρ_1 和 ρ_2 计算,这是因为有些液体的密度、黏度与温度的关系不是线性关系。用平均温度求出的 ρ、η 与 $\bar{\rho}$、$\bar{\eta}$ 不一致,这会造成 η_2 的计算值偏离实际值。

2. 用移液管准确量取 5 mL 被测液体（酒精），将其由 a 管注入黏度计内，等待 3~5 min，待被测液体的温度与水槽中水的温度一致后，再用吸耳球 f 把 b 球中的被测液体吸到 c 球中，液面要高出刻线 m。

3. 放开吸耳球，观察被测液体的流动。当液面经过刻线 m 时启动秒表，当液面经过刻线 n 时，停止秒表，测出液面经过这两条刻线时所需的时间 t_2，并记录下这时的水温。

4. 重复步骤 3，测量 4~5 次。

5. 用蒸馏水洗净黏度计，按步骤 2、3、4 测定蒸馏水的液面经过 m、n 两刻线所需的时间 t_1，并同时记录水温。

6. 将实验数据记入表 5-1 中。

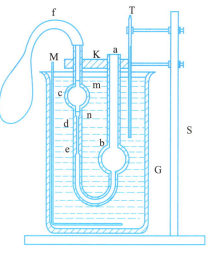

图 5-4　毛细管黏度计实验图

【实验结果】

1. 测量数据记录

表 5-1　酒精黏度测量表

次数	水				酒精		
	温度 T_1/℃	密度 ρ_1/(kg·m⁻³)	黏度 η_1/(Pa·s)	时间 t_1/s	温度 T_2/℃	密度 ρ_2/(kg·m⁻³)	时间 t_2/s
1							
2							
3							
4							
5							
平均	$\bar{T}_1 =$	$\bar{\rho}_1 =$	$\bar{\eta}_1 =$	$\bar{t}_1 =$	$\bar{T}_2 =$	$\bar{\rho}_2 =$	$\bar{t}_2 =$

说明：水与酒精的密度和黏度均可在附录 2 的附表 3、附表 4 中查出。

2. 数据处理

（1）计算酒精在温度 $\bar{T}_2$ 时的黏度 η_2：

$$\eta_2 = \bar{\eta}_1 \frac{\bar{\rho}_2 \bar{t}_2}{\bar{\rho}_1 \bar{t}_1}$$

（2）根据附表 3 中给定的 $\bar{T}_2$ 时的酒精黏度 η_2' 计算相对误差。

$$E = \frac{|\eta_2' - \eta_2|}{\eta_2'} \times 100\%$$

【注意事项】

1. 黏度计要垂直于水面放置，这样才不影响液柱的高度差，从而保证前后两次所产生的压强差之比等于这两种液体的密度之比。

2. 用吸耳球吸液体至 c 球时，要慢慢地吸，过快容易造成液体进入吸耳球，以后在液体下流的过程中，球中液体将回流到黏度计，这会增加 c 球中液体的体积，而影响实验结果。

3. 注意不要折断毛细管黏度计。

【预习自测】

本实验使用的主要仪器是一个 _____，称为 _____。其中一边管子较粗，另一边较细，细管上有一 _____，其上有一小球，该球上下有 _____、_____，以保持两种液体 _____ 流过毛细管。

当液体通过毛细管时，如果管的半径为 R（单位：cm），管长为 L（单位：cm），管两端的压强差为 Δp（单位：10^{-5} N·cm^{-2}），在时间 t 内流过的液体体积为 V（单位：cm^3），则根据泊肃叶公式，流量 $Q =$ _____，可以求出该液体的黏度 η 为 _____。在厘米-克-秒单位制中，η 的单位为泊。同一种液体的温度不同，其 η 的值 _____（见附录 2 附表 3 和附表 4）。从上式可知，如果一定体积的两种不同液体在同样条件（即 V、R、L、H 和温度均相同）下由于重力作用而通过同一毛细管，设第一种液体流过的时间为 t_1，其密度为 ρ_1，第二种液体流过的时间为 t_2，其密度为 ρ_2，用 _____，可以无须知道 R、L、H 和 V 的值，只要测出 ____ 和 _____ 就可以很方便地求出 η_2（假定 η_1、ρ_1 和 ρ_2 为已知）。毛细管越长，其内径越小，测量结果的准确度 _____。

【思考题】

1. 用比较法测量某种液体的黏度时，必须满足哪些实验条件？如何保持？

2. 将液体注入黏度计后，为什么要等一会儿再开始测量？

3. 在实验开始后，测量时间 t 时，能否用手握住黏度计？为什么？

4. 为什么测量前要用待测液体再一次清洗黏度计？

5. 实验中毛细管内不能有气泡，如果存在气泡，请分析它对测量的影响，并提出解决办法。

6. 怎样才能减小误差？

实验 6 万用电表的使用
（usage of the multimeter）

万用电表是一种可以测量多种电学参量的多量程仪表，通常用来测量交流电流、直流电流、交流电压、直流电压、电阻等。

【预习要求】

1. 了解万用电表的结构。
2. 了解万用电表的使用方法以及可测量的参量。
3. 了解实验过程中的注意事项。
4. 完成预习自测。

【实验目的】

1. 知识目标
（1）了解万用电表的构造。
（2）理解晶体二极管半波整流和电容滤波电路的工作原理。
（3）掌握万用电表的使用方法。
2. 能力目标
（1）实践能力：能够使用万用电表测量电阻、直流电压、交流电压、电流等。
（2）思维能力：能够在实验过程中发现问题、分析问题、解决问题，提高逻辑思维能力。
3. 素质目标
强化举一反三的学习能力和规范使用仪器的意识。

【实验器材】

半波整流电容滤波实验板一块（包括降压变压器一个、晶体二极管一个、电容器两个、负载电阻一个）、万用电表一块。

【实验原理】

1. 万用电表的构造及使用

万用电表是实验室和电信测试技术中经常用到的工具，它是一种可以测量电流、电压和电阻等项目的多用电表。它不仅可以用于直流电的测量,还可以用于交流电的测量。万用电表的表头是一个电流表,在表头的标度盘上,刻有电流、电压以及电阻等刻度范围。

用万用电表测量电流或电压时,待测电路本身有电流和电压,电表无须另加电源。在测量电阻时,待测电阻本身不带电,电表必须另加电源。外加电源一般都是小型的干电池,而且都装在万用电表的里面。万用电表的表头是直流电流表,故用万用电表测量交流电时,要将交流电整流为直流电。万用电表中,常用晶体二极管来完成整流工作。

使用万用电表时,只要变换开关旋钮,就可改变测量的项目和量程。不同型号的万用电表,其旋钮个数及代表项目也不同。以 MF-14 型万用电表为例。开关旋钮位置如图 6-1 所示。它包括 5 个项目,旋钮的上方为欧姆挡(即 Ω 部分),共有 4 个量程:×1 Ω、×10 Ω、×100 Ω、×1 kΩ。旋钮的右上方为直流电压挡(即 V 部分),共有 7 个量程:2.5 V、10 V、25 V、100 V、250 V、500 V、1 000 V。旋钮的右下侧为交流电压挡(即 V 部分),共有 7 个量程:2.5 V、10 V、25 V、100 V、250 V、500 V、1 000 V。旋钮的左上方为直流电流挡(mA 和 A 部分),共有 8 个量程:1 mA、2.5 mA、10 mA、25 mA、100 mA、250 mA、1 A、5 A。旋钮的左下方为交流电流挡(即 A 和 mA 部分),共有 7 个量程:2.5 mA、10 mA、25 mA、100 mA、250 mA、1 A、5 A。无论什么型号的万用电表,使用过程中只需注意测量项目和量程搭配一致即可。

下面参照图 6-1 介绍万用电表的使用方法。

(1)调零

将万用表水平放置于平整桌面上,看指针是否指在左端零刻度线处,若不在,则旋转机械调零旋钮调零。

(2)电阻的测量

① 将开关旋钮转向电阻挡(Ω 部分)的适当量程处,将红、黑表笔的接线插头分别插入"+""-"插孔内。

② 欧姆调零,即将两根表笔互相接触,同时旋转欧姆调零旋钮,使指针刚好指在第一条刻度线最右端零欧姆处。如果改变量程,必须重新调节零点。

③ 将待测电阻的两端跟表笔接触(注意电阻不可带电)。从表上第一条刻度线读出数值,再乘以开关旋钮所指示的倍数,便是待测电阻的正确阻值。

(3)直流电压的测量

① 用开关旋钮选择直流电压挡(V 部分)的适当量程(如果

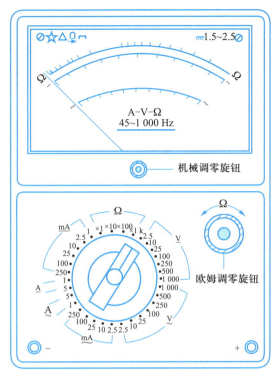

图 6-1　万用电表结构图

不知所测电压的大概数值,必须先放在最高一挡上,然后再逐步缩小到所需的适当量程)。

② 将电表并联在被测电路上,即把红色表笔(正极)接电压正端,黑色表笔(负极)接电压负端,不可接错。

③ 根据所用量程的大小,从第二条刻度线读出电压的数值。

(4) 交流电压的测量

① 用开关旋钮选择交流电压挡($\underset{\sim}{V}$ 部分)的适当量程。除了不必考虑正负极性以外,其他各点跟测量直流电压的方法相同。

② 根据所用量程的大小,从第三条刻度线读出电压的数值。

(5) 直流电流的测量

① 用开关旋钮选择直流电流挡($\underline{mA}$ 和 $\underline{A}$ 部分)的适当量程。量程应由大到小,防止烧毁电流表。

② 将表笔串联接入被测电路。注意正、负极的接法,即直流电流从红色表笔(正极)流入,从黑色表笔(负极)流出,不可接错。从表头上第二条刻度线读出电流的数值。

2. 半波整流电容滤波电路

半波整流电路如图 6-2 所示,二极管 D 具有单向导通性,在副线圈 A 端为"+"、B 端为"-"的正半周里,二极管 D 可使电流

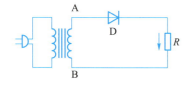

图 6-2　半波整流电路

通过。反之,在 A 端为"－"、B 端为"＋"的负半周里,电流不能通过二极管 D。经过二极管后,在负载电阻 R 上即可得到脉冲直流电。该电压具有大小变化而方向不变的特点,可等效为一变化交流电压和一稳定直流电压的叠加。其中的交流电压有效值和直流电压的比值,称为纹波系数,可反映出 R 上电压的平滑程度,即

纹波系数＝R 上的交流电压有效值/R 上的直流电压

纹波系数的测量非常方便,因为用标示了有效值刻度的交流电压表量出的电压的数值,就是交流分量的有效值。由于万用表的内阻不是很高,当对高阻值的负载进行测量时会带来很大的误差。但是,如果负载电阻的阻值比万用表内阻小很多时,可以用它大致测定纹波系数。

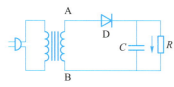

图 6-3　半波整流电容滤波电路

使负载电阻 R 与一个电容器 C 并联,如图 6-3 所示的电路就构成了一个半波整流电容滤波电路。利用电容器的充放电作用,在负载电阻 R 上始终有一个比较平稳的电流通过,方向如箭头所示。经滤波后,纹波系数就变得很小了。

【实验步骤】

1. 用万用电表测量电阻(待测电阻不得带电)

（1）用万用电表的开关旋钮选择 Ω 部分的适当挡位,欧姆调零,测出负载电阻 R 的阻值。

（2）把欧姆表的量程选在×1 kΩ,欧姆调零后,测量出二极管 D 的正向、反向电阻。

（3）把欧姆表的量程选在适当挡位处,重新欧姆调零后,测量出变压器原线圈的电阻,依同样步骤测出副线圈的电阻。

2. 用万用电表测量直流电压和交流电压

（1）按图 6-3 接好线路,经检查无误后,把原线圈跟 220 V 交流电源接通。

（2）用万用电表的开关旋钮选择 $\underset{\sim}{V}$ 部分的适当挡位,测出副线圈两端的交流电压。

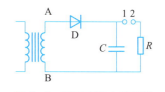

图 6-4　测量直流电流线路

（3）用开关旋钮选择 $\underset{\cdot}{V}$ 部分的适当挡位,测出整流滤波后负载电阻 R 两端的电压。注意表笔的正、负极不能接错。

3. 用万用电表测量直流电流

（1）按图 6-4 接好线路。将万用电表的开关旋钮转到 $\underset{-}{A}$ 部分的 5 A 挡处。红表笔接在"1"处,黑表笔接在"2"处。

（2）经教员允许后,接通电源,由高挡位至低挡位旋转开关旋钮,选择合适的挡位,测出直流电流的数值。

4. 用万用电表测量纹波系数

（1）测量整流后的纹波系数要按图 6-5 接好线路。

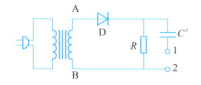

图 6-5　测量整流后的纹波系数

（2）用直流电压挡测出 R 两端的直流电压。

（3）用交流电压挡测出 R 两端的交流电压。因为 R 的电压既有直流成分，又有交流成分，所以测量交流电压时，表笔要串联一只电容器把直流成分隔开，即把两根表笔分别接在"1""2"处。

（4）测量整流滤波后的纹波系数要按图 6-6 接好线路。重复步骤（2）和（3）即可测量出整流滤波后的纹波系数。

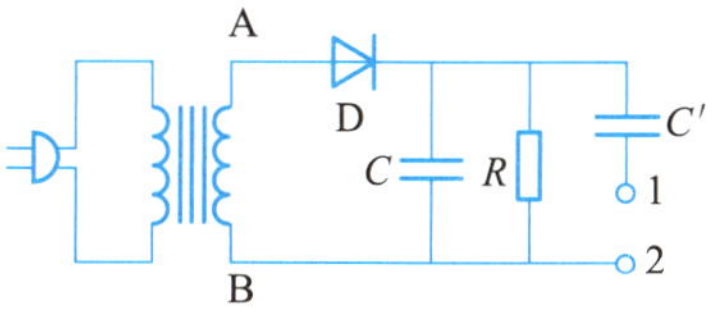

图 6-6　测量滤波后的纹波系数

5. 器材整理

断开电源，拆除接线，整理好仪器。将万用电表的开关旋钮拨到 $\underset{\sim}{V}$ 部分的 500 V 挡处，拔出表笔并整理好。

6. 数据记录

将以上步骤数据填入表 6-1。

【实验结果】

表 6-1　万用表测量数据表

测量项目	开关旋钮位置	测得数据
1. 负载电阻 R 的阻值	Ω 部分	
2. 二极管 D 的正向电阻	Ω 部分×1 kΩ 挡处	
3. 二极管 D 的反向电阻	Ω 部分×1 kΩ 挡处	
4. 原线圈的电阻	Ω 部分	
5. 副线圈的电阻	Ω 部分	
6. 副线圈的电压	$\underset{\sim}{V}$ 部分	
7. 负载电阻 R 上的直流电压	$\underset{\sim}{V}$ 部分	
8. 通过 R 的直流电流	A 部分	
9. 半波整流后的纹波系数	纹波系数＝R 上的交流电压有效值/R 上的直流电压	
10. 半波整流电容滤波后的纹波系数	纹波系数＝R 上的交流电压有效值/R 上的直流电压	

【注意事项】

1. 在使用万用电表之前应进行"机械调零"，即在没有测量电学量时，让万用电表的指针指在零电压或零电流的位置上。

2. 为了保证测量的准确性以及人身安全，手指不允许碰到表笔的金属部分。

3. 实验电路不要短路。

4. 在测量某一电学量时，不能在测量的同时换挡，尤其是在测量高电压或大电流时。如需换挡，应先断开表笔，换挡后再去测量。

5. 万用电表在使用时，必须水平放置，以免造成误差。同时,还要注意避免外界磁场对万用电表的影响。

6. 万用电表使用完毕,应将转换开关置于交流电压的 500 V 挡处。

【预习自测】

万用电表是用于测量电压、电流和电阻的多用电表。万用电表使用前要将其放在_____上,检查表头指针是否指在_____处,在测量前应先_____、_____。在本实验测量中,直流电压、交流电压和电阻的数值分别要从表盘的第____、第_____和第____条刻度线读出。测量电流要将万用电表_____在电路中,测量电压要将万用电表_____在电路中。测量电阻前应注意进行_____。纹波系数是用来表示_____的物理量,它的定义式为_____。

【思考题】

1. 万用电表调零时,指针不能指到零欧姆处,有可能是什么原因引起的?

2. 用万用电表测量晶体二极管正向、反向电阻时,选择不同的欧姆挡,测量值为什么不同?

实验 7　人耳听阈曲线的测量
（determination of hearing threshold curve）

能够使人类的听觉器官产生听觉反应的声波频率是 20 Hz～20 kHz，该频率范围内的声波称为可闻声波。研究表明，要引起人耳的听觉反应，不仅与频率有关，与声波的强度也有关。人耳的听力阈值（简称听阈）是检测人耳听觉状况的一个很重要的指标，在临床上常用听力计测定病人对不同频率声波的听阈值，得出听阈曲线，并将所测结果与正常人的听阈进行比较，借以诊断病人的听力是否正常。因此，研究听阈曲线的测量，将对医疗仪器、临床诊断产生重要的意义。

【预习要求】

1. 理解声强、声强级、响度级和听阈曲线等概念。
2. 了解测量人耳听阈曲线的基本方法。
3. 完成预习自测。

【实验目的】

1. 掌握听觉实验仪的使用方法。
2. 掌握测量人耳听阈曲线的原理和方法。
3. 理解声强、声强级、响度、响度级、听阈曲线的概念。

【实验器材】

听阈实验仪、全频带头戴式耳机等。

【实验原理】

声强是单位时间内通过垂直于波传播方向的单位面积的平均能量，用符号 I 表示，其单位为 $W \cdot m^{-2}$。如图 7-1 所示，对于一个给定的可闻频率，声强都有上下两个限值。下限值是能引起听觉的最低声强，低于下限值的声强，不能引起听觉，这个下限值称为最低可闻声强或听阈。将各频率对应的听阈点连成的曲线称为听阈曲线。上限值是人耳所能承受的最大声强，高于上限值的声强只能引起痛觉，不能引起听觉，这个上限值称为痛阈。将各频率对应的痛阈点连成的曲线称为痛阈曲线。

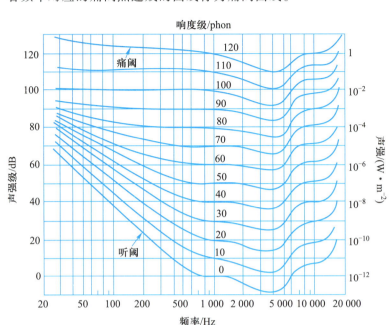

图 7-1 等响曲线

研究表明,对于 1 000 Hz 的声波,听阈为 10^{-12} W·m^{-2},痛阈为 1 W·m^{-2},二者的声强相差 10^{12} 倍。然而,人耳主观感觉到的响度却没有这么高的区分度,人耳对同频率不同声强的声音所产生的响度的感觉,近似地与声强的对数成正比。在声学中常用声强级 L 来表示声强的等级,声强与声强级的关系为

$$L = \lg \frac{I}{I_0}(\mathrm{B}) = 10 \lg \frac{I}{I_0}(\mathrm{dB}) \qquad (7-1)$$

式中 $I_0 = 10^{-12}$ W·m^{-2}。在 SI 中,声强级的单位为贝(B);在实际应用中,常用分贝(dB)来表示.

声强和声强级都是描述声波能量的客观物理量,而响度是与人耳感受有关的主观物理量。声强或声强级相同,但频率不同的声音,其响度可以相差很大。描述响度时,引入了响度级的概念,规定频率为 1 000 Hz 的纯音,其响度级在数值上等于对应声强级的分贝值,响度级的单位为方(phon)。将频率不同、响度相同的点连接的曲线称为等响曲线。由此可得,听阈曲线即为响度级为 0 phon 的等响曲线;痛阈曲线即为响度级为 120 phon 的等响曲线。

【实验步骤】

1. **准备**

(1)接通电源,把仪器预热 5 min。

（2）耳机插入面板，将仪器的各选择开关按到所需的状态，被测者戴上耳机。

（3）将信号发生器的输出信号频率调至 1 000 Hz，调节衰减旋钮，先粗调后微调，使声强指示为 0 dB。调节校准旋钮，使被测者刚好听到 1 000 Hz 的声音。

（4）在整个听阈测量过程中，校准旋钮调好后，其状态不要再改变。

2. 测量

（1）测定某个频率的听阈。渐增法：首先调节衰减旋钮到听不到声音，逐渐减小衰减量，增大声音的声强，交替进行粗调和微调，调到刚好听到声音，对应的声强级的数值为被测人对此频率的听阈，其衰减声强级用 L_1 表示。渐减法：逐渐增大衰减量，减少声音的强度，测量同频率的听阈，其衰减声强级用 L_2 表示。

（2）按照上述的方法，分别用 64 Hz，128 Hz，256 Hz，…，16 kHz 等 9 个不同的频率分别对左耳和右耳进行测量，这样可以得到左耳和右耳的 9 个听阈点。

【实验结果】

1. 测量数据记录

将不同频率下的衰减分贝数值记录于表 7-1 中。

表 7-1　不同频率下的衰减分贝数值

频率/Hz	64	128	256	512	1k	2k	4k	8k	16k
L_1/dB									
L_2/dB									
$\bar{L}\left(=\dfrac{L_1+L_2}{2}\right)$/dB									

2. 数据处理

以频率的常用对数为横轴，声强级为纵轴，分别绘制左耳和右耳的听阈曲线。

【注意事项】

1. 保持实验室安静，避免噪声干扰。

2. 在整个听阈测量过程中，校准旋钮调好后，其状态不要再改变。

【预习自测】

声波单位时间内通过_____波的传播方向单位面积的平均能量称为声强。频率处于 20～20 000 Hz 范围内能引起听觉的____称为听阈。由_____、_____、20 Hz 和 20 000 Hz 所围成的区域称为听觉区域。将频率_____、响度级_____的各点连成的曲线称为等响曲线。听阈曲线上的点其响度值为_____。如果频率为 100 Hz、声强级为 72 dB 的纯音与频率为 1 000 Hz、声强级为 60 dB 的纯音等响,那么频率为 100 Hz、声强级为 72 dB 的纯音的响度级为_____方。同一声强的声波对于不同的人其响度_____。校准前要将频率设置为_____,声强级设置为 0 dB,然后调节校准旋钮,使被测者刚好听到此声音,整个听阈测量过程中校准旋钮_____。

【思考题】

1. 什么是听阈曲线? 什么是痛阈曲线?
2. 听觉区域是怎么确定的?
3. 实验中,影响听阈测量的因素有哪些?

实验 8　用光电效应法测量普朗克常量

（determination of Planck constant by photoelectric effect）

光电效应实验对于认识光的本质及早期量子理论的发展具有里程碑的意义。1887 年赫兹发现光电效应,之后许多物理学家对光电效应作了深入的研究,总结出了光电效应的实验规律。1905 年爱因斯坦在普朗克量子假设的基础上,提出了"光量子"假说,圆满地解释了光电效应的实验现象,并给出了光电效应方程。密立根用了十年的时间对光电效应进行了认真细致的实验研究,他的实验结果完全肯定了爱因斯坦光电效应方程的正确性,并精确测量出了普朗克常量 h。

目前,光电效应作为信号转换的一种重要方式参与光电管、光电倍增管、太阳能电池及 CCD 成像等多种光电器件的制造,广泛地应用于科学技术、工农业生产、医疗卫生等领域,而且还在不断地开辟新的应用领域。例如,光电传感器可应用于激光武器、移动战场等。本实验旨在使学员熟悉光电效应的基本规律,学会利用光电效应测量普朗克常量。

【预习要求】

弄清光电效应的概念和本实验的实验原理,可正确回答下列问题:

1. 什么是光电效应? 它具有怎样的实验规律?
2. 什么是遏止电压? 如何用实验来测定?
3. 什么是红限频率? 如何用实验来测定?
4. 实验中如何测量普朗克常量?

【实验目的】

1. 知识目标
（1）了解光电效应的实验现象和实验规律。
（2）熟悉光电效应方程,加深对光量子性的理解。
（3）掌握用零电流法测量普朗克常量 h,并学会用作图法处理数据。
2. 能力目标
（1）分析问题能力。以普朗克常量 h 的测量为目标,以光电效应方程为理论依据,结合实验器材。提出测量方案并逐一完善。

（2）实践能力。学生能独立完成实验,正确记录数据,并能思考、分析误差出现的原因,提出应对措施。

3. 素质目标

培养学生一丝不苟的科研精神,突出科学品德和方法论的重要性。

【实验器材】

高压汞灯、汞灯电源、光电管和暗盒、光阑、滤波片和微电流测试仪（普朗克常量测定仪）。

【实验原理】

在一定频率光的照射下,电子从金属（或金属化合物）表面逸出的现象称为光电效应,从金属（或金属化合物）表面逸出的电子称为光电子。实验原理如图 8-1 所示,其中 S 为真空光电管,K 为阴极,A 为阳极。

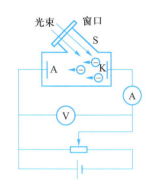

图 8-1 光电效应实验原理图

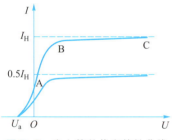

图 8-2 光电管的伏安特性曲线

1. 光电流与入射光强度的关系

以一定频率和强度的光照射光电管时,光电流随两极间电压变化的特性称为光电管的伏安特性,其曲线如图 8-2 所示。图中 AB 段表示光电流随阳极电压的增加而增大,BC 段表示当阳极电压增大到某一值后,光电流不再显著增加,趋于稳定,此时的光电流称为饱和光电流 I_H,饱和光电流相当于所有被激发出来的电子全部到达阳极。当 $U = U_A - U_K$ 减小到零,并开始反向时,光电流并没有为零,表明从阴极 K 逸出的光电子具有初动能,尽管有电场阻碍它的运动,仍有部分光电子到达阳极 A,但是当反向电压等于 U_a 时,就能阻止所有的光电子飞向阳极 A,使光电流降为零,这个电压称为遏止电压。此时,具有最大动能的光电子都被反向电场所阻挡。

$$\frac{1}{2}mv^2 = eU_a \qquad (8-1)$$

实验表明,饱和光电流和入射光的强度成正比,与入射光的频率无关,因此用不同强度的光照射阴极 K 时,可得到不同的伏安特性曲线。

2. 光电子初动能与入射光频率之间的关系

根据爱因斯坦的光子假设,当金属受到光照辐射时,金属中的电子将获得光子能量,一部分用于克服电子的逸出功 A,另一部分转化为电子动能,由能量守恒定律可得

$$h\nu = \frac{1}{2}mv^2 + A \qquad (8-2)$$

(8-2)式被称为爱因斯坦光电效应方程,说明光电子的初动能与入射光频率 ν 成线性关系,而与入射光强无关。

3. 光电效应的红限频率与普朗克常量的测定

根据爱因斯坦光子假设和光电效应方程,要使电子能够逸出金属表面,光子的能量 $h\nu$ 不能小于 A,即能够产生光电效应的入射光的最低频率必须满足 $\nu_0 = \dfrac{A}{h}$,当光的频率 $\nu < \nu_0$ 时,无论光的强度多大,照射到物质后都不会发生光电效应。式中 ν_0 称为红限频率。

依据爱因斯坦光电效应方程可以对普朗克常量进行测定,其方法是:结合(8-1)式、(8-2)式可得:$h\nu = e\,|\,U_a\,| + A$,用不同频率(ν_1 , ν_2 , ν_3 , $\cdots$, ν_n)的单色光分别照射金属表面可以得到一组方程

$$h\nu_1 = e\,|\,U_1\,| + A$$
$$h\nu_2 = e\,|\,U_2\,| + A$$
$$\cdots\cdots\cdots\cdots$$
$$h\nu_n = e\,|\,U_n\,| + A$$

任意联立两个方程可得

$$h = \frac{e(U_i - U_j)}{\nu_i - \nu_j} \qquad (8-3)$$

可以看出,若测定了两个不同频率的单色光所对应的遏止电压即可计算出普朗克常量 h,也可由 $\nu - U$ 直线的斜率求出普朗克常量 h。用光电效应法测量普朗克常量的关键在于获得单色光、测量光电管的伏安特性曲线和确定遏止电压值。

实验中,单色光可由汞灯光源经过滤波片选择谱线产生,汞灯是一种气体放电光源,稳定后,在可见光区域内有几条波长相差较远的强谱线,如表8-1所示,与滤波片联合作用后,在可见光中,有强度较大的5条谱线,如图8-1所示。

表 8-1　可见光区汞灯强谱线

波长/nm	频率/(10^{14} Hz)	颜色	波长/nm	频率/(10^{14} Hz)	颜色
579.0	5.179	黄	435.8	6.879	蓝
577.0	5.196	黄	404.7	7.408	紫
546.1	5.490	绿	365.0	8.214	近紫外

4. 遏止电压

理论上通过测量不同频率光照射下阴极电流为零时所对应

的电压 U_{AK}，即可得到遏止电压，但实际上受光电管阳极反向电流、暗电流、本底电流及极间接触电势差的影响，实测电流并非阴极电流，实测电流为零时对应的 U_{AK} 也并非遏止电压。基于上述原因，实验仪器中采用了新型结构的光电管、新型的阴极、阳极材料及制造工艺，使得阳极反向电流大大降低，暗电流也很少（ $\leqslant 2 \times 10^{-2} A$ ）。

在测量各谱线的遏止电压 U_a 时，通常采用零电流法或补偿法。所谓零电流法就是直接将各谱线照射下测得的电流为零时对应的电压 U_{AK} 的绝对值作为遏止电压 U_a。此法的前提是阳极反向电流、暗电流和本底电流都很小，用零电流法测得的遏止电压与真实值相差很小，且各谱线的遏止电压都相差 U，对 $U_a - \nu$ 曲线的斜率并无大的影响，也对 h 的测量不会产生大的影响。补偿法是调节电压 U_{AK}，使电流为零后，保持 U_{AK} 不变，遮挡汞灯光源，此时测得的电流 I_1 为电压接近遏止电压时的暗电流和本底电流。重新让汞灯照射光电管，调节电压 U_{AK} 使电流至 I_1，将此时对应的电压 U_{AK} 的绝对值作为遏止电压 U_a。此法可补偿暗电流和本底电流对测量结果的影响。

【实验步骤】

1. 测试前的准备

（1）将测试仪及汞灯电源接通，预热 20 min。把汞灯及光电管暗箱遮光盖盖上，将汞灯暗箱光输出口对准光电管暗箱光输入口，调整光电管与汞灯距离至约 40 cm 并保持不变。

（2）用专用连接线连接光电管暗箱电压输入端与测试仪电压输出端（后面板上）。将电流量程选择开关置于所选挡位，仪器充分预热后，进行调零，旋转调零旋钮使电流指示为 000.0。

（3）用高频匹配电缆连接光电管暗箱电流输出端与测试仪微电流输入端（后面板上）。

2. 测量光电管的伏安特性曲线

将电压输出选择按键置于 $-2 \sim +30$ V，将电流量程选择开关置于 10^{-10} A 或 10^{-11} A 挡，选定直径为 2 mm 的光阑，再将435.8 nm 的滤波片转到光电管暗箱光输入口上，从低到高调节电压，记录电流从零到非零点所对应的电压值并记录，直到 30 V。分别换作直径为 4 mm 的光阑、435.8 nm 的滤波片和直径为2 mm 的光阑、546.1 nm 的滤波片，重复上述内容，将数据记录到表 8-2 中。

3. 测量饱和光电流与光强的关系

将光电管两端电压 U_{AK} 调为 30 V，根据光电流的大小，将电流量程选择开关置于 10^{-10} A 或 10^{-9} A 挡,分别记录波长为 435.8 nm、546.1 nm 时,光阑直径为 2 mm、4 mm、8 mm 时所对应的电流,将数据记录到表 8-3 中。

4. 测量普朗克常量 h

将电压输出选择按键置于 -2 ~ +2 V 挡,电流量程选择开关置于 10^{-12} 挡,断开测试仪电流输入电缆,调零后重新接上;选定直径为 4 mm 的光阑,再将 365.0 nm 的滤波片转到光电管暗箱光输入口上,测量该波长对应的遏止电压 U_a;然后依次换作 404.7 nm、435.8 nm、546.1 nm、577.0 nm 的滤波片,重复以上测量步骤,将数据记录到表 8-4 中。

【实验结果】

1. 测量不同波长下光电管两端的电压和光电流的大小,分别在坐标纸上绘制不同波长不同光强下光电管的伏安特性曲线。

表 8-2　I-U_{AK} 关系

435.8 nm 的滤波片/光阑直径 2 mm	U_{AK}/V		0.0	3.0	6.0	9.0	12.0	15.0	18.0	21.0	24.0	27.0	30.0
	I/(10^{-10}A)	0.0											
435.8 nm 的滤波片/光阑直径 4 mm	U_{AK}/V												
	I/(10^{-10}A)	0.0											
546.1 nm 的滤波片/光阑直径 4 mm	U_{AK}/V												
	I/(10^{-10}A)	0.0											

2. 测量不同光阑直径所对应的光电流大小,绘制光阑直径(入射光强)与饱和光电流的关系曲线。

表 8-3　I_M-Φ 关系

U_{AK} = ___30___ V

435.8 nm 的滤波片	光阑直径 Φ/mm	2	4	8
	I_M/A			
546.1 nm 的滤波片	光阑直径 Φ/mm	2	4	8
	I_M/A			

3. 测量不同波长所对应的遏止电压,求出 ν-U_a 直线的斜率 k,根据 $h=ek$ 求出普朗克常量 h,并与理论值 h_0 比较,求出相对误差。

$$E = \frac{h - h_0}{h_0} \times 100\%, \text{式中 } e = 1.602 \times 10^{-19} \text{ C}, h_0 = 6.626 \times 10^{-34} \text{ J} \cdot \text{s}.$$

表 8-4 $U_a - \nu$ 关系

光阑直径 $\Phi = $ __4__ mm

波长 λ / nm	365.0	404.7	435.8	546.1	577.0
频率 $\nu / (10^{14} \text{ Hz})$	8.216	7.410	6.882	5.492	5.196
遏止电压 U_a / V					

【注意事项】

1. 汞灯关闭后,不要立即开启电源。必须待灯丝冷却后再开启,否则会影响汞灯寿命。

2. 滤波片要保持清洁,禁止用手摸光学面。

3. 本实验不必要求暗室环境,但应避免背景光强的剧烈变化。

4. 实验过程中注意随时盖上汞灯的遮光盖,严禁让汞灯的光不经过滤波片直接入射到光电管窗口。

5. 实验结束时应关闭光电管暗箱,盖上汞灯的遮光盖,从而延长光电管的使用寿命。

6. 每次更换测试仪的电流量程后,都应重新调零。

【预习自测】

1. 利用光电效应测量普朗克常量时,关键是测出不同频率的单色光所对应的_____,本实验是通过_____得到单色光的,而实验中光阑的作用是改变入射光的_____。

2. 实验中若需要更换测试仪的电流量程,是否需要重新调零?_____。

3. 当加在光电管两端的电压为零时,光电流读数是否为零?_____。

4. 爱因斯坦光电效应方程认为光是以_____的形式向外辐射能量,一部分能量用来克服金属的_____,另一部分能量转化为逸出电子的_____。

【思考题】

1. 实验时能否将滤光片放在光源的出光孔处?为什么?

2. 如何从本实验中求出逸出功?如何确定红限频率?

3. 实验误差产生的主要原因是什么?如何减少实验误差?

4. 光电效应在日常生活和科学研究中还有哪些应用?

实验 9 用补偿法测量电动势
（determination of electromotive force by compensation）

用补偿法测量电动势，明显的优势是测量回路中没有电流，测量精度可以很高。本实验通过热电偶产生微小电动势，用电势差计测量电动势。通过本实验的学习，学员能掌握一种精确测量微小电动势的技术，并能了解用电势差计精确测量电阻、校正电流表的原理。

【预习要求】

1. 了解温度传感器的工作原理。
2. 复习你学过的测量基本电学量的方法及所用仪表，并与补偿法进行比较。
3. 完成预习自测。

【实验目的】

1. 掌握用补偿法测量微小电动势的技术。
2. 了解直流电势差计的工作原理、温度传感器的工作原理及温差电现象。
3. 了解仪器设计的基本思想。

【实验器材】

低电势直流电势差计、热电偶、酒精温度计等。

【实验原理】

1. 温度传感器——热电偶的工作原理

热电偶是由两种不同的金属或组分不同的合金构成的回路，当两个接点 A、B 处于不同的温度 t_1 和 t_2 时，回路中将有电流产生，如图 9-1 所示。这种现象称为温差电现象，所引起的电动势称为温差电动势。这两种金属（或合金）所构成的回路称为热电偶。

实验证明，两种金属材料一旦确定，所组成的热电偶的温差电动势的大小仅与两个接触点的温度差 $(t_2 - t_1)$ 有关，而与材料的长度和直径无关。在一定温度范围内，温差电动势 E 与温度差

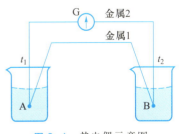

图 9-1 热电偶示意图

(t_2-t_1) 的关系近似于线性, 即

$$E = c(t_2 - t_1)$$

式中 t_2 是热端的温度, t_1 是冷端的温度, c 是温差系数 (或称热电偶常量), 表示温差为 1 ℃时温差电动势的大小, 其值取决于组成热电偶的材料的性质。

2. 电势差计的工作原理

电势差计是测量微小电动势的常用仪器, 欲准确测量电源的电动势, 必须要求测量仪器不从电源取电流, 否则测量的是路端电压而不是电源电动势。因为普通电压表不能精确测量电动势, 必须使用电势差计。电势差计的测量精度可达 0.01%或更高, 它不但可以用来准确测量电动势, 还可以用来测量电流、电阻以及校准精密电表和直流电桥等。在非电学量 (如温度、压力、位移和速度等) 的测量中占有重要地位。

电势差计是根据补偿法来工作的, 补偿法的原理如图 9-2 所示。待测电源 E_x 与一个可以调节并能准确读数的标准电源 E_n 以及检流计 G 连成闭合回路, 两电源的方向相反。当调节 E_n 使其与 E_x 相等时, 检流计内无电流通过, 指针不偏转, 这种情况称为电路达到补偿。显然, 这时 $E_x = E_n$。

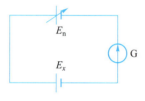

图 9-2 补偿法原理图

箱式电势差计的原理电路如图 9-3 所示, 由电源 E、温度补偿电阻 R_t、读数盘电阻 R_u、工作电流调节电阻 R_i 构成工作电流回路 A; 由标准电源 E_n、温度补偿电阻 R_t、检流计 G、工作方式选择开关 S 构成校正回路 B; 由被测电动势 E_x、读数盘电阻 R_u、检流计 G、S 构成测量回路 C。在测量回路中, 读数盘电阻 R_u 上的压降 IR_u 就相当于图 9-2 中的标准电源 E_n。测量时先将检流计与校正回路接通, 调节 R_i 以改变工作电流 I, 使检流计指针指零, 则 E_n 与 IR_t 达到补偿状态, 即

$$E_n = IR_t$$

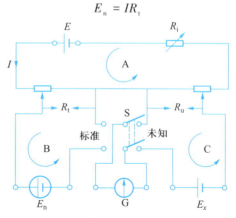

图 9-3 箱式电势差计原理图

校正回路的工作电流为

$$I = \frac{E_\mathrm{n}}{R_\mathrm{t}} \qquad (9-1)$$

测量时保持工作电流 I 不变，将检流计与测量回路接通，调节测量电阻 R_u 使检流计指针不动，则 E_x 与 IR_u 达到了补偿，即

$$E_x = IR_\mathrm{u} \qquad (9-2)$$

把(9-1)式代入(9-2)式得

$$E_x = \frac{R_\mathrm{u}}{R_\mathrm{t}} E_\mathrm{n} \qquad (9-3)$$

由上式可知，若标准电动势 E_n 已知，被测电动势 E_x 的准确度取决于 R_u 与 R_t 的比值。

3. 电势差计的结构

电势差计的面板如图 9-4 所示。

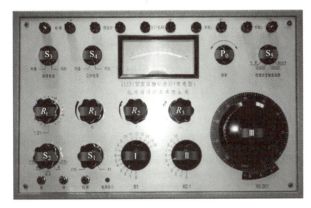

图 9-4　电势差计面板图

与电势差计配套的标准电源、检流计、直流电源，有内接和外接两种设计，本实验采用内接。R_t 为温度补偿电阻，即原理图 9-3 中的 R_t。S_1 为量程转换开关。置于"×10"时，测量范围为 0～171 mV；置于"×1"时，测量范围为 0～17.1 mV。S_2 为工作方式选择开关，对应于原理图 9-3 中的 S。S_3 为标准电源内置/外置选择开关。S_4 为工作电源内置/外置选择开关。S_5 为检流计灵敏度选择开关。R_1、R_2、R_3 为工作电流调节电阻，对应于原理图 9-3 中的 R_i，其中 R_1 为粗调，R_2 为中调，R_3 为细调。Ⅰ、Ⅱ、Ⅲ为读数盘电阻，相当于原理图 9-3 中的 R_u。P_0 为检流计调零旋钮。

【实验步骤】

实验主要步骤可归纳为四步：一连线，二选择，三校准，四测量。具体步骤如下：

1. 连接线路

把热电偶的高温端和低温端按"高正低负"的原则,分别与电势差计上"未知1"或"未知2"的正负接线柱相接。

2. 选择

(1)把量程转换开关 S_1 置于"×1"位置,配套仪器(标准电源、检流计、直流电源)选择开关 S_3 和 S_4 置于"内附",检流计灵敏度选择开关 S_5 置于"10^{-6}"或"10^{-7}",松开检流计接入开关"粗""细"按钮。

(2)用下列公式计算出标准电池在实验室环境温度下的电动势 E_t,然后把温度补偿电阻 R_t 置于与 E_t 相同数值的位置。

$$E_t = E_{20} - [39.94(t-20) + 0.929(t-20)^2 - 0.009\,0\,(t-20)^3 + 0.000\,06\,(t-20)^4] \times 10^{-6}$$

式中 E_{20} 为室温在 20 ℃时的标准电动势(V), t 为使用时的实际摄氏温度。

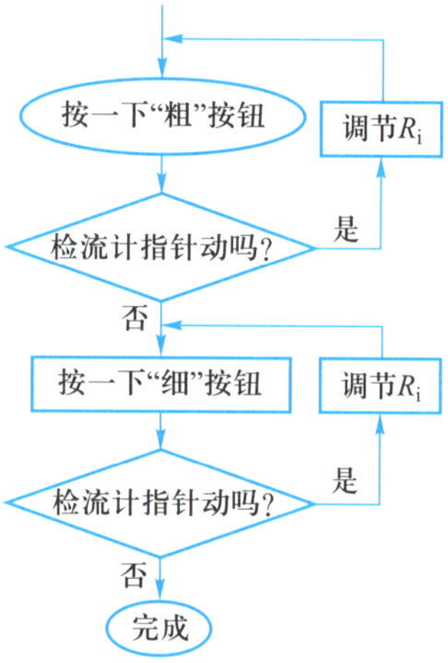

3. 校准工作电流

调节工作电流的目的是使工作电流达到设定的标准值。

(1)把工作方式选择开关 S_2 置于"标准"位置。

(2)打开电源开关,调节 P_0 使检流计指针指零(检流计静态调零)。

(3)按图 9-5 所示的流程图,依次调节 R_i 中的 R_1 和 R_2,并按下检流计接入开关"粗"按钮,至检流计指针不偏转;再调节 R_i 中的 R_2 和 R_3,并按下检流计接入开关"细"按钮,使检流计指针不偏转,表明标准回路已达到补偿状态,即工作电流已校准.

4. 测量温差电动势

(1)把工作方式选择开关 S_2 置于"未知1"或"未知2"的位置,使检流计与待测电动势 E_x 及读数盘电阻 R_u 构成闭合回路。

(2)向热电偶低温端烧杯中加入冰水混合物,高温端烧杯中加入热水(温度尽量高,80 ℃左右)。

(3)按图 9-6 所示的操作流程,按下检流计接入开关"粗"按钮(采用跃接法),依次调节 R_u 中的 I 和 II,至检流计指针不偏转;再按下检流计接入开关"细"按钮(采用跃接法),调节 R_u 中的 II 和 III,至检流计指针不偏转,表明测量回路已达到补偿状态。 R_u 中的三个读数盘(I 、 II 、 III)的和即为该温差时的电动势。

(4)此后如上重复,当温差每降 5 ℃时,重复图 9-6 所示的操作流程,并记下温差与电动势。

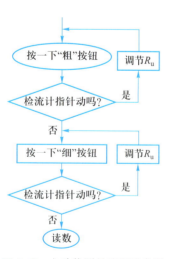

图 9-5 工作电流调节流程示意图

图 9-6 电动势测量流程示意图

【实验结果】

1. 测量数据记录

下面给出供参考的实验数据记录表 9-1,学生也可以自行设计。

实验日期:　　　年　　　月　　　日

表 9-1　电动势与温差关系测量数据表			
温度 t/℃	高		
	低		
温差 Δt/℃ 电动势 E/mV			

2. 数据处理

(1)以温差为横坐标,电动势为纵坐标,绘出电动势-温差曲线。

(2)计算直线斜率 c,用解析式表示电动势与温差的函数关系。

(3)查资料得铜与康铜材料制成的热电偶的温差系数公认值,与实验值比较并计算相对误差。

(4)分析产生误差的原因。

【注意事项】

1. 按检流计接入开关"粗""细"按钮时,应采用跃接法(即接触一下,马上放开),切忌长时间接通,以免损坏标准电源和检流计。

2. 标准电源严禁短路,也不能用万用电表测量标准电源的电动势。

【预习自测】

本实验的基本物理方法是_____。本测量仪器中的检流计主要作用是_____。本实验不涉及的仪器有_____。在电势差计原理图(如图 9-3 所示)中,回路 A 的功能是_____,回路 B 的功能是_____,回路 C 的功能是_____。实验中,校正工作电流时应调节_____使回路 B 达到补偿,测量电动势时应调节_____使回路 C 达到补偿。测量电动势时开关 S_2 应与____接通。本实验所测温差电动势是由____。本实验仪器所能测的最大电动势是_____。测量电动势时,无论如何调节 R_u,检流计指针均不变,可能的原因是____。测量电动势时,无论如何调节 R_u,检流计指针始终向左或始终向右偏转,可能的原因是____。

【思考题】

1. 热电偶是典型的温度传感器,能否用本实验设备和你的实验结果(不用温度计)检测你手心的温度或室温?

2. 如果实验中发现检流计指针总往一边偏转,无法达到补偿,试分析有哪些原因? 如何处理?

3. 实验调节过程中如果发现检流计指针始终不动,可能有哪些原因?

4. 电势差计不仅可以精确测量电动势,而且可以用来精确测量电阻和校准电流表,试设计测量电阻或校准电流表的电路,并说明其原理。

实验 10　分光计的调节
（adjustment of the spectrometer）

　　观察、验证光传播过程中所发生的实验规律或测量折射率、光波长等光学量都需要通过对有关角度进行测量来确定,因此精确地测量角度就成为光学实验中极其重要的内容。分光计是一种精确测量光线偏转角度的光学仪器,它的结构原理和调节方法在光学仪器中具有一定的代表性,学习分光计的调节有助于掌握其他医用光学平台的方法,使用分光计时必须严格按照规则调节。初学者对于上述调节往往感到很困难,但是只要在实验过程中注意观察现象,并运用理论来分析和指导自己的操作,就一定能够掌握。

【预习要求】

　　1. 熟悉分光计各部分的结构。
　　2. 明确分光计调整要达到的最终要求。
　　3. 分光计调整过程中每一步采用的调节方法是什么？有什么注意事项？
　　4. 钠光经光栅衍射后的衍射条纹是怎样分布的？
　　5. 完成预习自测。

【实验目的】

　　1. 知识目标
　　（1）了解分光计的结构和工作原理。
　　（2）掌握分光计调节的步骤和方法。
　　2. 能力目标
　　（1）独立完成分光计的调节。
　　（2）完成思考题。
　　3. 素质目标
　　（1）培养自主分析和解决问题的能力。
　　（2）提高综合素质,掌握一般光学平台的调平原则。

【实验器材】

　　JJY 型分光计、双反平面镜、钠光灯。

【实验原理】

1. 分光计构造

JJY 型分光计是一种分光测角仪器,可在利用光的反射、折射、干涉和偏振原理的各项实验中用于角度测量。它主要由四部分组成(如图 10-1 所示):平行光管、望远镜、载物台、刻度盘。此外就是一些支架和附属部件。

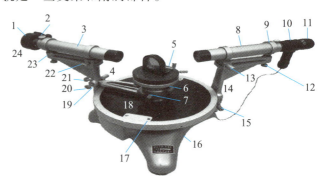

1—狭缝装置;2—狭缝装置锁紧螺钉;3—平行光管;4—制动架;5—载物台;
6—载物台水平调节螺钉 3 只;7—载物台锁紧螺钉;8—阿贝式自准直望远镜;
9—目镜锁紧螺钉;10—目镜;11—目镜视度调节手轮;12—望远镜光轴高低调节螺钉;
13—望远镜光轴水平调节螺钉;14—支臂;15—望远镜微调螺钉;16—底座;
17—刻度盘;18—游标盘;19—立柱;20—游标盘微调螺钉;21—游标盘止动螺钉;
22—平行光管光轴水平调节螺钉;23—平行光管光轴高低调节螺钉;24—狭缝宽度调节手轮。

图 10-1 分光计的结构

在底座 16 的中央固定一中心轴,刻度盘 17 和游标盘 18 套在中心轴上,可以绕中心轴旋转,刻度盘下端有一推力轴承支撑,使旋转轻便灵活。刻度盘上刻有 720 等分的刻线,每一格代表 30′,对径方向设有两个游标读数装置,测量时读出两个数值,然后取平均值,这样可以消除偏心引起的误差。

立柱 19 固定在底座上,平行光管 3 安装在立柱上,平行光管光轴位置可以通过立柱上的调节螺钉 22、23 来进行微调,平行光管带有一狭缝装置 1,可沿光轴移动和转动,狭缝的宽度可以在 0.02~2 mm 范围内调节。

阿贝式自准直望远镜 8 安装在支臂 14 上,支臂与转座固定在一起,并套在刻度盘上,当松开止动螺钉 21 时,转座与刻度盘可以相对转动,当旋紧止动螺钉时,转座与刻度盘一起旋转。旋紧制动架与底座上的微调螺钉 15 可以对望远镜进行微调(旋转),同平行光管一样,望远镜系统的光轴位置也可以通过调节螺钉 12、13 进行微调。望远镜系统的目镜 10 可以沿光轴移动和转动,目镜视度可以调节。分划板视场的参量如图10-2 所示。

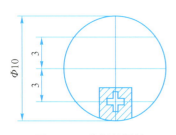

图 10-2 分划板视场

载物台 5 套在游标盘上，可以绕中心轴旋转，旋紧载物台锁紧螺钉 7 和制动架与游标盘的止动螺钉 21 时，借助立柱上的调节螺钉 20 可以对载物台进行微调（旋转）。放松载物台锁紧螺钉时，载物台可根据需要升高或降低，调到所需位置后，再把锁紧螺钉旋紧。载物台上有三个水平调节螺钉 6 用来使载物台面与旋转中心线垂直。

外接 6.3 V 电源插头，接在底座上的插座上，通过导环通到转座的插座上，望远镜系统的照明器插头插在转座的插座上，这样可避免望远镜系统旋转时的电线拖动。

2. 分光计的构造原理

下面简单介绍平行光管、望远镜和游标盘的构造原理。

（1）平行光管　其构造如图 10-3 所示。在管的一端有一凸透镜，另一端有一宽度可调的精密狭缝。伸缩套筒可把狭缝调到透镜的焦平面上，当管外有光照亮狭缝时，通过狭缝的光经透镜后就成为平行光。

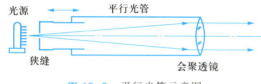

图 10-3　平行光管示意图

（2）望远镜　如图 10-4 所示，望远镜由物镜、目镜和分划板组成。分划板上刻有准线，且边上粘有一块 45° 全反射小棱镜，棱镜表面涂有不透明薄膜，薄膜上刻有一个空心十字窗口，它被小电珠的灯光照亮，调节目镜前后位置，可在望远镜视场中看到如图 10-4（a）左侧所示的图像。自小电珠发出的光照亮分划板，使之成为一发光体。根据几何光学原理，凸透镜焦平面上一点发出的光，经过凸透镜后会变成平行光射出。当分划板在物镜的焦平面上时，它发出的光经物镜后成平行光。如果用一双反平面镜将此平行光反射回来，使之进入物镜，则在物镜的焦平面上将形成十字窗口的像。若平面镜面与望远镜光轴垂直，此像将恰好落在叉丝上部的交叉点上，如图 10-4（b）所示。这种调节方法称为"自准直法"，是光学仪器调节中的一种重要的方法，也是一些光学仪器进行测量的依据。

（3）游标盘　游标盘用来确定望远镜和载物台的相对方位。推动望远镜支臂可转动望远镜，望远镜转过的角度由刻度盘和游标盘决定。当望远镜转动时，刻度盘也一起转动，而游标盘不动。当转动的位置较小时，可用望远镜微调螺钉调节。

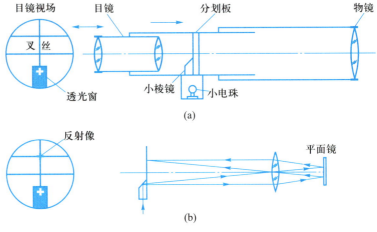

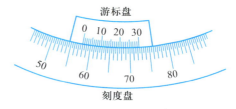

图 10-4   望远镜示意图

游标精度值是刻度盘上的分度值与游标盘上的分度值的差值。刻度盘 720 等分,1°为两小格,即每小格为 0.5°(30′)。游标有 30 小格,其长度与刻度盘 29 小格(即 14.5°)相等,即游标上每小格代表 29′。因此,游标盘上每小格与刻度盘上每小格相差 1′,故其精度值 Δ 为

$$\Delta = \left(\frac{1}{2}\right)^{\circ} - \left(\frac{14.5}{30}\right)^{\circ} = \left(\frac{1}{60}\right)^{\circ} = 1'$$

其读数方法与游标卡尺相同,若转动刻度盘或游标盘,此时游标盘上的 0 刻线若已超过刻度盘上的 φ_0 角,并且游标盘上的第 n 条刻线与刻度盘上某一刻线对齐,则转角为

$$\varphi = \varphi_0 + \Delta \cdot n$$

例如图 10-5 所示位置,其角度为

$$\varphi = 57°30' + 22 \times 1' = 57°52'$$

图 10-5   刻度盘和游标盘

为了消除由于内盘与外盘可能不是严格的同心所造成的偏心差,安装两个相差 180°的游标,每次测量时必须同时读出两个游标的读数 φ、φ'。分别求出转角后,再取平均值,即为望远镜转动的角度。

3. 分光计的调节

使用分光计时必须经过一系列的精细的调整才能得到准确的结果,它的调整技术是光学实验中的基本技术之一,必须正确掌握。分光计的调节主要是使平行光管发出平行光,由望远镜聚焦于无穷远处,同时使平行光管和望远镜光轴与仪器的中心转轴相垂直。调节前先用眼睛估量一下,使各个部件位置大致合适,然后对各部件进行仔细调节。

（1）目镜的调焦

目镜调焦的目的是使眼睛通过目镜能很清楚地看到目镜中分划板上的刻线。调焦方法:先把目镜视度调节手轮旋出,然后一边旋进,一边从目镜中观察,直至分划板十字叉丝成像清晰,再慢慢地旋出手轮,至目镜中的像的清晰度将被破坏而未被破坏时为止。

（2）望远镜调焦

望远镜调焦的目的是将目镜分划板上的十字叉丝调整到物镜的焦平面上,也就是望远镜对无穷远调焦。其方法如下:

① 接上电源(把从变压器出来的 6.3 V 电源插头插到底座的插座上,把目镜照明器上的插头插到转座的插座上)。

② 把望远镜光轴的调节螺钉 12、13 调到适当的位置。

③ 在载物台的中央放上附件双反平面镜,其反射面对着望远镜物镜,且与望远镜光轴大致垂直,放置方式如图 10-6 所示。

④ 通过调节载物台的水平调节螺钉和转动载物台,使望远镜的反射像和望远镜在同一直线上。

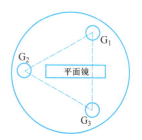

图 10-6　平面镜放置方式

⑤ 从目镜中观察,此时可以看到一亮斑,前后移动目镜,对望远镜进行调焦,使亮十字线成清晰像,然后,利用载物台上的水平调节螺钉或载物台微调机构,把这个亮十字线调节到与分划板上方的十字叉丝重合,往复移动目镜,使亮十字线和十字叉丝无视差地重合。

（3）将望远镜的光轴调至垂直于旋转主轴

① 调整望远镜光轴高低调节螺钉,使反射回来的亮十字线精确地成像在十字叉丝上。

② 把游标盘连同载物台旋转 180° 时,观察到的亮十字线可能与十字叉丝有一个垂直方向的位移,就是说,亮十字可能偏高或偏低,如图 10-7(a)所示。

③ 调节载物台水平调节螺钉(G_1 和 G_3 中距离自己更近的那一个),使位移减小一半,如图 10-7(b)所示。

④ 调整望远镜光轴高低调节螺钉,使垂直方向的位移完全

消除,如图 10-7(c)所示。

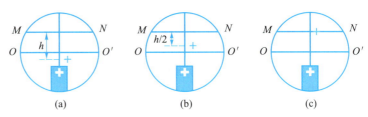

图 10-7   各半调节法视场图

⑤ 把游标盘连同载物台上的平面镜再转过 180°,检查亮十字线与十字叉丝的重合程度。重复③和④使偏差得到完全校正。这种调节方法称为"各半调节法"。

(4) 载物台与仪器主轴垂直

① 将平面镜旋转 90°。

② 旋转游标盘,使平面镜面向望远镜。

③ 仅调节 G_2,使绿色十字与十字叉丝重合。

(5) 将分划板十字叉丝调至水平和垂直

当载物台连同平面镜相对于望远镜旋转时,观察亮十字线是否水平地移动,如果分划板的水平刻线与亮十字线的移动方向不平行,就要转动目镜,使亮十字线的移动方向与分划板的水平刻线平行。注意不要破坏望远镜的调焦,然后将目镜锁紧螺钉旋紧。

(6) 平行光管的调焦

目的是把狭缝调整到物镜的焦平面上,也就是将平行光管对无穷远调焦。方法如下:

① 取下平面镜,将已调好的望远镜对准平行光管,用灯光照亮狭缝。

② 伸缩狭缝装置套筒,使在望远镜中看到的狭缝的像清晰地成像在分划板平面上。

③ 把平行光管光轴水平调节螺钉调到适当的位置,调节望远镜微调螺钉和平行光管光轴高低调节螺钉,使狭缝的像位于望远镜视场中心。

④ 旋转狭缝装置套筒,使像与目镜分划板竖直刻线平行,并旋转狭缝宽度调节手轮适当调节缝宽,然后将狭缝装置锁紧螺钉旋紧。

【实验步骤】

分光计的调节:按要求调节好分光计,填写表 10-1。

【实验结果】

表 10-1			
调整步骤		调整方法	调整结果
1. 使望远镜对平行光聚焦	目镜调焦	旋转目镜视度调节手轮	看清十字叉丝
	物镜调焦		
2.			
3.			
4.			

【注意事项】

1. 分光计属精密光学仪器,在调整和使用过程中,切勿硬扳、撞击和震动。分光计调整后位置不能移动,否则需重新调整。

2. 不可用手触摸平面镜表面,拿平面镜时,应拿底座或框架。

3. 不要频繁通断钠光灯电源,不要使用钠光灯时间过长,以免缩短钠光灯的寿命.

【预习自测】

1. 分光计主要由_____、_____、_____和_____四部分所组成。

2. 在调节分光计时,首先需调节____,即调节目镜视度调节手轮,使分划板视场中_____和下方绿色方块中_____清晰。然后调节望远镜,望远镜调焦的目的是将目镜分划板上的_____调整到_____上。

3. 实验中,各半调节法(或逐步逼近法)是指分别调节_____调节螺钉和_____调节螺钉。

【思考题】

1. 现已将望远镜光轴调至垂直于主轴,若将平面镜取下后,又放到载物台上(放的位置与拿下前的位置不同),发现两镜面又不垂直望远镜光轴了,这是为什么?是否说明望远镜光轴还没有调好?

2. 何谓各半调节法?为什么在调整望远镜主光轴垂直于分光计中心轴时,只调节望远镜光轴高低调节螺钉和载物台水平调节螺钉就可达到目的?要和反射镜面垂直还需怎样调节?

3. 如果实验时,平面镜没有按要求正确摆放,会带来怎样的误差?

实验 11　用恒力矩法测定转动惯量
（measurement of the moment of inertia by constant torque）

　　在人体的机械运动和武器装备的工作过程中，都不可缺少转动这种运动形式。充分认识转动的规律对理解关节、骨骼的结构和功能以及分析军用武器装备的基本工作原理和提高部队军事训练质量有重要意义。本实验通过对转动惯量的测量，可以验证、巩固并加深对转动规律的理解。实验成功的关键在于理解并控制"恒力矩"的产生条件。

【预习要求】

　　1. 复习转动惯量、转动定律等相关理论知识，能推导出实验中的转动惯量计算公式（11-5）。

　　2. 弄清影响实验精度的可能因素和关键性步骤。

　　3. 根据实验要求作出初步的实验数据记录表格。

【实验目的】

　　1. 研究作用在刚体上的外力矩与刚体角加速度的关系，验证刚体转动定理。

　　2. 学习用恒力矩法测量刚体转动惯量，观测刚体的转动惯量随其质量、质量分布、转轴不同而改变的情况，验证平行轴定理。

【实验器材】

　　1. ZKY-ZS 转动惯量实验仪 1 台，包括转动主体 1 套、载物台 1 个、圆盘 1 个、圆环 1 个、圆柱体 2 个、5 g 砝码 1 个、10 g 砝码 3 个、码托 1 个、支架 1 个、滑轮支架 1 个、细线 1 根。

　　2. ZKY-J1 通用计算机计时器 1 台。

　　3. 游标卡尺 1 把、钢片尺 1 把。

　　4. 物理天平 1 台（共用）。

【实验原理】

转动惯量是反映刚体转动惯性大小的物理量。刚体的转动惯量不仅与刚体的质量有关,还与刚体的形状即质量分布以及转轴有关。对于形状规则的刚体,可以通过计算求出它绕定轴转动的转动惯量,但形状复杂的刚体计算起来就非常困难,一般采用实验方法测定。本实验用恒力矩法测定刚体转动惯量。

1. 测量原理

由刚体的定轴转动定律

$$M = J\alpha = J\frac{\mathrm{d}\omega}{\mathrm{d}t}$$

可知,只要测定刚体转动时所受的合外力矩以及在该力矩作用下刚体转动的角加速度 α,则可计算出该刚体的转动惯量 J。

如图 11-1 所示,设一圆盘 A 的半径为 R,现用细绳将一质量为 m 的物体 B 通过滑轮悬挂在圆盘的边缘上(将细绳缠绕于圆盘边缘)。松手后,物体 B 受重力 $m\boldsymbol{g}$ 的作用下落,并带着圆盘转动。对于圆盘 A 则有

$$F_\mathrm{T}R - M\mu = J_0\alpha_1 \qquad (11 - 1)$$

其中,$M\mu$ 为摩擦阻力矩,α_1 为 A 转动的角加速度,F_T 为绳子张力,R 为圆盘半径。

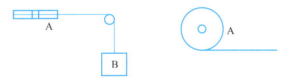

图 11-1　实验原理示意图

由牛顿第二定律可知,对于物体 B 有

$$mg - F_\mathrm{T} = ma_1 = mR\alpha_1$$

即

$$F_\mathrm{T} = m(g - a_1) = m(g - R\alpha_1) \qquad (11 - 2)$$

式中,m 即为物体 B 的质量,g 为重力加速度,a_1 为物体 B 下落的加速度。将(11-2)式代入(11-1)式,有

$$m(g - R\alpha_1)R - M\mu = J_0\alpha_1 \qquad (11 - 3)$$

如果不加物体 B($m = 0$,$F_\mathrm{T} = 0$),给 A 一个初速度使其只在摩擦力矩 $M\mu$ 下做匀减速运动,则有

$$-M\mu = J_0\alpha_2 \qquad (11 - 4)$$

α_2 即为做匀减速运动时的角加速度。

将(11-3)式、(11-4)式联立求解后,可得

$$J_0 = \frac{mgR}{\alpha_1 - \alpha_2} - \frac{\alpha_1}{\alpha_1 - \alpha_2}mR^2 \qquad (11 - 5)$$

因此测出 A 只在摩擦力矩 $M\mu$ 作用下的角加速度 α_2 以及施加外

力矩 $F_T R$ 后的角加速度 α_1，由（11-5）式即可得物体 A 的转动惯量 J_0。

将待测物体放在圆盘上，使两者中心轴重合，仍采用上述方法测得此时的 α_1、α_2，得到该系统绕中心轴的转动惯量 J。则该待测物体绕其中心轴的转动惯量为

$$J_1 = J - J_0 \qquad (11-6)$$

对于角加速度 α 的测量，采用间接测量的方法，通过直接测量在该角加速度下物体转动的时间和角位移得出。

设转动体系的初角速度为 ω_0。在 $t=0$ 时开始计时，角位移 $\theta_0 = 0$，则经过时间 t 后

$$\theta = \omega_0 t + \frac{1}{2}\alpha t^2$$

若测得角位移为 θ_1、θ_2 时相应的时间为 t_1、t_2，则

$$\theta_1 = \omega_0 t_1 + \frac{1}{2}\alpha t_1^2$$

$$\theta_2 = \omega_0 t_2 + \frac{1}{2}\alpha t_2^2$$

联立求解得

$$\alpha = \frac{2(\theta_2 t_1 - \theta_1 t_2)}{t_2^2 t_1 - t_1^2 t_2}$$

本实验采用计算机计时器记录时间和角位移，其原理是通过固定在载物台圆周边缘并随之转动的遮光细棒，每转动半圈（$\theta = \pi$）遮挡一次固定在底座圆周直径相对两端的光电门，即产生一个计数光电脉冲，计时器记下时间和遮挡次数。计时器从第一次挡光（第一个光电脉冲产生）开始计时、计数。此时，$t_0 = 0$，$k_0 = 0$，若以此时为计时起点，则

$$\alpha = \frac{2\pi(k_2 t_1 - k_1 t_2)}{t_2^2 t_1 - t_1^2 t_2} \qquad (11-7)$$

其中，$k=1,2,3,\cdots,k_2 > k_1,t_2 > t_1$。

若以其他任一点（$t_0 \neq 0$，$k_0 \neq 0$）为计时起点，则

$$\alpha = \frac{2\pi[(k_2-k_0)(t_1-t_0) - (k_1-k_0)(t_2-t_0)]}{(t_2-t_0)^2(t_1-t_0) - (t_1-t_0)^2(t_2-t_0)}$$

$$(11-8)$$

其中 $k_2 > k_1 > k_0,t_2 > t_1 > t_0$。

2. ZKY-J1 通用计算机计时器的使用

ZKY-J1 型通用计算机计时器是一种测量时间间隔的数字仪表，其面板如图 11-2 所示。它是可编程记忆式毫秒计，由单片机和软件等组成，计时准确，精确度高，具有记忆功能，最多可依次

记录 80 组脉冲输入时间,每个脉冲输入最多可由 99 个光电脉冲构成。记录组每组光电脉冲数均可修改,并可方便地对记录时间进行查询;有备用通道,即双通道"或"门输入。

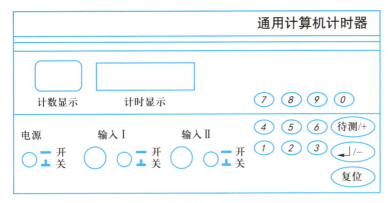

图 11-2　通用计算机计时器示意图

使用方法:

(1) 将 ZKY-J1 通用计算机计时器接入 220 V 交流电源。将计时器两输入端口插座与 ZKY-ZS 转动惯量实验仪的两个光电门插座用输入电缆接通,并按下相应输入通道的通断开关。

(2) 按下计算机计时器电源开关接通电源后,进入自检状态。

① 8 位数码显示器同时点亮,否则本机将出现错误。

② 数码显示器显示"—01—80"表明制式为每组脉冲由 1 个光电脉冲组成,共有 80 组脉冲(均为系统默认值)。

(3) 制式的调整方法。

① 如无须对制式进行调整或已经修改完毕,按下"待测/+"进入工作状态,显示器显示"------"。

② 计时显示的前两位为每组光电脉冲数,后两位为记录组数(最大组数为 80)。对于闪烁的数码显示器位,直接键入数字,即可修改此位;如果需要修改下一位,则须按下"↵/-"键,下一位数码显示器位闪烁,再键入数字即可进行修改,同时保留对其他位的修改。

用"↵/-"键能对可修改的四位数码显示器位进行循环操作。

(4) 按下"待测/+"进入工作等待状态。数码显示器显示"------"。

(5) 进入计时工作状态:输入第一个光电脉冲后开始计时和计数。

（6）计时结束：当测量组数超过设定的记录组数时，数码管显示"8.8.—CLOSE"，计时结束。

（7）从计时器中查出有关数据

① 计时器在工作中，按任意键（复位键除外）均可中断工作进程，面板显示"8.8.—CLOSE"，进入数据查询状态。

② 计时结束后，本机自动进入数据查询状态，面板显示"8.8.—CLOSE"。再连续两次键入数字，则面板显示由这两组数字组成的记录组数及时间，但是如果输入的数据大于你所设定的最大记录组数时，面板显示为最大记录组数及其相应的时间；如果连续两次按 9 键，本机进入制式状态，同时保留前次的设定数据，然而，原来的时间记录数据已全部消除。

③ 每按一次"待测/+"键，则面板显示的记录组数递增一位，每按一次"↵/−"键，则记录组数递减一位。在当前显示记录组数为设定的最大记录组数时，按"待测/+"显示第 0 组记录；在当前显示记录组数为第 0 组时，按"↵/−"键则显示设定的最大记录组数。

④ 任何时候按下"复位"键，本机将回到机器自检状态，并清除原有的记录。

【**实验步骤**】

1. 在水平桌面上放置 ZKY-ZS 转动惯量实验仪，并用三角底座的三颗调平螺钉将载物台调平。如有水平仪，可将其放置于载物台中央，通过调节使水平仪气泡位于正中。如图 11-3（a）所示。

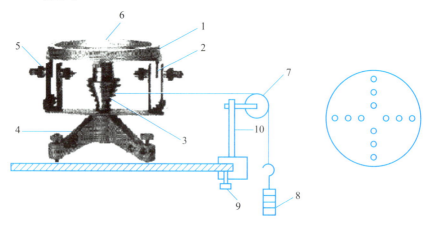

1—载物台；2—遮光细棒；3—绕线塔轮；4—三角底座；5—光电门；
6—被测试件；7—滑轮；8—砝码；9—固定滑轮扳手；10—滑轮支架。

图 11-3 实验装置图

2. 将滑轮支架固定在实验台面边缘,调整滑轮高度及方位,使滑轮槽与选取的绕线塔轮槽等高,且方位互相垂直,以减小摩擦和其他附加力矩,如图 11-4 所示。

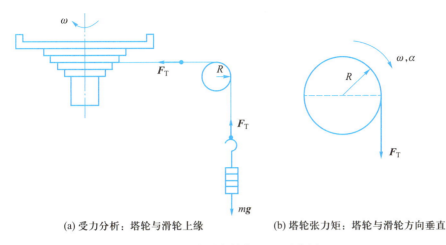

(a) 受力分析:塔轮与滑轮上缘　　(b) 塔轮张力矩:塔轮与滑轮方向垂直

图 11-4　实验仪结构、原理示意图

3. 给空实验台[或在空实验台上放置被测件(圆盘、圆环或圆柱)后]施加恒力矩,使其加速(或减速)转动,测定相应的角位移(转过的圈数)及时间。

(1)测定刚体绕中心(对称)轴转动惯量时,待测试件的中心轴必须与载物台中心轴重合(图 11-5)。

验证平行轴定理,即测量圆柱体绕与中心轴平行,且距离为 d 的另一转轴转动的转动惯量时,将圆柱体一端面中心的定位销插入载物台相应的圆孔中(若旋转时圆柱体不稳定,可用透明胶带粘连),并用游标尺测量该圆孔中心到中心转轴的距离。

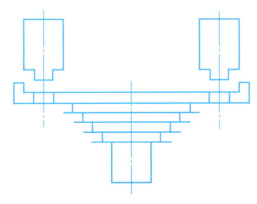

图 11-5　验证平行轴定理的试件放置图

（2）放置选定的砝码,在砝码托上拴上不可伸长、质量可忽略不计的细线(细线长度不超过滑轮至地面高度),细线另一端打结,沿塔轮上开的细缝塞入(线在张力的作用下能自由脱离),并密绕于所选的半径轮上(线不可重叠),细线通过滑轮使砝码托位于滑轮处,平稳地释放砝码托,重力通过细线产生张力作用在塔轮边缘,产生一个恒力矩,作用于载物台,使其产生加速转动,由计时器记录角位移(转过的圈数)及时间(表 11-1),用于计算 α_1。

（3）在砝码没有接触地面前,缠绕的细线释放完毕,塔轮不再受细线张力的作用,只受阻力矩的作用,并在该阻力矩下做匀减速转动,此时所记录的角位移和时间(表 11-1)用于计算 α_2。

4. 从计时器中查出有关数据代入公式(11-7)式和(11-8)式,计算 α_1、α_2。测量所选绕线塔轮半径 R、砝码及砝码托质量 m,代入公式(11-5)得出空实验台转动惯量 J_0 或实验台加待测试件后的转动惯量 J 并最后得出待测试件的转动惯量 J_1。一般要求加速或减速过程中所记录的有效时间不少于 10 个(对应 10 个角位移)。

5. 改变塔轮半径和砝码质量组合,形成相同或不同的张力矩,在不同状态下测定同一待测试件的转动惯量,以便进行比较分析,探寻刚体转动的规律。

6. 计算待测试件转动惯量的理论值,并计算测量误差。

测量待测圆盘半径和质量,圆环的内、外半径和质量(表 11-2),圆柱体的半径和质量(表 11-3),测量圆柱体放置在载物台上一定位置时中心到载物台中心的距离,计算出相应的转动惯量理论值。

【实验结果】

1. 实验数据记录表

表 11-1 测量实验台的角加速度

$R_{塔轮}=$ _____ mm, $m_{砝码}=$ _____ g

匀减速						匀加速					
k	1	2	3	4	平均	k	1	2	3	4	平均
t/s						t/s					
k	5	6	7	8		k	5	6	7	8	
t/s						t/s					
$\alpha_2/(1/\mathrm{s}^2)$						$\alpha_1/(1/\mathrm{s}^2)$					

| | | 表 11-2　　测量实验台加圆环试样后的角加速度 | | | | | | | |
| | | $R_{外} =$ _____ mm, $R_{内} =$ _____ mm, $m_{圆环} =$ _____ g, $R_{塔轮} =$ _____ mm, $m_{砝码} =$ _____ g | | | | | | | |

匀减速					匀加速				
k	1	2	3	4	k	1	2	3	4
t/s					t/s				
k				平均	k				平均
t/s					t/s				
$\alpha_2/(1/s^2)$					$\alpha_1/(1/s^2)$				

| | | 表 11-3　　测量两圆柱试样中心与转轴距离 $d =$ _____ mm 时的角加速度 | | | | | | | |
| | | $R_{圆柱} =$ _____ mm, $2m_{圆柱} =$ _____ g, $R_{塔轮} =$ _____ mm, $m_{砝码} =$ _____ g | | | | | | | |

匀减速					匀加速				
k	1	2	3	4	k	1	2	3	4
t/s					t/s				
k	5	6	7	8 平均	k	5	6	7	8 平均
t/s					t/s				
$\alpha_2/(1/s^2)$					$\alpha_1/(1/s^2)$				

2. 数据处理

（1）将表 11-1 中数据代入 $J_0 = \dfrac{mR(g-R\alpha_2)}{\alpha_2-\alpha_1}$，计算出空载物台的转动惯量 J_0。

（2）将表 11-2 中数据代入上式，计算出载物台放上圆环后的转动惯量 J。

（3）按照 $J_1 = J - J_0$，计算出圆环的转动惯量。

（4）由式 $J = \dfrac{m}{2}(R_{外}^2 + R_{内}^2)$ 计算出圆环的转动惯量理论值。

（5）由 $\Delta J = |J_{测} - J_{理}|$ 和 $E_r = \dfrac{\Delta J}{J_{理}} \times 100\%$ 计算相对误差。

（6）用同样的方法计算其他刚体的转动惯量并计算相对误差。

【注意事项】

1. 请注意，调整好的仪器应达到载物台水平、塔轮及滑轮两者凹槽等高且方位垂直，以免细线张力和转轴摩擦阻力以外的力矩作用于旋转的刚体，造成测量误差。

2. 测量中砝码竖直下落，以免砝码摆动导致细线张力不恒定。

3. 细线缠绕在塔轮上时应松紧适度,在砝码自重作用下绕线为宜。

4. 注意计时器的操作方法,特别要避免按错键,误触按键可能会使所测得的数据被清除。

5. 细线长度不得超过固定于桌面的滑轮顶部到地面的距离,以免砝码托着地失去张力后,细线仍缠绕在塔轮上,影响空转时摩擦阻力矩的测定。

【思考题】

1. 由实验结果可以看到,圆盘和圆环质量和半径都很接近,但转动惯量却相差很远,为什么?

2. 如何测定任意形状的物体绕特定轴转动的转动惯量?

3. 如果重物对旋转轴的分布是不对称的,这对实验是否有影响? 如有影响,应如何处理?

4. 实验中所选取的塔轮半径 R 和砝码质量的大小对测量结果有何影响?

5. 从转动的角度分析,为什么跳水运动员最怕身体发育?

6. 093 型攻击型核潜艇、094 型弹道导弹核潜艇以及东风-31A、东风-41、东风-5B 等洲际导弹,都是我国最先进的战略武器,它们是我国国防的底气,是国之重器。它们能够准确奔赴战场,精准地命中目标,离不开激光陀螺。请学员们在课下探索,转动惯量在其中发挥了什么作用?

实验 12　用准稳态法测比热容、导热系数

（measurement of specific heat and thermal conductivity by quasi-steady state method）

热传递的三种基本方式包括热传导、热对流和热辐射，比热容和导热系数是衡量热传导特性的重要参量。比热容的定义为：单位质量的物质在温度升高（或降低）1 K 时所吸收（或放出）的热量，$c = \dfrac{\mathrm{d}Q}{\mathrm{d}T \cdot \mathrm{d}m}$，单位为 J/（kg·K）。导热系数的定义为：单位温度梯度下，单位时间内由单位面积传递的热量，$\lambda = \dfrac{\mathrm{d}Q}{\dfrac{\mathrm{d}T}{\mathrm{d}x} \cdot \mathrm{d}t \cdot \mathrm{d}S}$，单位为 W/（m·K），它表征物体导热能力的大小。

本实验采用准稳态法，即要求加热过程中，物质的温差和温升速率恒定，不必通过长时间加热达到稳态，就可以通过计算得到物质的比热容和导热系数。

【预习要求】

1. 了解比热容、导热系数的概念及定义。

2. 了解一维无限大导热模型、准稳态的概念及原理，了解热电偶的基本原理。

3. 完成预习自测。

【实验目的】

1. 了解用准稳态法测量导热系数和比热容的原理。
2. 学习用热电偶测量温度的原理和使用方法。
3. 用准稳态法测量不良导体的导热系数和比热容。

【实验仪器】

1. 准稳态法比热容/导热系数测定仪（ZKY-BRDR 型）。

2. 实验样品两套（橡胶和有机玻璃，每套 4 块）、加热板 2 块，热电偶 2 只、导线若干、保温杯 1 个。

【实验原理】

1. 准稳态法测量原理

考虑如图 12-1 所示的一维无限大导热模型:一无限大不良导体平板厚度为 $2R$,初始温度为 t_0,在平板两侧同时施加均匀的指向中心面的热流密度 q_c,则平板各处的温度 $t(x,\tau)$ 将随加热时间 τ 而变化。

以试样中心为坐标原点,上述模型的数学描述可表示如下:

$$\begin{cases} \dfrac{\partial t(x,\tau)}{\partial \tau} = a\dfrac{\partial^2 t(x,\tau)}{\partial x^2} \\[2mm] \dfrac{\partial t(R,\tau)}{\partial x} = \dfrac{q_c}{\lambda} \quad \dfrac{\partial t(0,\tau)}{\partial x} = 0 \\[2mm] t(x,0) = t_0 \end{cases}$$

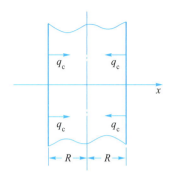

图 12-1 理想中的无限大不良导体平板

式中,$a=\lambda/\rho c$,λ 为材料的导热系数,ρ 为材料的密度,c 为材料的比热容。此方程的解为(详细过程见附录):

$$t(x,\tau) = t_0 + \frac{q_c}{\lambda}\left(\frac{a}{R}\tau + \frac{1}{2R}x^2 - \frac{R}{6} + \frac{2R}{\pi^2}\sum_{n=1}^{\infty} \frac{(-1)^{n+1}}{n^2}\cos\frac{n\pi}{R}x \cdot e^{-\frac{an^2\pi^2}{R^2}\tau} \right)$$

$$(12-1)$$

从 $t(x,\tau)$ 的表达式可以看出,随着加热时间的增加,样品各处的温度将发生变化,注意到式中的级数求和项,由于指数衰减随加热时间的增加而逐渐变小,直至忽略不计。定量分析表明,当 $\dfrac{a\tau}{R^2} > 0.5$ 以后,上述级数求和项可以忽略。这时(12-1)式变成

$$t(x,\tau) = t_0 + \frac{q_c}{\lambda}\left(\frac{a\tau}{R} + \frac{x^2}{2R} - \frac{R}{6} \right) \qquad (12-2)$$

在试件中心处有 $x=0$,

$$t(x,\tau) = t_0 + \frac{q_c}{\lambda}\left(\frac{a\tau}{R} - \frac{R}{6} \right) \qquad (12-3)$$

在试件加热面处有 $x=R$,

$$t(x,\tau) = t_0 + \frac{q_c}{\lambda}\left(\frac{a\tau}{R} + \frac{R}{3} \right) \qquad (12-4)$$

由(12-3)式和(12-4)式可见,当加热时间满足条件 $\dfrac{a\tau}{R^2} > 0.5$ 时,试件中心面和加热面处温度和加热时间成线性关系,温升速率同为 $\dfrac{aq_c}{\lambda R}$,此值是一个与材料导热性能和实验条件有关的常量,

此时加热面和中心面间的温差为

$$\Delta t = t(R,\tau) - t(0,\tau) = \frac{1}{2}\frac{q_c R}{\lambda} \qquad (12-5)$$

由(12-5)式可以看出,加热面和中心面间的温差 Δt 和加热时间 τ 没有直接关系,保持恒定。系统各处的温度和时间是线性关系,温升速率也相同,此种状态称为准稳态。

当系统达到准稳态时,由(12-5)式得到

$$\lambda = \frac{q_c R}{2\Delta t} \qquad (12-6)$$

根据(12-6)式,只要测量出进入准稳态后加热面和中心面间的温差 Δt,并由实验条件确定参量 q_c 和 R,就可以得到待测材料的导热系数 λ。

在进入准稳态后,由比热容的定义和能量守恒关系,可以得到

$$q_c = c\rho R\frac{\mathrm{d}t}{\mathrm{d}\tau} \qquad (12-7)$$

式中, $\dfrac{\mathrm{d}t}{\mathrm{d}\tau}$ 为准稳态条件下试件中心面的温升速率。

比热容为

$$c = \frac{q_c}{\rho R\dfrac{\mathrm{d}t}{\mathrm{d}\tau}} \qquad (12-8)$$

由以上分析可知,只要在上述模型中测量出系统进入准稳态后加热面和中心面间的温差和中心面的温升速率,即可由(12-6)式和(12-8)式得到待测材料的导热系数和比热容。

2. 热电偶温度传感器

热电偶结构简单,具有较高的测量准确度,可测温度范围为 $-50 \sim 1\,600\ ℃$,在温度测量中应用极为广泛。

A、B 两种不同的导体两端相互紧密地连接在一起,组成一个闭合回路,如图 12-2(a)所示。当两接点温度不等($T>T_0$)时,回路中就会产生电动势,从而形成电流,这一现象称为热电效应,回路中产生的电动势称为热电势。上述两种不同导体的组合称为热电偶,A、B 两种导体称为热电极。两个接点,一个称为工作端或热端(T),另一个称为自由端或冷端(T_0)。

理论分析和实践证明热电偶的热电势仅取决于热电偶的材料和两个接点的温度,而与温度沿热电极的分布以及热电极的尺寸与形状无关(要求热电极的材质均匀)。

在 A、B 材料组成的热电偶回路中接入第三导体 C,只要引入的第三导体两端温度相同,则对回路的总热电势没有影响。在实

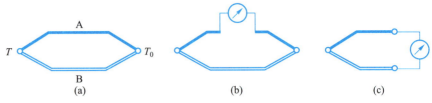

图 12-2 热电偶原理及接线示意图

际测温过程中,需要在回路中接入导线和测量仪表,相当于接入第三导体,常采用(b)或(c)的接法。

热电偶的输出电压与温度并非线性关系,对于常用的热电偶,其热电势与温度的关系由热电偶特性分度表给出。测量时,冷端温度为 0 ℃,由测得的电压,通过对应分度表,即可查得所测的温度。若冷端温度不为 0 ℃,则通过一定的修正,也可得到温度值。在智能式测量仪表中,将有关参量输入计算程序,即可将测得的热电势直接转换为温度显示。

3. 测量条件分析

仪器设计尽可能满足理论模型,无限大平板条件是无法满足的,实验中利用有限尺寸的试件来代替。根据实验分析,当试件的横向尺寸大于试件厚度的 6 倍以上时,可以认为传热方向只在试件的厚度方向上进行。为了精确地确定加热面的热流密度 q_c,我们利用超薄型加热器作为热源,其加热功率在整个加热面上均匀并可精确控制,加热器本身的热容可忽略不计。为了在加热器两侧得到相同的热阻,采用 4 个样品的配置(图 12-3),可认为热流密度为功率密度的一半。同时为了精确地测量出温度和温差,用两个分别放置在加热面和中心面中心部位的热电偶作为传感器来测量温差和温升速率。

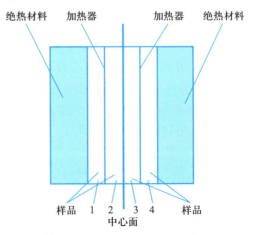

图 12-3 样品的安装原理示意图

【实验步骤】

1. 安装样品并连接线路（图 12-4）

实验时,将两只热电偶的热端分别置于"加热面中心"和"中心面中心",将冷端置于保温杯中。注意中心面热电偶的位置需位于 4 块样品的中心位置,放置好样品后,转动螺杆旋钮,使加热膜、热电偶、待测样品和隔热层紧密接触,注意不可压得太紧,以免损坏热电偶。

（1）将放大盒的两个"中心面热端+"相互短接,再与左横梁的"中心面热端+"相连。

（2）将放大盒的"中心面冷端+"与保温杯的"中心面冷端+"相连。

（3）将放大盒的"加热面热端+"与右横梁的"加热面热端+"相连。

（4）将输出端与主机上端口相连。

（5）将左右横梁的"-"端与保温杯上的"-"端相连。

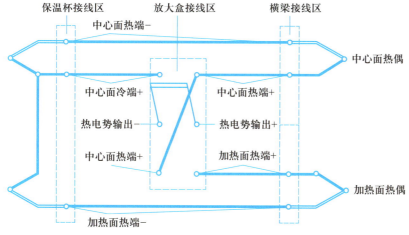

图 12-4　接线方法及原理图

2. 测量中心面温升速率及加热面与中心面温差

检查上述连线是否有误,打开主机电源,预热仪器 10 min,调节加热电压至 16 V。测量开始之前,设置仪器记录数据的时间间隔（通常为 1 min）及仪器需要测量的参量（加热面热电势、中心面热电势）。

开始测量时,中心面和加热面的热电势开始增加,当二者热电势之差 ΔV 趋于稳定时,记录所得数据。整个加热过程持续约 30 min,选取 ΔV 较为稳定的时间段,将数据计入表格进行后续处理。完成样品测量后,取出样品,敞开隔热层进行冷却,待隔热层恢复至室温,放入下一组待测样品进行测量。

【实验结果】

准稳态的判定原则是温差热电势和温升热电势趋于恒定,根据准稳态时的温差热电势 ΔV 值和每分钟温升热电势 dV 值(表 12-1),就可以由 $\lambda = \dfrac{q_c R}{2\Delta t}$ 和 $c = \dfrac{q_c}{\rho R \dfrac{dt}{d\tau}}$ 式计算最后的导热系数和比热容。

表 12-1															
时间 τ/min	1	2	3	4	5	6	7	8	9	10	11	12	13	14	15
加热面热电势 V_1/mV															
中心面热电势 V/mV															
温差热电势 $\Delta V(=V_1-V)$/mV															
每分钟温升热电势 $dV(=V_{n+1}-V_n)$															

实验样品部分参量:样品厚度 $R = 0.010$ m,有机玻璃密度 $\rho = 1\,124$ kg/m³,橡胶密度 $\rho = 1\,304$ kg/m³,热流密度 $q_c = \dfrac{U^2}{2Fr}$ W/m²,式中 U 为两并联加热器的加热电压,$F = A \times 0.09 \times 0.09$ m² 为边缘修正后的加热面积,A 为修正系数,对于有机玻璃和橡胶,$A = 0.85$,r 约为 110 Ω(以样品实际标注为准),为每个加热器的电阻。铜—康铜热电偶的热电常量为 0.04 mV/K,即温度每相差 1 ℃,温差热电势为 0.04 mV,据此可将温差和温升速率的电压值换算为温度值。温差 $\Delta t = \dfrac{\Delta V}{0.04}$ K,温升速率 $\dfrac{dt}{d\tau} = \dfrac{dV}{60 \times 0.04}$ K/s。

【注意事项】

1. 两个热电偶之间中心面与加热面的位置不要放错。
2. 记录中心面热电势和温差热电势时,时间间隔要相等。
3. 实验过程中,严禁弯折热电偶。
4. 用螺杆旋钮推动隔热层、压紧样品和热电偶时,松紧程度要适当。

【预习自测】

1. 热传递的三种方式是_____、_____和_____,

_____和_____是衡量热传导特性的重要参量。比热容定义为物质_____的_____,公式为_____,导热系数定义为_____下_____内_____传递的热量,公式为_____。本实验采用_____测量不良导体的导热系数和比热容。

2. 热电偶指的是_____导体连接在一起组成闭合回路,当接点_____不等时,回路中会产生_____,这一现象称为_____,回路中产生的电动势称为_____。

【思考题】

1. 样品导热系数的大小与温度、导热性能分别有什么关系?

2. 实验中,如何判断系统进入了准稳态?准稳态的条件是什么?

3. 本实验选用了 4 块样品,能否选用 1 块或者 2 块样品?

【附录】

热传导方程的求解

在理想模型中,以样品中心为坐标原点,温度 t 随位置 x 和时间 τ 的变化关系 $t(x,\tau)$ 可用如下的热传导方程及边界、初始条件描述:

$$\begin{cases} \dfrac{\partial t(x,\tau)}{\partial \tau} = a\,\dfrac{\partial^2 t(x,\tau)}{\partial x^2} \\[2mm] \dfrac{\partial t(R,\tau)}{\partial x} = \dfrac{q_c}{\lambda} \\[2mm] \dfrac{\partial t(0,\tau)}{\partial x} = 0 \\[2mm] t(x,0) = t_0 \end{cases} \qquad (12-9)$$

式中, $a = \lambda/\rho c$, λ 为材料的导热系数, ρ 为材料的密度, c 为材料的比热容, q_c 为从边界向中间施加的热流密度, t_0 为初始温度。

为求解方程(12-9)式,应先进行变量代换,将(12-9)式的边界条件换为齐次的,同时使新变量的方程尽量简洁,故设

$$t(x,\tau) = u(x,\tau) + \frac{aq_c}{\lambda R}\tau + \frac{q_c}{2\lambda R}x^2 \qquad (12-10)$$

将(12-10)式代入(12-9)式,得到 $u(x,\tau)$ 满足的方程及边界、初始条件:

$$
\begin{cases}
\dfrac{\partial u(x,\tau)}{\partial \tau} = a\,\dfrac{\partial^2 u(x,\tau)}{\partial x^2} \\[2mm]
\dfrac{\partial u(R,\tau)}{\partial x} = 0 \\[2mm]
\dfrac{\partial u(0,\tau)}{\partial x} = 0 \\[2mm]
u(x,0) = t_0 - \dfrac{q_c}{2\lambda R}x^2
\end{cases}
\qquad (12-11)
$$

用分离变量法解方程(12-11)式,设

$$
u(x,\tau) = X(x)T(\tau) \qquad (12-12)
$$

代入(12-11)式中第 1 个方程后得出变量分离的方程

$$
T'(\tau) + \alpha\beta^2 T(\tau) = 0 \qquad (12-13)
$$

$$
X''(x) + \beta^2 X(x) = 0 \qquad (12-14)
$$

方程(12-13)式的解为

$$
T(\tau) = \mathrm{e}^{-\alpha\beta^2\tau} \qquad (12-15)
$$

方程(12-14)式的通解为

$$
X(x) = c\cos\beta x + c'\sin\beta x \qquad (12-16)
$$

为使(12-12)式是方程(12-11)式的解,(12-16)式中的 c、c'、β 的取值必须使 $X(x)$ 满足方程(12-11)式的边界条件,即必须有 $c'=0$,$\beta = n\pi/R$。

由此得到 $u(x,\tau)$ 满足边界条件的一组特解

$$
u_n(x,\tau) = c_n\cos\frac{n\pi}{R}x \cdot \mathrm{e}^{-\frac{an^2\pi^2}{R^2}\tau} \qquad (12-17)
$$

将所有特解求和,并代入初始条件,得

$$
\sum_{n=0}^{\infty} c_n\cos\frac{n\pi}{R}x = t_0 - \frac{q_c}{2\lambda R}x^2 \qquad (12-18)
$$

为满足初始条件,令 c_n 为 $t_0 - \dfrac{q_c}{2\lambda R}x^2$ 的傅里叶余弦展开式的系数:

$$
\begin{aligned}
c_0 &= \frac{1}{R}\int_0^R\left(t_0 - \frac{q_c}{2\lambda R}x^2\right)\mathrm{d}x \\[2mm]
&= t_0 - \frac{q_c R}{6\lambda}
\end{aligned}
\qquad (12-19)
$$

$$
\begin{aligned}
c_n &= \frac{2}{R}\int_0^R\left(t_0 - \frac{q_c}{2\lambda R}x^2\right)\cos\frac{n\pi}{R}x\,\mathrm{d}x \\[2mm]
&= (-1)^{n+1}\frac{2q_c R}{\lambda n^2\pi^2}
\end{aligned}
\qquad (12-20)
$$

将 c_0、c_n 的值代入(12-17)式,并将所有特解求和,得到满足方程(12-11)式条件的解为

$$u(x,\tau) = t_0 - \frac{q_c R}{6\lambda} + \frac{2q_c R}{\lambda \pi^2} \sum_{n=1}^{\infty} \frac{(-1)^{n+1}}{n^2} \cos \frac{n\pi}{R} x \cdot e^{-\frac{an^2\pi^2}{R^2}\tau}$$

$$(12 - 21)$$

将(12-21)式代入(12-10)式可得

$$t(x,\tau) = t_0 + \frac{q_c}{\lambda}\left(\frac{a}{R}\tau + \frac{1}{2R}x^2 - \frac{R}{6} + \frac{2R}{\pi^2} \sum_{n=1}^{\infty} \frac{(-1)^{n+1}}{n^2} \cos \frac{n\pi}{R} x \cdot e^{-\frac{an^2\pi^2}{R^2}\tau} \right)$$

上式即(12-1)式。

第 二 篇

综合性实验

实验 13　声速测量
（determination of sound velocity）

　　声速的测量在医学领域有着广泛的应用。例如,在超声诊断技术中,超声波在人体组织中的传播速度可以用来评估组织的密度和结构,从而帮助医生进行疾病的诊断。在军事领域,声速的测量同样具有重要的应用价值,例如,声呐技术利用声波在水中的传播速度来探测和定位水下的各种目标。

　　根据波的理论,描述声波的三个物理量(声速 v、频率 f 和波长 λ)之间存在如下关系: $v = f\lambda$,因此,只要测得声波的频率和波长,就可计算出声速 v。

　　超声波的波长短,易于定向发射,可以在短距离内较精确地测出声速。本实验用特定频率的正弦信号通过压电陶瓷换能器产生超声波,此超声波的频率可直接从信号源上读出,而声波的波长则可运用驻波法(共振干涉法)和相位比较法(行波法)进行测量。

【预习要求】

1. 理解将换能器系统调至谐振状态的意义。
2. 熟悉本实验所需测量的物理量。
3. 了解用不同方法测量超声波波长的原理。
4. 完成预习自测。

【实验目的】

1. 掌握驻波法和相位比较法测量超声波在空气中传播的速度的方法。
2. 了解示波器和信号源的使用方法。
3. 掌握逐差法处理数据的方法。

【实验器材】

声速测量实验仪、示波器、温度计等。

【实验原理】

本实验采用压电陶瓷换能器来实现声压和电压之间的转换。

它主要由压电陶瓷环片、轻金属铝（做成喇叭形状,增加辐射面积）和重金属（如铁）组成。压电陶瓷片由多晶体结构的压电材料锆钛酸铅制成。在压电陶瓷片的两个底面加上正弦交变电压,它就会按正弦规律发生纵向伸缩,从而发出超声波。同样压电陶瓷可以在声压的作用下把声波信号转换为电信号。压电陶瓷换能器在声-电转换过程中信号频率保持不变。

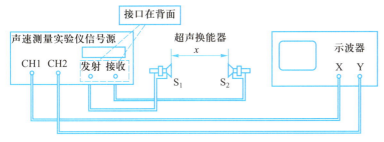

图 13-1　超声声速测量实验装置

如图 13-1 所示,声速测量实验仪信号源产生的正弦波电信号传递至 S_1,作为声波发射器,S_1 把电信号转换为声波信号向空间发射。S_2 是信号接收器,它把接收到的声波信号转换为电信号传递至示波器供观察。其中 S_1 是固定的,而 S_2 可以左右移动。

1. 用驻波法测量波长 λ

由声源 S_1 发出的声波（频率为 f）,经介质（空气）传播到 S_2,S_2 在接收声波信号的同时反射部分声波信号。如果接收面（S_2）与发射面（S_1）平行,入射波便在接收面上垂直反射,入射波与反射波干涉形成驻波。反射面处是位移的波节,声压的波腹。改变接收器与发射器之间的距离 x,在一系列特定的距离上,空气中出现稳定的驻波共振现象。此时 x 等于半波长的整数倍,即

$$x = k \frac{\lambda}{2} \quad (k = 0, 1, 2, 3, \cdots)$$

驻波的幅度达到极大,同时,在接收面上的声压波腹也相应地达到极大值。通过压电转换,产生的电信号的电压值也最大（示波器显示波形的幅值最大）。因此,若保持频率不变,通过测量相邻两次接收信号达到极大值时接收面之间的距离

$$\Delta x = x_{k+1} - x_k = \lambda / 2$$

即可得到该波的波长 $\lambda = 2\Delta x$,并用 $v = f\lambda$ 计算出声速。

2. 用相位比较法测量波长 λ

若将入射波和反射波设置成互相垂直振动的合成,则从声场中某一位置的合成图形的相位差也可测出波长,从而计算出声速。

设声场中某一位置的合振动方程为

$$\frac{x^2}{A_1^2} + \frac{y^2}{A_2^2} - \frac{2xy}{A_1 A_2}\cos(\varphi_2 - \varphi_1) = \sin^2(\varphi_2 - \varphi_1)$$

在发射波和接收波之间产生相位差

$$\Delta\varphi = \varphi_2 - \varphi_1 = 2\pi\frac{\Delta x}{\lambda}$$

那么,当 $\Delta x = n\lambda$,即 $\Delta\varphi = 2n\pi$ 时,合振动为斜率为正的直线;当 $\Delta x = (2n+1)\lambda/2$,即 $\Delta\varphi = (2n+1)\pi$ 时,合振动为斜率为负的直线。当 Δx 为其他值时,合振动为椭圆。若移动 S_2,其合振动轨迹由斜率为正的直线变为斜率为负的直线,则 S_2 移动的距离为

$$\Delta x = (2n+1)\frac{\lambda}{2} - n\lambda = \frac{\lambda}{2}$$

则 $\lambda = 2\Delta x$。

【实验步骤】

声速测量实验仪由声速测量实验仪信号源和超声换能器移动装置两部分组成(如图 13-1 所示)。S_1 固定在装置的底座上,S_2 固定在可以移动的游标上。旋转转动装置的螺杆,S_2 可在轨道上来回移动,其位置可由游标在主尺上所指的示数确定。信号源面板设有显示信号频率的数字频率计,以及"频率调节"和"幅度调节"旋钮,可对输出信号频率和幅度进行调节,并直接读出信号频率大小。

1. 声速测量实验仪系统的连接与调试

(1)测试架上的换能器与声速测量实验仪信号源之间的连接

信号源背面上的发射端用于输出相应频率的功率信号,接至测试架左边的发射换能器(S_1);接收端的接口连接测试架右边的可移动的接收换能器(S_2)。

(2)示波器与声速测量实验仪信号源之间的连接

信号源面板上的发射端的"发射"接至双踪示波器的 CH1(X),用于观察发射波形;信号源面板上的接收端的"接收"接至双踪示波器的 CH2(Y),用于观察接收波形。

2. 共振频率的调试与测量

压电陶瓷换能器有其固有的谐振频率,当信号源输出的正弦信号的频率和换能器的固有谐振频率相同时,也就是换能器处于共振状态时其转换效率最高,测量、记录数据前必须调节共振。超声换能器共振状态的调节方法为:仪器连接正确且都正常工作以后,先将信号源上的"幅度调节"旋钮顺时针调至较大值处,再

根据超声换能器标定的频率,调节信号频率约等于该频率,观察频率调节时接收波的信号幅度变化。

示波器选择垂直振动合成模式,按下示波器"TIME/DIV"旋钮斜上方的 X-Y 控制键,紧邻 X 输入端的"输入耦合"开关置于"接地"(目的是让 X 输入信号为零。即只把 S_2 上产生的电信号输入示波器,以进行共振频率的调节)。

移动 S_2,使其与 S_1 端面间的距离约 4 cm,在移动 S_2 的过程中,示波器上出现长度变化的一条竖线。缓慢移动 S_2,使示波器上观察到的竖线最长(若示波器上的竖线超出屏幕,可调节示波器 Y 输入端面板上的"VOLTS/DIV"旋钮,使其长度适中)。S_2 所在位置固定后,调节信号源面板上的"频率微调"旋钮,改变输出信号频率,使示波器上的竖线再次达到最长,此时信号源面板上显示的频率为共振频率,即超声波的频率。

3. 用驻波法测量波长

(1)记下信号源面板左上角显示的频率和室内的温度(知道室内温度可直接计算出超声波在空气中的速度,以便与测量值比较)。

(2)缓慢移动 S_2,当示波器上的竖线最长时,说明 S_2 的端面位于驻波的波腹处,记下 S_2 的位置[其读数方法与游标卡尺(或螺旋测微器)相同]。

(3)缓慢右移 S_2,每当示波器上的竖线变为最长时,就记录 S_2 的位置,共记录 10 组数据(特别注意:应缓慢移动 S_2,以免漏记数据)。

(4)根据驻波理论,两相邻波腹之间的距离为 $\lambda/2$。用逐差法计算出 λ,利用 $v=f\lambda$ 即可计算出声速的数值。

(5)用记下的温度值,计算出声速的理论值,求出相对误差。

4. 用相位比较法测量波长

(1)将示波器上紧邻两输入端口的"输入耦合"开关均置于"AC"或"DC"(由于在示波器的 X 轴和 Y 轴都输入正弦信号,在示波器的荧光屏上将显示一个椭圆)。

(2)左移 S_2(因为在驻波法中是右移,S_1 与 S_2 端面间的距离已较大),示波器上图形的变化将如图 13-2 所示。当图形出现位于 1、3 象限(或 2、4 象限)的直线时,记录 S_2 的位置坐标;继续左移 S_2,当图形出现位于 2、4 象限(或 1、3 象限)的直线时,记录 S_2 的位置坐标,依次操作,共记录 10 次位置坐标。

(3)每当图形由位于 1、3 象限的直线变为位于 2、4 象限的直线或图形由位于 2、4 象限变为位于 1、3 象限的直线时,S_2 移动的距离为 $\lambda/2$。用逐差法计算出 λ,利用 $v=f\lambda$ 即可计算出声速的数值。

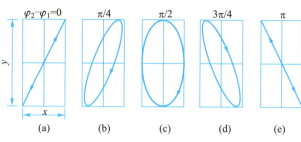

图 13-2 两个同频率、相互垂直的简谐振动的合成

（4）再与驻波法实验中已计算出的声速理论值比较，求出相对误差。

【实验结果】

1. 用驻波法测量的数据记录及处理（表 13-1）

室温 = _____℃，共振频率 = _____Hz，查附表 6 知声速 v = _____m·s^{-1}。

表 13-1

波幅最大位置（节点处）X_i/mm	X_1	X_2	X_3	X_4	X_5
波幅最大位置（节点处）X_{i+5}/mm	X_6	X_7	X_8	X_9	X_{10}
$\Delta X_i (= X_{i+5} - X_i)$/mm					

$\overline{\Delta X} = \dfrac{\sum \Delta X_i}{5} = $ _____cm，$\bar{\lambda} = \dfrac{2\overline{\Delta X}}{5} = $ _____cm。

$v = f \cdot \bar{\lambda} = $ _____m·s^{-1}，相对误差 $E = \dfrac{|v - v_0|}{v_0} \times 100\% = $ _____%。

2. 用相位比较法测量的数据记录及处理（表 13-2）

室温 = _____℃，共振频率 = _____Hz，查附表 6 得声速 v = _____m·s^{-1}。

表 13-2

相位变化为 π 的位置 l_i/mm	X_1	X_2	X_3	X_4	X_5
相位变化为 π 的位置 X_{i+5}/mm	X_6	X_7	X_8	X_9	X_{10}
$\Delta X_i (= X_{i+5} - X_i)$/mm					

$\overline{\Delta X} = \dfrac{\sum \Delta X_i}{5} = $ _____cm，$\bar{\lambda} = \dfrac{2\overline{\Delta X}}{5} = $ _____cm。

$v = f \cdot \bar{\lambda} = $ _____m·s^{-1}，相对误差 $E = \dfrac{|v - v_0|}{v_0} \times 100\% = $ _____%。

【注意事项】

1. 仔细调出共振频率是完成本实验的前提条件。
2. 测量波节位置时必须缓慢地同方向地连续进行。
3. 示波器上图形失真时可适当减小发射强度。

【预习自测】

1. 将压电陶瓷换能器作为超声波的发射器时应用了_____效应,而接收器则应用了_____效应。当低频信号源输出正弦信号的频率和换能器的固有谐振频率_____时,换能器处于共振状态,其转换效率_____,测量、记录数据前必须调至_____。超声换能器工作状态的调节方法:仪器连接正确且都正常工作以后,先将信号源上的"幅度调节"旋钮顺时针调至_____处,再根据_____标定的频率,调节信号频率_____,观察频率调节时_____的信号幅度变化。

2. 驻波法测量声速,接收器在移动中,当示波器显示波形极大时,接收器所在位置的介质质点振动位移_____,声压_____;当示波器显示波形极小时,接收器所在位置的介质质点振动位移_____,声压_____。驻波法测量声速时,在示波器荧光屏上可明显地观察到声压振幅随距离的增长而_____,故为了提高测量的_____,示波器的偏转因数(VOLTS/DIV)应适当_____。

3. 在相位比较法中,若移动 S_2,其合振动轨迹由直线再一次变为直线,则 S_2 移动的距离为_____。

【思考题】

1. 为什么测 $\lambda/2$ 时不测波腹间的距离而要测波节间的距离?
2. 用相位比较法测量声速的原理和方法是什么?
3. 实验时通过什么方法找到超声换能器的谐振频率?
4. 本实验采用逐差法处理数据有什么好处?
5. 实验中为什么要记录室温?
6. 本实验选择在超声波范围内进行,这样做有什么好处?

【附录】

空气中声速的理论计算公式

声波在理想气体中的传播可认为是绝热过程,因此传播速度

可表示为

$$v = \sqrt{\frac{\gamma RT}{M}} \qquad (13-1)$$

式中 $\gamma = c_p/c_V$ 称为气体的绝热指数（比热容比），即气体比定压热容与比定容热容的比值；M 是气体的摩尔质量；T 是热力学温度，R（8.314 46 $J \cdot mol^{-1} \cdot K^{-1}$）为摩尔气体常量。可见，声速与温度、比热容比和摩尔质量有关，而后两个因素与气体成分有关。因此，测定声速可以推算出气体的一些参量。利用（13-1）式的函数关系还可以制成声速温度计。

在正常情况下，干燥空气中各成分的重量比为

氮：氧：氩：二氧化碳 = 78.084：20.946：0.934：0.033

空气的平均摩尔质量 M 为 28.964×10^{-3} $kg \cdot mol^{-1}$。在标准状态下，干燥空气中的声速为 $v_0 = 331.5$ $m \cdot s^{-1}$。在室温为 t（t 为摄氏温度）时，干燥空气的声速为

$$v = v_0 \sqrt{1 + \frac{t}{T_0}} \qquad (13-2)$$

式中 $T_0 = 273.15$ K。由于空气实际上并不是干燥的，总含有一些水蒸气，经过对空气摩尔质量和比热容比的修正，在温度为 t、相对湿度为 r 的空气中，声速为

$$v = 331.5 \sqrt{\left(1 + \frac{t}{T_0}\right)\left(1 + 0.31\frac{rp_s}{p}\right)} \ \ m \cdot s^{-1} \quad (13-3)$$

p_s 为温度为 t 时空气的饱和蒸气压，可从饱和蒸气压与温度的关系表中查出；p 为大气压，取 $p = 1.013×10^5$ Pa 即可；相对湿度 r 可从干湿温度计上读出。由这些气体参量可以计算出空气中的声速。

实验 14　示波器的工作原理及应用
（the principle and application of oscilloscope）

　　示波器是一种用途广泛的基本电学测量装置,不仅能对电压信号的波形进行直接观察和定量测量;而且通过适当的转换装置,所有能转换为电压信号的电学量(如电流、电功率等)、非电学量(如温度、压力、频率等)及生理学参量(如血压、脉搏、体温等),都可以用示波器进行观察、测量与分析。临床应用上,心电监护仪等医疗设备的原理和使用方法与示波器非常相似,通过随时间变化的生理信号波形,医护人员可以很直观地观察、分析它们的变化规律,并测量它们的相关参量。此外,双踪示波器可用来对不同信号的波形和时序进行比较。总之,示波器在科学研究、工程实验、电子电工、军事通信、生物医学信号处理等领域有着广泛的应用。

【预习要求】

　　1. 了解示波器的基本结构及工作原理。

　　2. 了解各个开关旋钮的作用以及调节后示波器会出现的反应。

　　3. 在实验室条件下,开机后屏幕上无任何显示,可能会有哪些原因? 如何处理?

　　4. 荧光屏上波形左右移动的原因是什么? 如何处理?

　　5. 荧光屏上波形闪烁的原因是什么? 如何处理?

　　6. 垂直灵敏度挡位变化对观察波形会有什么影响?

　　7. 完成预习自测。

【实验目的】

　　1. 知识目标

　　(1) 了解示波器的基本结构。

　　(2) 理解示波器的工作原理。

　　(3) 掌握示波器的使用方法。

　　2. 能力目标

　　(1) 实践能力:能够使用示波器观察电压波形,测量电压、周期。

（2）数据处理能力：能够正确进行测量数据的误差分析。

3. 素质目标

强化知行合一的意识，培养团队协作精神。

【实验器材】

双踪示波器、信号发生器、RC 移相电路板、电容滤波实验板、连接导线等；结合脉搏换能器、体温换能器等前置差动（分）放大器、多级电压放大器于一体的实验模块电路。

【实验原理】

1. 示波器的基本结构

示波器一般由示波管、带衰减器的 Y 轴放大器、带衰减器的 X 轴放大器、扫描发生器（锯齿波发生器）、触发同步和电源等组成。简单的原理方框图如图 14-1 所示。

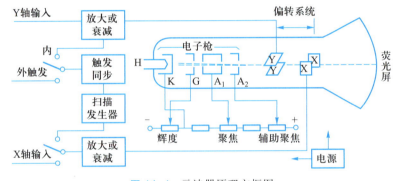

图 14-1　示波器原理方框图

（1）示波管

如图 14-1 所示，示波管主要包括荧光屏、电子枪和偏转系统三部分，全部封闭在玻璃壳内，内为真空。

荧光屏的功能是显示波形，当聚焦电子束击中荧光屏时，屏上所涂的荧光物质会发光，从而显示出电子束击中的位置。当电子停止作用后，荧光物质发光会持续一段时间才停止，称为余辉效应。

电子枪由灯丝 H、阴极 K、控制栅极 G、第一阳极 A_1、第二阳极 A_2 五部分组成。灯丝通电后加热阴极，阴极是一个表面涂有氧化物的金属筒，被加热后发射电子。控制栅极嵌套在阴极外，其电压比阴极低，对阴极发射出来的电子起控制作用，只有初速度较大的电子才能穿过栅极顶端的小孔然后在阳极加速下奔向荧光屏。"辉度"调节实际上就是通过控制阴极和栅极间电压的大小以控制穿过栅极的电子流密度，从而改变荧光屏上光斑的亮度。阳极电压比阴极电压高得多，电子在电场中将被加速而形成束流。当控制栅极、第一阳极、第二阳极之间的电压调节合适时，电子枪内电场对电子束流有聚焦作用。示波器面板上的"聚焦"调节，就是调节第一阳极电势，使荧光屏上的光斑成为明亮、清晰的小亮点。

偏转系统由两对互相垂直的偏转板组成，包括一对垂直偏转板 Y 和一对水平偏转板 X。在偏转板上加适当的电压，电子束通过时，其运动方向将发生偏转，从而使电子束在荧光屏上的光点位置也发生变化。通常，光点在荧光屏上偏移的距离与偏转板上所加电压成正比，因而可将对电压的测量转化为对屏上光点偏移距离的测量，这就是示波器测量电压的基本原理。

（2）信号放大器和衰减器

示波管本身相当于一个多量程电压表，这一作用是靠信号放大器和衰减器实现的。由于示波管本身的 X 轴及 Y 轴偏转板的灵敏度不高($0.1 \sim 1 \text{ mm/V}$)，当加在偏转板上的信号过小时，要预先将小的信号电压加以放大后再加到偏转板上，为此设置 X 轴及 Y 轴放大器。衰减器的作用是使过大的输入信号电压变小以适应放大器的要求，否则放大器不能正常工作，使输入信号发生畸变，甚至使示波器受损。对一般示波器来说，X 轴和 Y 轴都设置有衰减器，以满足各种测量的需要。

（3）扫描系统

扫描系统是示波器显示被测电压波形所必需的重要组成部分，用来产生一个随时间变化的扫描电压，如同锯齿，这种扫描电压被称为锯齿波电压。其原理是电压经过 X 轴放大器放大后加到示波管的水平偏转板上，使电子束产生水平扫描。此时，水平距离正比于扫描电压，扫描电压大小正比于时间，这样，荧光屏上的水平坐标即为时间坐标，Y 轴输入的被测信号波形在垂直方向变化的同时在水平方向的时间轴上展开，从而展现出被测信号波形。

被测信号接到 Y 轴输入端，经 Y 轴衰减器适当衰减后送至放大器，放大后产生足够大的信号，加到示波管的 Y 轴偏转板上。为了在屏幕上显示出完整的稳定波形，将 Y 轴的被测信号另一路引入 X 轴系统的触发电路，在引入信号的正（或者负）极性的某一电平值产生触发脉冲，启动锯齿波扫描电路，产生扫描电压。扫描电压经 X 轴放大器放大，产生推挽输出，加到示波管的 X 轴偏转板上。

这就是示波器的基本工作原理。双踪示波器则是利用电子开关将 Y 轴输入的两个不同的被测信号分别显示在荧光屏上。由于人眼的视觉暂留效应,当转换频率高到一定程度后,看到的将是两个稳定的、清晰的信号波形。

示波器中往往带有一个精确、稳定的方波信号发生器,供校验示波器所用。

2. 示波器显示波形的原理

示波器显示信号波形的过程与绘图的过程类似:白纸对应荧光屏、画笔对应光点、控制画笔作上下左右运动的手对应控制光点上下左右运动的待测信号与扫描信号。所不同的是示波器显示出来的波形仅仅是光点在待测信号与扫描信号的控制之下的运动轨迹,只要光点的运动速度足够快,由于人眼的视觉暂留效应和荧光屏的余辉效应,我们就可以看到光点的运动轨迹为一完整的待测信号波形。

(1)光点在垂直方向的运动

光点在垂直方向的运动受到 Y 轴待测信号的控制。光点在垂直方向的位移的大小反映了待测信号电压瞬时值的大小。待测信号的电压瞬时值越大,光点在垂直方向上的位移就越大。如果只在垂直偏转板上加一正弦电压,则电子束亮点将随电压的变化在垂直方向来回运动,在正弦电压频率较高时,看到的是一条垂直亮线,如图 14-2 所示。

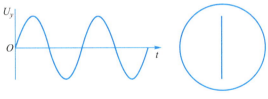

图 14-2 正弦电压显示示意图

(2)光点在水平方向的运动

要能显示波形,必须同时在 X 轴水平偏转板上加一扫描电压,控制电子束光点在水平方向的运动,其运动规律为:每一次扫描,光点从荧光屏的最左端移动到最右端,接着开始下一次扫描。当只有扫描锯齿波电压加在水平偏转板上,且扫描电压频率足够高时,我们看到的就是一条水平扫描线,如图 14-3 所示。因为扫描是匀速进行的,所以光点在水平方向上的位移可以反映出时间的长短。

(3)光点的合成运动

在 Y 轴待测信号和 X 轴扫描信号的共同控制之下,光点的

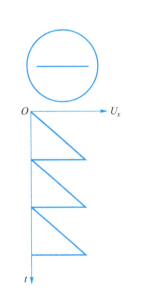

图 14-3 锯齿波电压显示示意图

运动将是上述两种运动的合成。如图 14-4 所示,电子束在 Y 轴正弦信号和 X 轴扫描电压的共同作用下,其光点轨迹就显示出了正弦电压信号的波形。只要保证光点在水平方向上的扫描运动与垂直方向上的运动同步,那么光点的运动轨迹就稳定地呈现出被测信号的波形。示波器中多采用触发的方式实现同步,即用触发信号去控制扫描信号的产生:当触发信号的瞬时电压值上升或下降到某一个值时启动一次扫描。采用内触发的方式时,触发信号通常就来源于输入的待测信号。

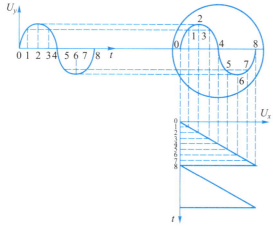

图 14-4　正弦电压波形图

3. 同步的原理

如果 X 轴、Y 轴上的正弦波和锯齿波电压的周期有所不同,荧光屏上出现的是一向左或向右移动着的不稳定图形或一系列杂乱无章的线条,此时无法进行有效的观测,这种情况的原因可由图 14-5 说明。设水平扫描锯齿波电压的周期 T_x 比正弦波电压周期 T_y 略小,在第一个扫描周期 T_1 内,屏幕上显示的是正弦波 0~1 点之间的曲线,在第二个扫描周期 T_2 内,屏幕上显示的是 1—2 点之间的曲线,注意起点在 1 处,与正弦信号 T_1 段曲线的起点 O 位置是不同的。在第三个扫描周期内,显示的是正弦波 2—3 点之间的部分,起点在 2 处。这样依此类推,在屏幕上每次显示的波形和前一次都不重叠,好像波形在向右移动,如图 14-5(b)所示。同理,如果 T_x 比 T_y 略大,则好像在向左移动。以上情况在示波器的使用中经常出现,原因就是 T_x 和 T_y 不等或不成整数倍,以至每次扫描开始时的起点位置都不一样。为使屏上波形稳定,必须使 $T_x/T_y = n$($n = 1,2,3,\cdots$)。

为显示一定数量的波形,示波器上设有水平扫描速度旋钮

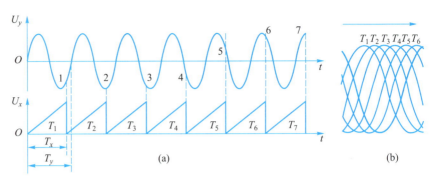

图 14-5 正弦电压与扫描锯齿波电压频率不同造成的波形移动

(TIME/DIV),用于调节锯齿波电压周期 T_x,使之与被测信号的周期 T_y 成比例关系,从而在示波器屏幕上显示所需数目 n 的被测波形,这个调节过程即为"同步"。输入 Y 轴的被测信号与示波器内的锯齿波电压相互独立,由于环境或其他因素的影响,它们的周期会发生微小的改变,使 $T_x/T_y \neq n$,波形就会移动。虽然这时可通过调节扫描微调旋钮将周期调到整数倍的关系,但变化会不断发生,波形又会开始移动。在观察高频信号时这种问题尤为突出。为此,示波器内装有扫描同步装置,可以让扫描电压与被测信号同步,这样显示波形即可保持稳定。另设有触发源选择开关,可选择外触发工作状态和外部某一信号作为触发信号输入端。

4. 整流、滤波电路

直流供电在临床与日常生活中具有广泛的应用,如便携式医疗设备、手机充电设备等。交流电整流时常先用变压器将 220 V 的交流电变到所需的电压,再通过二极管整流使之成为脉动的直流电,最后通过滤波电路就可以得到平稳的直流电。常用的整流电路有半波整流(如图 14-6 所示)与桥式整流(全波整流)(如图 14-7 所示)两种。

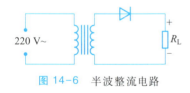

图 14-6 半波整流电路

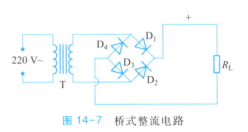

图 14-7 桥式整流电路

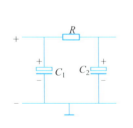

图 14-8 π 型滤波电路

常用的滤波电路是由两个大容量的电解电容器和一个电感线圈组成的 π 型滤波器。为减轻重量与降低成本,常用电阻 R 代替电感 L,如图 14-8 所示。

带有变压器、整流电路及滤波电路的连接如图 14-9 所示,其中 T 是变压器,四个二极管 D_1、D_2、D_3 和 D_4 组成桥式整流电路,C_1、C_2 及 R 组成 π 型滤波电路,R_L 是负载电阻。

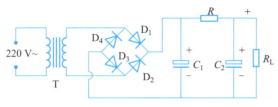

图 14-9 有滤波器的整流电路

【实验步骤】

1. 熟悉示波器各部分功能和开关旋钮的作用

示波器操作面板结构如图 14-10 所示(以 YB4325 型双踪示波器为例)。

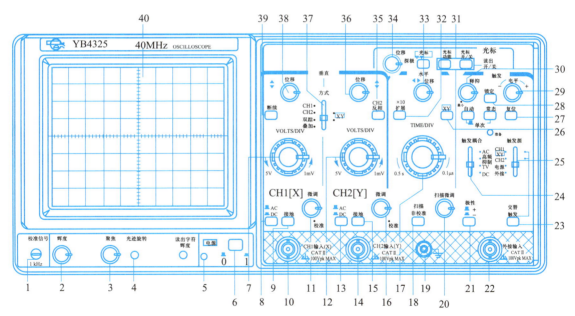

1—校准信号输出端子;2—辉度;3—聚焦;4—光迹旋转;5—电源指示灯;6—电源开关;7—CH1 垂直灵敏度;

8、9、13、15—耦合开关(交流-直流-接地);10—CH1 信号输入插座;11—CH1 垂直灵敏度微调;12—CH2 垂直灵敏度;

14—CH2 信号输入插座;16—CH2 垂直灵敏度微调;17—水平扫描速度;18—扫描非校准状态开关键;19—接地端子;

20—扫描微调;21—触发极性按钮;22—外接输入插座;23—交替触发;24—触发耦合;25—触发源选择开关;

26—X-Y 控制键;27—触发方式选择;28—电平锁定;29—触发电平旋钮;30—释抑;31—光标测量;

32—扩展控制键;33—水平位移;34—位移;35—CH2 极性开关;36—CH2 垂直位移;

37—垂直方式工作开关;38—CH1 垂直位移;39—断续工作方式开关;40—荧光屏与标尺。

图 14-10 示波器面板结构图

（1）标尺

标尺是位于荧光屏前表面的一块带有纵横刻线的透明有机玻璃，将屏幕等分成若干个方格，对波形的度量就是利用方格来进行的，"方格"英文缩写为"DIV"，它是测量的基本单位。由于测量估读的需要，位于屏幕中央的坐标轴上具有最小分度（0.2 DIV），因此测量时要尽量利用坐标轴来读数。

（2）主要旋钮及功能

① 辉度：调节荧光屏上波形的亮度。辉度不宜太强，以能看清波形为准。

② 聚焦：改变波形线条的粗细。调节该旋钮可使荧光屏上的波形细腻清晰。

③ 水平扫描速度：改变光点在水平方向作扫描运动的速度。光点在水平方向匀速扫过一格所花的时间称为扫描速度，单位为 s/DIV、ms/DIV 或 μs/DIV。选用多大的扫描速度取决于待测信号的频率。

④ 水平位移：调整整个波形在水平方向上的位置，便于对其观察和测量。

⑤ 垂直位移：调整整个波形在垂直方向上的位置。

⑥ 垂直灵敏度：改变光点在垂直方向偏转的灵敏度。使光点在垂直方向偏转一格的待测电压值称为垂直灵敏度，单位为 V/DIV。选用多大的垂直灵敏度取决于待测信号的电压。

⑦ 垂直方式：用于选择不同的显示方式。分别置于 CH1、CH2 位置时，分别为 CH1、CH2 两通道独立工作；置于"叠加"时，两通道的输入信号叠加后显示；置于"交替"或"断续"位置时，均为双通道同时显示的方式。但是，当观测频率较低的信号时，应选用"断续"，而观测频率较高的信号时，应选用"交替"。

⑧ 耦合开关：根据待测信号设置。待测信号为直流时，置于"直流（DC）"挡；待测信号为交流时，置于"交流（AC）"挡；信号为 0 或接地时，置于"接地"挡。

2. 观测正弦交流信号

（1）示波器的调整

打开示波器电源前，为尽快找到图像，应将辉度、聚焦、辅助聚焦（部分型号有）、上下调节、左右调节等旋钮调节到中间位置。接通电源开关后，如果荧光屏上未出现水平扫描线，则按下寻迹开关（部分型号有），判断扫描线偏离荧光屏的方向，并以此为依据，调节垂直位移和水平位移，直至荧光屏上出现两条扫描线。扫描线出现后，调节辉度和聚焦，使两条扫描线亮度适当，轮廓清晰，尽可能细；最后调节位移，使两条扫描线重合在标尺的水平刻线上。这时示波器进入正常工作状态,可以开始进行各种观察和测量。

（2）测量正弦交流电压

选择信号发生器的输出波形为正弦波,输出频率为 1 kHz,幅值为 5.0 V。

将待测信号用连接导线送进示波器 CH1 或 CH2 通道,调节触发电平和水平扫描速度旋钮,使荧光屏上出现几个周期的稳定波形,然后调节 CH1 或 CH2 通道的垂直灵敏度旋钮,使波形在垂直方向上尽可能充满标尺上的测量范围,如图 14-11 所示,记下此时波形在垂直方向上所占据的高度 H（单位为 DIV,即波峰到波谷的格数）,把这个高度 H 与此时 CH1 或 CH2 通道垂直灵敏度旋钮的读数相乘,即可得到该交流信号的峰-峰值 U_{p-p}。

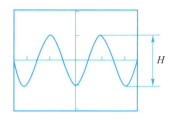

图 14-11　测量交流电压时的波形

峰-峰值 U_{p-p}、最大值 U_m 和有效值 U 之间有如下的关系:
$$U_{p-p} = 2U_m = 2\sqrt{2}\,U。$$

保持频率为 1 kHz 不变,将信号发生器的输出电压依次调节至 1.0 V、2.0 V、3.0 V、4.0 V、5.0 V,用示波器逐个对其测量,把测得的原始数据填入表 14-1 中。

（3）测量周期信号的频率

将待测信号送进 CH1（CH2）通道,调节触发电平和水平扫描速度旋钮,让荧光屏上呈现具有两个波峰的波形,然后调节 CH1（CH2）垂直位移,使波峰位于水平刻线上,如图 14-12 所示。记下两波峰的水平间隔 L（单位为 DIV）,再与此时扫描速度挡位的读数 X（单位为 s/DIV、ms/DIV 或 μs/DIV）相乘,即可得到该交流信号的周期 T,把其单位换算为秒后再取倒数,就可得到该交流信号的频率 f。

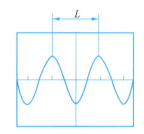

图 14-12　测量频率时的波形图

把信号发生器的输出频率依次调节至 50 Hz、100 Hz、500 Hz、1 kHz、2 kHz、5 kHz（电压均为 3.0 V）,用示波器依次对其测量,把原始数据填入表 14-2。

（4）测量相位差

将具有相位差的两个同频率交流信号分别送入示波器的 CH1、CH2 通道,依次调节触发电平、水平扫描速度旋钮及其微调、CH1 和 CH2 垂直灵敏度调节旋钮及其微调、水平位移及其微调,使荧光屏上所呈现的两个波形中,至少有一个完整的周期,如图 14-13 所示。然后,测出一周期的长度 D（单位为 DIV）,再测出 a、b 两点在水平方向的间隔 ab（单位为 DIV）,通过公式

$$\varphi = \frac{ab}{D} \times 360°$$

即可求出两信号的相位差。

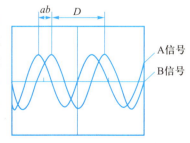

图 14-13　测量相位差时的波形图

将信号发生器的输出端按图14-14与移相电路板连接,用连接导线把移相电路板上两输出端具有恒定相位差的两信号A、B分别送入示波器的CH1、CH2通道。依次调节信号发生器输出频率至500 Hz、1 kHz、2 kHz(输出电压均为3.0 V),然后用上述方法分别测量不同频率下移相电路两个输出信号的相位差,把原始数据填入表14-3中并计算出相位差φ。

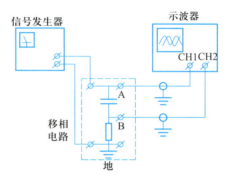

图 14-14   测量相位差时的连线图

3. 应用研究

(1)观测整流和滤波后负载电阻 R 两端电压波形

实验所用电路板电路如图14-15所示,上面有变压器、半波整流、全波整流、桥式整流、Γ型滤波及π型滤波电路。通过各种不同的接线方法而组成不同的电路,特别注意:① 接上电源前先接好信号连接导线,并经实验带教老师检查,确认正确后方可接上电源;② 注意变压器输出端 A、B、C 切不可短路,否则会烧坏电源。电压信号通过10:1输入信号连接线送入示波器的 CH1或 CH2 通道。

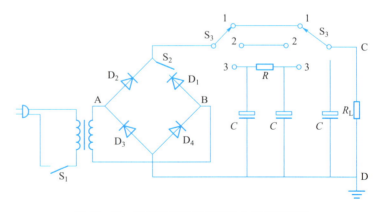

图 14-15   整流器与滤波器实验电路板线路图

① 观察半波整流波形及滤波电路的作用

将 CH1 耦合开关置于"接地"，触发方式选择置于"自动"（AUTO），使屏幕出现一条扫描基线，即零电压基线，垂直灵敏度和水平扫描速度旋钮按被测信号的幅度和频率置于适当位置，原则是在屏幕允许的情况下，信号图形尽可能大，这样可以使测量误差减到最小，但信号图形不能超出屏幕的显示范围。然后调节垂直位移，使扫描基线位于坐标某一特定基准位置（例如移至倒数第二条线），这就是电压为 0 V 的线。

将 CH1 耦合开关置于"DC"，被测信号（图 14-15 实验板上 C、D 间的低压脉动直流电）输入到示波器 CH2 输入端插口。断开 S_2，两个 S_3 均置于 1 的位置，连接成如图 14-5 所示的半波整流电路。调节触发电平则荧光屏出现半波整流的波形，测出峰值电压和周期，并记录波形。

将两个 S_3 均置于 2 或 3 的位置，即把半波整流后的电压通过电容滤波或 π 型滤波，观察荧光屏上波形的变化，若波形是一条水平线，先读出直流电压，然后将耦合开关置于"AC"，适当增大垂直灵敏度并调节电平旋钮使波形稳定，测出峰值和周期，并记录波形。

② 观察全波整流波形及滤波电路的作用

将 S_2 接通，两个 S_3 均置于 1 的位置，连成如图 14-7 所示的全波整流电路。这时荧光屏出现全波整流的波形，测出峰值和周期，并记录波形。

随后将两个 S_3 均置于 2 或 3 的位置，观察滤波后波形的变化（方法同上），测出峰值和周期，并记录波形。

③ 测量直流电压

将标准电压固定到一定的大小，不要再动旋钮 12。将耦合开关 13 置于"DC"。松开 R_L 上端的输入导线，将该导线接触 R_L 上端时和脱离接触后，能见到水平的扫描线上下跳动，跳动的距离与校准电压相比较，就能测出直流电压的大小，记录电压数据。

（2）人体生理信号（如体温、脉搏、呼吸等）的监护与测量

自选某种传感器，将人体生理信号转换为电信号，设计测量电路，观察信号变化波形及规律，设计测量参量和记录表。

【实验结果】

1. 观察、记录正弦交流信号测量的各项数据，完成表 14-1、表 14-2、表 14-3 的记录及相关计算。

表 14-1 交流电压测量数据

待测电压/V	H/DIV	Y/$(V \cdot DIV^{-1})$	$U_{p-p}(=H \cdot Y)$/V	$U(=U_{p-p}/2\sqrt{2})$/V
1.0				
2.0				
3.0				
4.0				
5.0				

表 14-2 频率测量数据

待测频率	L/DIV	X/$(ms \cdot DIV^{-1})$	$T(=L \cdot X)$/ms	$f(=1/T)$/Hz
50 Hz				
100 Hz				
500 Hz				
1 kHz				
2 kHz				
5 kHz				

表 14-3 相位差测量数据

频率	ab/DIV	D/DIV	$\varphi(=360ab/D)$/$(°)$
500 Hz			
1 kHz			
2 kHz			

2. 观察、记录半波整流、全波整流和滤波后负载电阻 R 两端电压的波形，完成表 14-4 中的要求。画出变压器副线圈两端的正弦交流电压波形、半波整流和两种滤波后负载电阻两端的电压波形，标注峰-峰值；画出全波整流和两种滤波后负载电阻两端的电压波形，并标注直流电压的大小和脉冲电压变化的范围。

表 14-4 半波整流、全波整流及有滤波器整流电路负载上电压、频率测量数据表

	半波整流电路	全波整流电路	有滤波器的整流电路
CH2 垂直灵敏度/$(V \cdot DIV^{-1})$			
水平扫描速度/$(s \cdot DIV^{-1})$			
电压有效值/V			
负载上信号频率/Hz			
负载上电压有效值/V			

【预习自测】

在示波器的面板结构中,标尺是位于荧光屏前带有刻线的一块有机玻璃。它可用来度量波形,标尺的读数单位为_____,最小分度为_____。外加电信号输入到示波器的三种耦合方式是_____、_____和_____。使用示波器时,若垂直方式选用 CH1,则触发源选用_____。若要调节整个波形在屏幕上的位置要调节_____和_____旋钮。若要调节波形在水平方向上的扫描周期数要调节_____,单位是_____;若要调节波形在垂直方向的幅度要调节_____,单位是____。如果在调节波形的过程中发现波形移动,这是因为_____,此时要调节_____,使两列波周期相同。

【注意事项】

1. 需要记录水平扫描速度(测量频率)时,扫描微调旋钮必须置于校准位置;同理,需要记录垂直灵敏度(测量电压)时,垂直灵敏度微调旋钮必须置于校准位置。

2. 辉度不能太强,光点不能长时间静止在荧光屏上的同一点上。

3. 不要频繁开关机,如果暂时不用,把辉度降到最低即可,以免缩短示波器的使用寿命。

4. 连接导线与插座的配合方式类似于挂口灯泡与灯座的结合,切忌生拉硬拽;同时,连接导线另一端的黑色夹子应与待测回路的接地点或公共端连接。

【思考题】

1. 观察交流信号时,如果把水平方向的扫描信号关掉,荧光屏上将会出现什么现象? 这时能否测量该信号的电压?

2. 示波器屏幕上出现下列情况时应如何调节?

(1) Y 轴有输入信号,屏幕上有看不到头的直立的多条亮线。

(2) Y 轴有输入信号,屏幕上有多条横线,不成图形。

3. 观察 50 Hz 正弦交流信号,屏幕上出现一个稳定的交流波形时,锯齿波电压的扫描周期是多少? 出现四个稳定的交流信号时,锯齿波电压的扫描周期是多少? 如锯齿电压扫描周期为 10 ms,试画出屏幕上的图形。

实验 15　利用霍尔效应测量磁场
（determination of magnetic field based on Hall effect）

　　在工业、科学研究与医学研究中,需要对一些磁性系统或磁性材料进行磁感应强度的测量,测量所用的原理涉及电磁感应、磁光效应、热磁效应等,目前常用的磁场测量方法有磁共振法、电磁感应法、霍尔效应法、磁光效应法、超导量子干涉器件法等。由于集成霍尔传感器体积小,灵敏度高,易于在磁场中移动和定位,已被广泛应用于科研、工业与磁环境监测等领域。本实验利用霍尔效应传感器对双圆线圈的磁场分布进行测量研究。

【预习要求】

1. 复习霍尔效应原理及相关知识。
2. 了解双圆线圈的磁场分布规律。
3. 完成预习自测。

【实验目的】

1. 了解霍尔效应实验原理。
2. 了解霍尔元件的相关特性及应用。
3. 掌握用霍尔效应测量双圆线圈的磁感应强度分布。
4. 理解用"对称交换测量法"消除副效应产生的系统误差。

【实验器材】

霍尔效应测试仪及实验仪。

【实验原理】

　　置于磁场中的载流体,如果电流的方向与磁场方向垂直,则在垂直于电流和磁场的方向上会产生一附加的横向电场,载流体的两侧会产生一电势差。这个现象是美国物理学家霍尔于 1879 年发现的,后被称为霍尔效应,所产生的电势差称为霍尔电压。在半导体样品中,霍尔效应更加明显。

　　霍尔电压本质上是运动的带电粒子在磁场中受洛伦兹力的作用而引起的偏转。这种偏转导致在垂直电流和磁场的方向上产生正负电荷在不同侧的聚集,从而形成附加的横向电场。如图 15-1 所示,磁场 $\boldsymbol{B}$ 位于 z 轴的正向,与之垂直的半导体薄片上沿 x 轴正向通以电流 I_S(称为工作电流),假设载流子为电子(N 型半导体材料),它沿着与电流 I_S 相反的 x 轴负向运动。

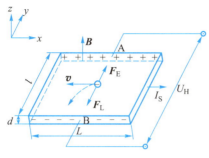

图 15-1　霍尔效应

由于洛伦兹力 $\boldsymbol{F}_\mathrm{L}$ 的作用,电子即向图中虚线箭头所指的位于 y 轴负方向的 B 端偏转,并使 B 端形成电子积累,而相对的 A 端形成正电荷积累。与此同时运动的电子还受到由于两种积累的异种电荷形成的反向电场力 $\boldsymbol{F}_\mathrm{E}$ 的作用。随着电荷积累的增多,F_E 增大,当两力大小相等、方向相反,即 $F_\mathrm{L} = F_\mathrm{E}$ 时,电子积累达到动态平衡。这时在 A、B 两端面之间建立的电场称为霍尔电场 $\boldsymbol{E}_\mathrm{H}$,相应的电压称为霍尔电压 U_H。

设电子以匀速 $\overline{v}$ 向如图 15-1 所示的 x 轴负方向运动,在磁场 $\boldsymbol{B}$ 的作用下,所受洛伦兹力的大小为

$$F_\mathrm{L} = eB\overline{v}$$

式中,e 为电子电荷量绝对值,$\overline{v}$ 为电子的平均漂移速度,B 为磁感应强度。

设 l 为霍尔元件宽度,则电场对电子产生的静电场力的大小为

$$F_\mathrm{E} = eE_\mathrm{H} = \frac{eU_\mathrm{H}}{l}$$

当达到动态平衡时,$F_\mathrm{L} = F_\mathrm{E}$,则有

$$\overline{v}B = U_\mathrm{H}/l \tag{15 - 1}$$

设霍尔元件宽度为 l,厚度为 d,载流子浓度为 n,则霍尔元件的工作电流为

$$I_\mathrm{S} = ne\overline{v}ld \tag{15 - 2}$$

由(15-1)式和(15-2)式可得

$$U_\mathrm{H} = E_\mathrm{H}l = \frac{1}{ne}\frac{I_\mathrm{S}B}{d} = R_\mathrm{H}\frac{I_\mathrm{S}B}{d} = K_\mathrm{H}I_\mathrm{S}B \tag{15 - 3}$$

上式说明霍尔电压 U_H(A、B 间电压)与 I_S、B 的乘积成正比,与霍

尔元件的厚度成反比。式中 $R_H = \dfrac{1}{ne}$ 称为霍尔系数 $\Big($严格来说,对于半导体材料,在弱磁场下应引入一个修正因子 $A = \dfrac{3\pi}{8}$,从而有 $R_H = \dfrac{3\pi}{8}\dfrac{1}{ne}\Big)$,它是反映材料霍尔效应强弱的重要参量。

式中,$K_H = \dfrac{1}{ned}$,K_H 称为霍尔元件的灵敏度,也是一个重要参量,表示霍尔元件在单位磁感应强度和单位工作电流下霍尔电压的大小,其单位是 $mV \cdot mA^{-1} \cdot T^{-1}$,一般要求 K_H 越大越好。

当磁感应强度 $\boldsymbol{B}$ 和霍尔元件平面法线成一角度时,作用在霍尔元件上的有效磁场是其法线方向上的分量 $B\cos\theta$,此时有

$$U_H = K_H I_S B\cos\theta$$

所以一般在使用时应调整霍尔元件两平面方位,使 U_H 达到最大,即 $\theta = 0$,这时有

$$U_H = K_H I_S B\cos\theta = K_H I_S B \tag{15-4}$$

由(15-4)式可知,当工作电流 I_S 或磁感应强度 B 两者之一改变方向时,霍尔电压 U_H 方向将随之改变;若两者方向同时改变,则霍尔电压 U_H 极性不变。

【实验步骤】

1. 连线

按仪器面板上的文字和符号提示,正确连接霍尔效应测试仪与霍尔效应实验仪,避免连线错误损坏元件。

2. 霍尔效应与霍尔元件的特性研究

(1) 测量霍尔元件的零位(不等势)电压 U_0,计算不等势电阻 R_0

① 将测试仪和实验仪的转换开关切换至 U_H,用连接线将中间的霍尔电压表输入端短接后,调节"调零"旋钮进行调零。

② 将励磁电流 I_M 调节到零,工作电流 I_S 调节为 3.00 mA,利用 I_S 换向开关改变霍尔工作电流输入方向,分别测出不等势电压 U_{01}、U_{02},并计算不等势电阻

$$R_{01} = \frac{U_{01}}{I_S}, \quad R_{02} = \frac{U_{02}}{I_S} \tag{15-5}$$

(2) 测量霍尔电压 U_H 与工作电流 I_S 的关系

① 将 I_S、I_M 归零后,调节 I_M 至 500 mA。

② 将霍尔元件移至线圈中心,调节 I_S,使其分别为 0.50 mA、1.00 mA、1.50 mA、2.00 mA、2.50 mA、3.00 mA,按表中 I_S、I_M 正负情况切换实验仪上的方向,分别测量相应的霍尔电压 U_H 值,填入表 15-1,绘出 U_H-I_S 曲线。

(3)测量霍尔电压 U_H 与励磁电流 I_M 的关系

① 调节 I_S 至 3.00 mA。

② 调节 I_M,使其分别为 100 mA、200 mA、300 mA、400 mA、500 mA,测量相应的霍尔电压 U_H 值,填入表 15-2,绘出 U_H-I_M 曲线。

3. 测量通电圆线圈中磁感应强度 B 的分布

(1)将测试仪和实验仪的转换开关切换至 U_H,I_M、I_S 归零后,用连接线将霍尔电压表输入端短接后,调节"调零"旋钮进行调零。

(2)将霍尔元件置于通电线圈的中心位置,调节 I_M = 500 mA、I_S = 3.00 mA,测量相应的 U_H。

(3)将霍尔元件以线圈中心位置为起点向边缘移动,依次间隔 5 mm 至 40 mm 为止,测出相应的 U_H,填入表 15-3。

(4)根据所测 U_H 值,通过公式 $U_H = K_H I_S B$ 可得到 $B = \dfrac{U_H}{K_H I_S}$,计算出各点的磁感应强度 B,绘出 B-x 图,得出通电线圈内 B 的分布。

【实验结果】

1. 测量数据记录

(1)测量霍尔元件的零位(不等势)电压 U_0 并计算不等势电阻 R_0

(2)测量霍尔电压 U_H 与工作电流 I_S 的关系

| | | 表 15-1 霍尔电压 U_H 与工作电流 I_S 的关系 | | |
| | | | | I_M = 500 mA |

I_S/mA	U_1/mV $+I_S$, $+I_M$	U_2/mV $+I_S$, $-I_M$	U_3/mV $-I_S$, $-I_M$	U_4/mV $-I_S$, $+I_M$	$U_H\left(=\dfrac{U_1-U_2+U_3-U_4}{4}\right)$/mV
0.50					
1.00					
1.50					
2.00					
2.50					
3.00					

（3）测量霍尔电压 U_H 与励磁电流 I_M 的关系

表 15-2 霍尔电压 U_H 与励磁电流 I_M 的关系

$I_S = 3.00$ mA

I_M/mA	U_1/mV $+I_S, +I_M$	U_2/mV $+I_S, -I_M$	U_3/mV $-I_S, -I_M$	U_4/mV $-I_S, +I_M$	$U_H\left(=\dfrac{U_1-U_2+U_3-U_4}{4}\right)$/mV
100					
200					
300					
400					
500					

（4）测量通电圆线圈中磁感应强度 B 的分布

表 15-3 磁感应强度 B 与位置 x 的关系

$I_S = 3.00$ mA, $I_M = 500$ mA

x/mm	U_1/mV $+I_S, +I_M$	U_2/mV $+I_S, -I_M$	U_3/mV $-I_S, -I_M$	U_4/mV $-I_S, +I_M$	$U_H\left(=\dfrac{U_1-U_2+U_3-U_4}{4}\right)$/mV	B/mT
0						
5						
10						
15						
20						
25						
30						
35						
40						

2. 数据处理

（1）绘制 U_H-I_S 曲线，总结其规律。

（2）绘制 U_H-I_M 曲线，总结其规律。

（3）根据表 15-3 计算各点的磁感应强度 B，并绘制 B-x 图，得出通电线圈内 B 的分布规律。

【注意事项】

1. 在霍尔元件未连接到实验仪、测试仪与实验仪连线未连接好时，严禁开机通电。

2. 通电前必须保证实验仪"I_S 调节"和"I_M 调节"旋钮均已归零，严禁归零前开机。

3. 霍尔元件性脆易碎、电极易断，严禁用手触摸，在需要调节霍尔元件位置时，必须谨慎操作。

4. 测试仪的"I_S 输出"端必须与实验仪的"I_S 输入"端相接，

"I_M 输出"端必须与"I_M 输入"端相接。严禁接错,否则一旦通电,会损坏霍尔元件。

5. 由于移动尺的调节范围有限,在已调节到两侧、停止移动后,不可继续调节,以免因错位而损坏移动尺。

6. 为消除副效应影响,实验中采用对称交换测量法,即改变 I_S 和 I_M 的方向。

7. 实验结束后,将所有电学量调节旋钮归零,关闭电源。

【预习自测】

1. 霍尔效应是_____的带电粒子在磁场中受到洛伦兹力作用而引起的偏转,这种偏转导致在垂直电流和磁场的方向上产生正负电荷在不同侧的聚集,从而形成附加的横向电场。

2. 本实验中为了消除或减少附加电压的影响,可采用_____法测量,即将_____和_____逐一换向。

3. 本实验副效应产生的系统误差主要有_____种。

【思考题】

1. 本实验中霍尔电压值为何为负? 与什么因素有关?

2. 若磁感应强度 **B** 和霍尔器件平面不完全正交,测出的霍尔电压比实际值大还是小? 为什么?

【附录】

实验系统误差及其消除

测量霍尔电压 U_H 时,不可避免地会产生一些副效应,由此而产生的附加电势叠加在霍尔电势差上,形成测量系统误差,这些副效应如下。

1. 不等势电压(U_0)

由于工艺限制,霍尔元件两侧的霍尔电压绝对不可能对称[图 15-2(a)]、霍尔元件电阻率不均匀、控制电极的端面接触不良[图 15-2(b)]都可能造成 A、B 两端不处在同一等势面上,此时虽未加磁场,但 A、B 间存在电压 U_0,称为不等势电压,$U_0 = I_S R_0$,R_0 是两等势面间的电阻,由此可见,在 R_0 确定的情况下,U_0 与 I_S 的大小成正比,且其正负随 I_S 的方向而改变。

2. 埃廷斯豪森效应(U_E)

当元件 x 轴方向通以工作电流 I_S,z 轴方向施加磁场 **B** 时,由于霍尔元件内载流子的速度服从统计分布,有快有慢。在达到动

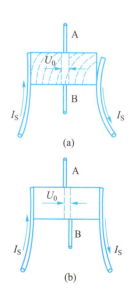

图 15-2　不等势电压

态平衡时,在磁场的作用下慢速、快速的载流子将在洛伦兹力和霍尔电场的共同作用下,沿 y 轴分别向相反的两侧偏转,这些载流子的动能将转化为热能,使两侧的温升不同,因而造成 y 轴方向上两侧存在温差($T_A - T_B$)。因为霍尔电极和元件两者材料不同,电极和元件之间形成温差电偶,这一温差在 A、B 间产生温差电动势 U_E,$U_E \propto I_S$,这一效应称为埃廷斯豪森效应。U_E 的大小与正负与 I_S、B 的大小和方向有关,跟 U_H 与 I_S、B 的关系相同,所以不能在测量中消除。

3. 能斯特效应(U_N)

由于控制电流的两个电极与霍尔元件的接触电阻不同,控制电流在两电极处将产生不同的焦耳热,引起两电极间的温差电动势,此电动势又会产生温差电流(称为热电流)Q,热电流在磁场作用下将发生偏转,结果在 y 轴方向上将产生附加的电压 U_N,且 $U_N \propto QB$。这一效应称为能斯特效应,由上式可知 U_N 的符号只与 B 的方向有关。

4. 里吉-勒迪克效应(U_R)

霍尔元件在 x 方向有温度梯度 $\dfrac{dT}{dx}$,引起载流子沿梯度方向扩散而有热电流 Q 通过元件,在此过程中载流子在沿 z 轴方向的磁场 B 作用下,在 y 轴方向引起类似埃廷斯豪森效应的温差($T_A - T_B$),由此产生的电压 $U_R \propto QB$,其符号与 B 的方向有关,与 I_S 的方向无关。

为了减小或消除以上效应的附加电势差,利用这些附加电势差与霍尔元件工作电流 I_S、磁感应强度 B(即相应的励磁电流 I_M)的关系,采用对称交换测量法进行测量,有

当 $+I_S$、$+I_M$ 时 $\qquad U_1 = +U_H + U_0 + U_E + U_N + U_R$

当 $+I_S$、$-I_M$ 时 $\qquad U_2 = -U_H + U_0 - U_E - U_N - U_R$

当 $-I_S$、$-I_M$ 时 $\qquad U_3 = +U_H - U_0 + U_E - U_N - U_R$

当 $-I_S$、$+I_M$ 时 $\qquad U_4 = -U_H - U_0 - U_E + U_N + U_R$

由以上四式可得

$$\frac{1}{4}(U_1 - U_2 + U_3 - U_4) = U_H + U_E$$

可见,除埃廷斯豪森效应以外的其他副效应产生的电势差会全部消除,因为埃廷斯豪森效应所产生的电势差 U_E 的符号和霍尔电压 U_H 的符号与 I_S 及 B 的方向关系相同,故无法消除,但在非大电流、非强磁场下,$U_H \gg U_E$,U_E 可以忽略不计,由此可得

$$U_H \approx U_H + U_E = \frac{U_1 - U_2 + U_3 - U_4}{4}$$

实验 16　应变式电阻传感器灵敏度的研究及应用

（the research and application on the sensitivity of the strain resistance sensor）

　　信息作为一种核心资源,日益成为作战中最活跃的因素之一,是提升作战能力的关键因素,将成为联合作战的主导因素。现代信息技术的三大基础是信息的采集、传输和处理,而传感器技术、通信技术与计算机技术犹如人体的感官、神经和大脑。传感器是一种可以实现两种信号转换的部件,常见功能是将被测的非电学量转换为各种易于测量的电信号,转换的目的是利用高度发达的电子学技术和通信技术对信号进行快速处理和传输。传感器的主要特性参量有:测量范围、灵敏度、线性度、精度和响应时间等。本实验通过对应变式电阻传感器灵敏度的测量,研究传感器的信号转换性能和提高传感器灵敏度的方法。

【预习要求】

1. 了解传感器在现代信息技术中的地位。
2. 了解电桥平衡条件,理解平衡电桥和非平衡电桥的工作原理。
3. 理解测量微小电阻变化的原理。
4. 完成预习自测。

【实验目的】

1. 了解金属箔式应变片的结构及粘贴方式。
2. 测试金属箔式应变片的应变效应。
3. 研究提高传感器灵敏度的方法。
4. 体验传感器应用设计。

【实验器材】

　　应变片特性及电子秤设计实验仪,包括传感器部分、放大部分、桥臂部分、定值电阻、导线、砝码等。

【实验原理】

1. 应变式电阻传感器工作原理

应变式电阻传感器本质上是一个导体或半导体应变片,导体或半导体受外力作用变形时,其电阻值也将随之变化,这种现象称为应变效应。设有一金属导体,长度为 l,截面积为 S,电阻率为 ρ,则该导体的电阻 R 为

$$R = \rho \frac{l}{S} \qquad (16-1)$$

当金属导体受到拉力作用时,长度将增加 Δl,截面积将缩小 ΔS,从而导致电阻增加 ΔR,这样导体的电阻变为 $(R+\Delta R)$,经计算导体电阻的相对变化量为

$$\frac{\Delta R}{R} \approx K \frac{\Delta l}{l} \approx K\varepsilon \qquad (16-2)$$

式中 $\varepsilon = \dfrac{\Delta l}{l}$ 称为纵向应变,K 为金属导体的应变灵敏系数。用应变片进行测试时,须将应变片用黏合剂牢固地粘贴在测试件表面。当测试件受力发生形变时,应变片的敏感栅(用铂金丝制成)也随之形变,如图 16-1 所示,铂金丝的阻值也发生相应的变化。

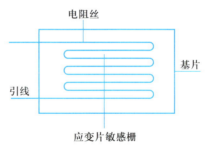

图 16-1 电阻应变片的基本结构

2. 测量电路工作原理

为了检测应变片电阻的微小变化,需通过测量电路把电阻的变化转换为电压或电流的变化,以便使用放大器,最后由仪表读数。在应变式电阻传感器中最常用的转换电路是桥式电路。

桥式电路是一个由四个电阻组成的环行结构,如图 16-2 所示。在环行的一对对顶角接工作电源(本实验用 ±4 V),另一对对顶角接负载。图中 R_1、R_2、R_3、R_4 为电桥的桥臂。

电桥的输出电压为

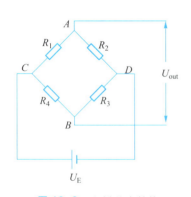

图 16-2 电桥基本结构

$$U_{\text{out}} = \frac{R_1}{R_1 + R_2}U_{\text{E}} - \frac{R_4}{R_3 + R_4}U_{\text{E}} = \frac{R_1 R_3 - R_2 R_4}{(R_1 + R_2)(R_3 + R_4)}U_{\text{E}}$$

$$(16-3)$$

当

$$R_1 R_3 - R_2 R_4 = 0$$

或

$$\frac{R_1}{R_2} = \frac{R_4}{R_3} \qquad (16-4)$$

即桥路对臂电阻乘积相等时,电桥输出电压为 0,电桥处于平衡状态,(16-4)式称为电桥平衡条件,通常取 $R_1 = R_2 = R_3 = R_4$,即全等臂电桥。

电桥工作时,工作电压 U_E 保持不变。当 4 个桥臂电阻的变化值 ΔR 远小于初始电阻,且电桥负载为无穷大时,电桥的输出电压 U_{out} 可近似用下式表示:

$$U_{out} = \frac{R_2 R_4}{(R_1 + R_2)^2}\left(\frac{\Delta R_1}{R_1} - \frac{\Delta R_2}{R_2} + \frac{\Delta R_3}{R_3} - \frac{\Delta R_4}{R_4}\right) U_E$$

$$(16-5)$$

由于 $R_1 = R_2 = R_3 = R_4 = R$,故上式可变为

$$U_{out} = \frac{U_E}{4}\left(\frac{\Delta R_1}{R_1} - \frac{\Delta R_2}{R_2} + \frac{\Delta R_3}{R_3} - \frac{\Delta R_4}{R_4}\right) \qquad (16-6)$$

将(16-2)式代入,(16-6)式可写为

$$U_{out} = \frac{U_E}{4}K(\varepsilon_1 - \varepsilon_2 + \varepsilon_3 - \varepsilon_4) \qquad (16-7)$$

为比较不同电路的灵敏度,可分下面三种桥路进行检测:

(1)单臂电桥

设 R_1 为应变片,R_2、R_3 和 R_4 为定值电阻,如图 16-3(a)所示,则

$$U_{out} = \frac{U_E}{4}\frac{\Delta R_1}{R_1} = \frac{U_E}{4}K\varepsilon_1 \qquad (16-8)$$

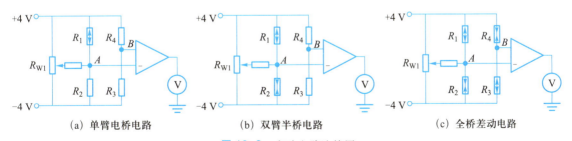

(a)单臂电桥电路   (b)双臂半桥电路   (c)全桥差动电路

图 16-3   实验电路连接图

单臂电桥输出电压受温度影响较大,实验时表现为输出电压波动较大。

(2)双臂半桥

设 R_1 和 R_2 为应变片,R_3 和 R_4 为定值电阻,如图 16-3(b)所

示,则

$$U_{\text{out}} = \frac{U_E}{4}\left(\frac{\Delta R_1}{R_1} - \frac{\Delta R_2}{R_2}\right) = \frac{U_E}{4}K(\varepsilon_1 - \varepsilon_2) \quad (16-9)$$

（3）全桥

若电桥的 4 个桥臂均为应变片,如图 16-3（c）所示,则其输出电压为

$$U_{\text{out}} = \frac{U_E}{4}K(\varepsilon_1 - \varepsilon_2 + \varepsilon_3 - \varepsilon_4) \quad (16-10)$$

实际应用中,往往使相邻两应变片一个感受拉应变,另一个感受压应变,通常将这种状态称为差动工作状态,这样一方面可以提高灵敏度,同时也可以达到温度自补偿的目的。

3. 关于电桥的直流平衡调节

为提高测量精度,通常将电桥电路设置在平衡电桥附近的非平衡态下检测。所以,测试前应先调节平衡,使电桥在未受到应力作用时,输出为 0。虽然在设计电路时,都已考虑了参量的对称性,但是,即使桥臂上的各定值电阻型号一样,各臂元件参量也不可能完全平衡,如接触电阻、导线电阻、环境温度等都可以使初始电压不为 0,所以需要在测量前,预调节应变片不受力时的电桥输出为 0。调节的方式通常有电阻平衡法、阻容平衡法等。本实验采用的是电阻平衡法。

由平衡条件可知,若测量前出现不平衡,即 $R_1R_3 - R_2R_4 \neq 0$,只需调节 4 个臂中的 1~2 个电阻的阻值即可使电桥平衡。如图 16-3（a）所示,电阻平衡法是由一个定值电阻和一个可变电阻与电桥的任意一个输出连接来实现对电位器的调节的。

【实验步骤】

实验步骤可概括为:"一调零,二连线,三调平衡,四测量。"其流程图如图 16-4 所示。

1. 单臂电桥

（1）差分放大器调零。目的是保证放大器的线性工作状态。

方法:使差分放大器在输入电压为零时,输出电压亦为零。把主控电源线接入放大部分,为放大器提供工作电源,将差分放大器的两输入端短接并接地,即输入电压为零;将放大器的输出端接入数字电压表,正确选择电压表量程,调节放大器调零旋钮 R_{W3} 使电压表显示为零,此后,一直保持增益旋钮 R_{W2} 和调零旋钮 R_{W3} 位置不再改变,最后撤掉短接线,关闭电源。

（2）连接线路。将应变式电阻传感器其中的一个应变片 R_1 与三个定值电阻按图 16-3（a）用实验线连接成单臂电桥电路。

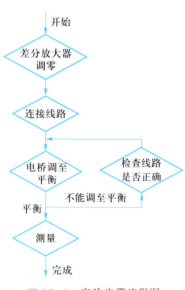

图 16-4 实验步骤流程图

定值电阻阻值为 350 Ω,将放大模块电源±4 V 接入电桥工作电源。

（3）电桥调至平衡。检查接线无误后,将电压表量程置于 6 V,打开电源开关。调节电桥调零电位器 R_{W1} 使电压表示数显示为零。

（4）测量。在砝码盘上放置一只砝码,记录电压数值,以后每次增加一个砝码,记录相应的电压值,直到 10 个砝码加完。关闭总电源开关,然后取下砝码。

2. 双臂电路

按图 16-3(b)接成双臂半桥差动电路。其中电桥的四个臂中相邻两个电阻为应变片(如 R_1 和 R_2),另两个电阻为定值电阻(如 R_3 和 R_4),注意应变片所受应力一定要满足相反的原则。仿照上面步骤依序调节电桥平衡并测量。关闭主控箱电源,然后取下砝码。

3. 全桥差动电路

按图 16-3(c)接成全桥差动电路,其中电桥的四个臂 R_1、R_2、R_3、R_4 都接为应变片,应变片所受应力仍要满足相对相同、相邻相反的原则。仿照以上步骤依序调节电桥平衡并测量。关闭电源,然后取下砝码。将以上数据记入表 16-1 中。

4. 应用研究

在本实验的基础上,设计一个测量范围在 0~200 g,测量精度为 1 mV · g^{-1} 的电子秤,应包含设计、定标、检验、应用等环节。

【实验结果】

1. 实验数据记录

湿度:_____ ,室温:$t =$ ____ ℃

表 16-1　实 验 数 据

砝码质量 m/g	输出电压 U_{out}/mV			灵敏度 $S(=\Delta U/\Delta m)/(\text{mV} \cdot \text{g}^{-1})$		
	单臂	双臂	全桥	单臂	双臂	全桥

2. 数据处理

（1）以质量为横坐标,电压为纵坐标,拟合电压-质量曲线。

（2）求三个电路的灵敏度 $S = \dfrac{\Delta U_{\text{out}}}{\Delta m}$。

（3）写出三个电路电压与质量的函数解析式。

（4）比较三个电路电压与质量的函数关系和灵敏度的定量关系，总结提高传感器灵敏度的方法。

【注意事项】

1. 连接电路时应关闭电源，养成不带电作业的好习惯。

2. 为减少干扰，连接电路时应尽量使用较短的导线，减少所用导线的数量，以免引入额外的电容等。

3. 接插线时，应轻轻地转动一小角度，以确保连接良好，拔出时也应握住导线的根部轻轻地转动并拔出，切记不可用力拉扯导线尾部，以免造成导线内部断裂。

4. 电源的正、负极不能短接，放大器的输出端不能对地短接，以免烧坏电源和放大器。

5. 在实验过程中应根据需要随时选择正确的电压表量程，如发现电压表过载，应将量程增大。

6. 不要放过重的物品在托盘上，本实验仪器所能称量的质量最大值为 200 g。

【预习自测】

传感器通常是指将＿＿＿＿＿＿＿的器件。电桥的平衡条件是＿＿＿＿＿＿＿。本实验测量时，电桥的工作状态是＿＿＿＿＿＿＿，实验中放大器调零的目的是使放大器工作在＿＿＿＿＿＿＿，所用应变片电阻阻值大约是＿＿＿＿＿＿＿。使电路中输入电压为零的正确操作是＿＿＿＿＿＿＿，实验中，将放大器调零时应调节＿＿＿＿＿＿＿，调节电桥平衡时应调节＿＿＿＿＿＿＿，调节放大器电压放大倍数时应调节＿＿＿＿＿＿＿。实验中要求多片应变片接入电路时要满足"相对相同、相邻相反"，所谓"同"和"反"是指＿＿＿＿＿＿＿。可预测随着应变片数量增加，相应的灵敏度＿＿＿＿＿＿＿。电压表量程选择的原则是＿＿＿＿＿＿＿。

【思考题】

1. 提高传感器灵敏度的方法有哪些？

2. 传感器、放大器的作用是什么？使用的原则是什么？

3. 查阅文献，了解智能无人车在作战中的应用。它所使用的传感器种类有哪些？各自的工作原理是什么？

实验 17　温度传感器温度特性的检测及应用

(the detection and application of the temperature characteristics of temperature sensor)

温度传感器是最常见的传感器之一,在各种武器装备、医疗仪器、智能汽车、家用电器等设备中,都能看见它的身影。温度传感器可以将温度转换成易于处理的电信号,品种繁多。人体温度相对恒定是维持人体正常生命活动的重要条件之一。机体的产热和散热受神经中枢调节,很多疾病都可以使正常的体温调节机能发生障碍而使机体温度发生变化,因此,临床上经常测量病人体温并观察其变化,这对诊断疾病和判断疾病的预后都有重要的意义。一般把金属热电阻简称热电阻,把半导体热电阻简称热敏电阻。

【预习要求】

1. 了解常见温度传感器的种类和工作原理。
2. 了解医用测温仪器的种类及它们的优缺点。
3. 完成预习自测。

【实验目的】

1. 熟悉常见温度传感器的工作原理。
2. 掌握测量温度传感器温度特性的方法。
3. 组装并使用数字式电子温度计。

【实验器材】

温度传感器、温度特性实验仪等。

【实验原理】

1. PN 结温度传感器

实验证明,在一定的温度范围内,若提供恒定的电流,PN 结的正向压降与温度之间将有很好的线性关系,这就是利用 PN 结制成温度传感器的基础。典型的 PN 结温度传感器有二极管温

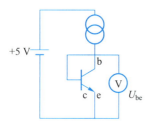

图 17-1 三极管温度传感器

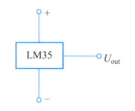

图 17-2 LM35 温度传感器

度传感器、三极管温度传感器和集成电路温度传感器。三极管温度传感器如图 17-1 所示,将硅三极管的 b、c 极短路,将 b、e 极间的 PN 结作为温度传感器测量温度。硅三极管基极和发射极间正向导通电压 U_{be} 一般为 600 mV(25 ℃),电压变化随温度变化的线性关系好,温度系数(灵敏度)约为 -2.3 mV·℃$^{-1}$。PN 结温度传感器测温精度高,可达 0.01 ℃,测温范围为 -50~150 ℃。

2.LM35 温度传感器

集成电路温度传感器是将作为感温器件的温敏三极管及其外围电路集成在同一芯片上的集成化 PN 结温度传感器,它能产生与温度成正比的电压和电流。LM35 温度传感器为典型的电压型集成电路温度传感器,电压变化随温度变化成较好的线性关系,输出电压的温度系数约为 10 mV·℃$^{-1}$。LM35 温度传感器如图 17-2 所示,U_{out} 为输出端。在具体使用中,只需连接比较简单的外围器件,就可以组装成一个数字测温装置。

3. 负温度系数热敏电阻温度传感器

热敏电阻是利用半导体电阻阻值随温度变化的特性测量温度的元件。半导体热敏电阻随温度的变化可分为三种类型:负温度系数热敏电阻(NTC);正温度系数热敏电阻(PTC)和特定温度下电阻值发生突变的热敏电阻(CTC)。三种类型热敏电阻的特性如图 17-3 所示。

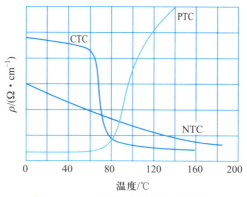

图 17-3 三种类型热敏电阻的特性

NTC 型热敏电阻线密度与温度的关系成指数下降关系,但在某一较小的范围内,其电阻线密度随温度变化的线性关系比较好(如 35~42 ℃)。如果在大的温度范围内使用,需要配置线性化电路进行校正。

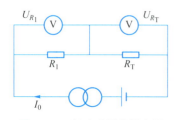

图 17-4 恒流法测热敏电阻

采用恒流法测量热电阻的原理如图 17-4 所示。电源为恒流源,R_1 为已知数值的固定电阻,R_T 为热敏电阻。U_{R_1} 为 R_1 上的电压,用于监测电路的电流,U_{R_T} 为 R_T 上的电压。当电流恒定时,只

要测出热电阻两端的电压 U_{R_T},即可得到被测热电阻的阻值:

$$R_T = \frac{U_{R_T}}{I_0} = \frac{R_1 U_{R_T}}{U_{R_1}} \qquad (17-1)$$

在一定的温度范围内,NTC 型热敏电阻的电阻 R_T 与温度 T 之间有如下关系:

$$R_T = R_0 e^{B\left(\frac{1}{T} - \frac{1}{T_0}\right)} \qquad (17-2)$$

式中 R_T、R_0 分别为温度为 T、T_0 时的电阻值(T 为热力学温度,单位为 K);B 是与热敏电阻材料有关的常量,一般情况下 B 为 2 000~6 000 K。对(17-2)式两边取对数,则有

$$\ln R_T = B\left(\frac{1}{T} - \frac{1}{T_0}\right) + \ln R_0 \qquad (17-3)$$

由(17-3)式可见,$\ln R_T$ 与 $\frac{1}{T}$ 成线性关系,利用直线拟合,即可求出常量 B。

【实验步骤】

1. 温度传感器温度特性的测量

(1)PN 结温度传感器温度特性的测量

将控温传感器 Pt100 铂电阻插入干井式恒温加热炉的中心井,待测的 PN 结温度传感器插入干井式恒温加热炉的另一个井内,按要求插好连线。从室温开始测量,然后开启加热器,每隔 10.0 ℃ 对控温系统设置一次,稳定 2 min 后,测量 PN 结的正向导通电压 U_{be},测试温度到 80.0 ℃ 为止。

(2)电压型集成电路温度传感器(LM35)温度特性的测量

方法同 PN 结温度传感器温度特性的测量。

(3)NTC 型热敏电阻温度特性的测量

方法同 PN 结温度传感器温度特性的测量,将以上数据分别填入表 17-1、表 17-2、表 17-3 中。

2. 制作电子温度计(三种传感器选一种)

利用 PN 结、LM35 或 NTC 设计数字式电子温度计,以 LM35 为例,将输出电压接入放大电路,调节电路的校正电位器,使输出电压与温度变化同步。测量电子温度计的线性度(35.0~42.0),每隔 0.5 ℃ 测量一次,到 42.0 ℃ 截止。

3. 用组装的数字式电子温度计,对人体的腋下、眉心和手掌的温度进行测量,并与用水银体温计测量的温度进行比较

【实验结果】

1. 温度传感器的温度特性测量

表 17-1　PN 结正向导通电压 U_{be} 与温度的关系

序号	1	2	3	4	5	6	7	8	9	10	11
$t/℃$	室温	30	35	40	45	50	55	60	65	70	75
U_{be}/V											

用最小二乘法直线拟合得:温度系数 $k=$_____,相关系数 $r=$_____

表 17-2　LM35 温度传感器特性测量

序号	1	2	3	4	5	6	7	8	9	10	11
$t/℃$	室温	30	35	40	45	50	55	60	65	70	75
U_{out}/V											

用最小二乘法直线拟合得:温度系数 $k=$_____,相关系数 $r=$_____

表 17-3　热敏电阻阻值与温度的关系

序号	1	2	3	4	5	6	7	8	9	10	11
T/K	室温	303.15	308.15	313.15	318.15	323.15	328.15	333.15	338.15	343.15	348.15
$\left(\dfrac{1}{T}\right)/(10^{-3}\ K^{-1})$											
U_{R_T}/V											
R_T/Ω											

对 $\ln R_T$ 与 $\dfrac{1}{T}$ 用最小二乘法直线拟合得: $B=$_____,相关系数 $r=$_____

2. 自行设计表格记录与处理数据,得出电子温度计的线性度及人体几个部位的温度。

【注意事项】

1. 考虑到实验的安全性,温度传感器实验设置的最高实验温度为 80.0 ℃。

2. 操作水银体温计时要注意安全,轻拿轻放,万一发生破损,对泄漏的水银要妥善处理。

【预习自测】

在一定的测温范围内,在恒流供电的情况下,PN 结的正向压降几乎随温度的升高而_____ ,通常将硅三极管的_____极短路,用_____ 极间的 PN 结作为温度传感器测量温度。热敏电阻是利用半导体的_____ 随温度变化的特性来测量温度的,热敏电阻分_____ 类型,其中负温度系数热敏电阻温度升高,电阻值_____ 。将 LM35 温度传感器的输出电压通过放大电路,转化为正温度系数为 10 mV·℃$^{-1}$ 的_____ 输出,并与_____ 进行对比校准,即可制成电子温度计。

【思考题】

1. 传感器的主要作用是什么？好的传感器应具有哪些特性？

2. 常见的接触式温度传感器和非接触式温度传感器的核心传感元件有哪些？它们的工作原理是什么？

实验 18　分光计的应用
（the application of spectrometers）

　　测量光波波长的方法有很多,本实验是用分光计结合衍射光栅来测量波长。衍射光栅是一种高分辨率的光学元件,它的分辨本领比棱镜的大,常在各种光谱仪中作为分光元件。分光计的读数规则很具有代表性,熟练掌握分光计、光栅测波长的方法有助于学员掌握其他军用定位设备的原理。

【预习要求】

1. 回顾分光计的调节和使用方法。
2. 钠光经光栅衍射后的衍射条纹是怎样分布的?
3. 完成预习自测。

【实验目的】

1. 知识目标
（1）了解分光计的结构和工作原理。
（2）掌握测钠灯波长的方法。
2. 能力目标
（1）能完成钠灯波长的测量。
（2）完成思考题。
3. 素质目标
（1）培养自主分析和解决问题的能力。
（2）提高综合素质,举一反三,掌握测任意未知光波波长的方法。

【实验器材】

JJY 型分光计、双反平面镜、光栅、钠灯或汞灯。

【实验原理】

1. 夫琅禾费光栅衍射的条件及光栅衍射图样的特征

　　普通平面光栅是用一块玻璃片制成的,在这玻璃片上刻有大量的宽度和距离都相等的平行刻痕。光栅的刻痕从每厘米数百条到数千条,甚至多达一万条以上。每一刻痕就相当于不透光的毛玻璃,只有在没有刻痕的地方才能透光,这相当于许多狭缝,光波可以从这些狭缝中通过。如果有一束平行光垂直地照射在光栅 DD′上(如图 18-1 所示),其中有一部分光可通过狭缝。根据惠更斯原理,这些缝就成为新的波源,向前发射子波,这些子波相互干涉,因而在某些地方彼此加强,在另一些地方彼此削弱,我们就会在透镜 L 后的屏上得到衍射条纹。

图 18-1 中,DD′为光栅,设缝宽为 a,刻痕宽度为 b,$(a+b)$ 称为光栅常量。L 为透镜。E 为光屏,位于透镜的焦平面上。从各狭缝正向射出的平行于透镜主轴的光,将会聚在透镜的焦点即屏幕上的 P_0 点,各条光线的光程差 $\Delta = 0$。从各狭缝射出与透镜主轴的夹角为 φ 的光线将会聚在屏幕上的 P 点,相邻两条光线的光程差 $\Delta = (a+b)\sin\varphi$。当此光程差等于光波波长的整数倍,即

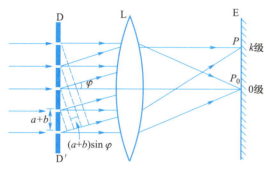

图 18-1　光栅衍射示意图

$$\Delta = (a + b)\sin\varphi = \pm k\lambda \quad (k = 0,1,2,\cdots) \qquad (18-1)$$

时,各光束的相位相同,叠加的结果彼此加强,屏幕上出现明条纹。当 $\varphi = 0$ 时则有 $k = 0$,即平行透镜主轴会聚于 P_0 的条纹,称为中央明纹,对任何波长都适合。对于 k 的其他值,则随着波长的不同,条纹在屏幕上的位置也不相同。正负号相应于在中央明纹左右对称分布的两组条纹。

从(18-1)式可以看出,凡是在满足(18-1)式中 φ 的方向上,都可以观察到衍射条纹的明纹。如果已经知道光栅常量 $(a+b)$,再测出与 k 相对应的衍射角 φ,就可以按(18-1)式计算出光波的波长 λ。

如果入射光不是单色光,由(18-1)式可以看出,光波的波长不同,其衍射角 φ 也各不相同,于是复色光将被分解,而在中央 $k = 0$ 处,各色光仍重叠在一起,组成中央明纹。在中央明纹的两侧对称地分布着 $k = 1,2,3,\cdots$ 级光谱,各级光谱线都各自按波长由小到大的顺序排列,但级与级之间有可能发生重叠,如图 18-2 所示,

并且随着谱线级数的增高,谱线的亮度降低,不容易观察到。

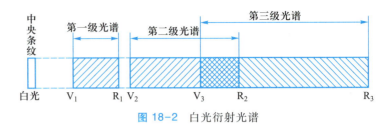

图 18-2　白光衍射光谱

通过已知波长的光的衍射角的测量可以测定光栅常量。已知光栅常量,通过测量衍射角可以测出未知光波的波长。

2. 色散

光线在传播过程中遇到不同的介质时,将发生折射而改变方向。按折射定律,当界面两边介质的折射率分别为 n_1、n_2 时有

$$n_1 \sin i_1 = n_2 \sin i_2$$

其中,i_1 和 i_2 分别为入射角和折射角。

不同介质对同一波长的光的折射率不同,同一介质对不同波长的光的折射率也不相同。因此,以相同入射角入射的不同波长的光将因折射角不同而分散开来,这种现象称为色散。物质对波长为 λ 的光线的折射率为 n,则 n-λ 曲线为该物质的色散曲线。图 18-3 是几种材料的色散曲线。

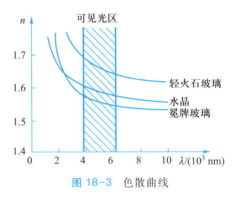

图 18-3　色散曲线

【实验步骤】

在初调完成的基础上(实验 10 已完成),现介绍配合光栅做衍射实验和配合棱镜做光的色散实验时,分光计的使用方法(分光计的原理和调节见实验 10)。

1. 光栅衍射部分实验步骤(选做)

(1)分光计的调节

将光栅如图 18-4 所示放在载物台上,要求光栅平面垂直于

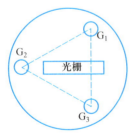

图 18-4　光栅在载物
台上安放的位置

望远镜主轴,光栅刻痕与平行光管的狭缝平行,需作如下调整:

① 升高载物台,使光栅中心与望远镜光轴在同一水平线上,拧紧载物台锁紧螺钉。

② 将光栅平面对准望远镜,接通望远镜光源,在望远镜中观察到光栅表面反射回来的亮十字线(可能有多组亮十字线,以其中清晰明亮的为准),调节载物台水平调节螺钉 G_1 和 G_3,使亮十字线与分划板上方十字叉丝重合,如图 18–5 所示。将载物台转动 180°,再将亮十字线调到同样位置。如此反复数次,直到光栅每转动 180°,十字线都能落到同一位置。这时光栅在载物台上的位置不能再移动(注意:因望远镜已调好,在调整过程中望远镜的水平和高低位置都不能动)。

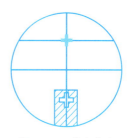

图 18–5　亮十字在
分划板上的位置

③ 将待测光源打开,照亮狭缝,转动载物台,使光栅平面与平行光管光轴垂直,从望远镜中观察衍射条纹分布情况。如中央明纹两侧的衍射条纹不在同一条水平线上,说明光栅刻痕与狭缝不平行,可调节载物台水平调节螺钉 G_2 使之达到同一水平。再观察中央明纹两侧第一级明条纹的衍射角是否相等,如不相等,可调节游标盘微调螺钉使之达到相等,至此载物台调节完毕。将游标盘止动螺钉和底座与刻度盘止动螺钉拧紧。

(2)向左转动望远镜,依次观察钠光的 1 级、2 级和 3 级明条纹(每级有与零级对称的两条谱线),记录相应的角度 φ_1、φ_1',将实验结果填入表 18–1。再向右转动望远镜,测量相应的角度 φ_2、φ_2'(φ_1 与 φ_1'、φ_2 与 φ_2' 分别对应于左右两侧游标角度值),填入表 18–1。

(3)重复步骤(2)再测量一次。

(4)依据下列公式计算各衍射明纹的衍射角,将 $\overline{\varphi}$ 值代入 (18–1) 式计算波长。

$$\overline{\varphi} = \frac{|\varphi_1 - \varphi_2| + |\varphi_1' - \varphi_2'|}{4}$$

2. 棱镜色散部分实验步骤

(1)分光镜的调节。将棱镜按图 18–6 所示放在载物台上,要求棱镜的两个光面能与望远镜光轴垂直,需作如下调整:

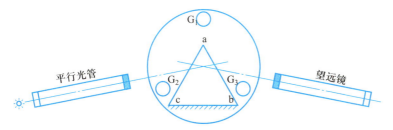

图 18–6　棱镜在载物台上的位置

① 调节载物台高度，使棱镜中心与望远镜光轴在同一水平上，拧紧载物台锁紧螺钉。

② 转动载物台，使棱镜 ab 面对准望远镜，观察从棱镜表面反射回来的亮十字线，调整载物台调平螺钉 G_3，使亮十字线与分划板上方十字线重合，如图 18-5 所示（注意：因望远镜已调好，在这调整中，望远镜的水平高低都不能动）。将载物台转动 120°，使棱镜 ac 面对准望远镜，同样将亮十字线调到图 18-5 的位置，反复调整数次，使 ab 面和 ac 面对准望远镜时，亮十字线都能与分划板上方的十字线重合。再转动望远镜，观察亮十字线是否水平移动，如不是水平移动，可调节载物台调平螺钉 G_1，使之作水平移动。

③ 打开定标光源，照亮狭缝，将平行光管、载物台、望远镜转至图 18-6 所示的相对位置，在望远镜中能观察到第一条黄色谱线。这时如图 18-6 所示将载物台作顺时针方向转动，而谱线向右移动，当移动到一个最大值后，又会向左移动。谱线到右方最大值的位置，是棱镜折射线的最小偏向角。这时拧紧游标盘止动螺钉和转座与度盘止动螺钉，载物台调节完毕。

（2）测量最小偏向角。方法根据图 18-6 的原理自拟（提示：可以移去棱镜）。

（3）将光源更换为复色光光源（如汞灯），测量多种波长的最小偏向角，分析棱镜的色散特点。

【实验结果】

1. 测量数据记录

表 18-1 衍射明条纹角位置

光栅常量 $(a+b)=$ _____ nm

			左侧条纹		右侧条纹		$\bar{\varphi}$	波长/nm
			左读数 φ_1	右读数 φ_1'	左读数 φ_2	右读数 φ_2'		
第一次测量	$k=1$	φ_1						
		φ_2						
	$k=2$	φ_1						
		φ_2						
	$k=3$	φ_1						
		φ_2						
第二次测量	$k=1$	φ_1						
		φ_2						
	$k=2$	φ_1						
		φ_2						
	$k=3$	φ_1						
		φ_2						

2. **数据处理**

测得钠光波长平均值 $\overline{\lambda}_1 =$ _____ nm

$$\overline{\lambda}_2 = \text{_____} \ nm$$

钠光波长公认值 $\lambda_1 = 589.0$ nm

$$\lambda_2 = 589.6 \ nm$$

相对误差 $E_{\lambda_1} = \dfrac{|\lambda_1 - \overline{\lambda}_1|}{\lambda_1} \times 100\% =$ _____

$$E_{\lambda_2} = \dfrac{|\lambda_2 - \overline{\lambda}_2|}{\lambda_2} \times 100\% = \text{_____}$$

【注意事项】

1. 分光计属精密光学仪器,在调整和使用过程中,切勿硬扳、撞击或震动。分光计调整后不能移动位置,否则需重新调整。

2. 不可用手触摸光栅表面,也不能用普通的纸和布擦拭光栅;拿光栅时,应拿底座或框架。

3. 不要频繁开关钠光灯电源,使用钠光灯的时间不要过长,以免缩短钠光灯的寿命。

【预习自测】

测量光栅波长依据的公式是_____,本实验测量时,要先调节载物台,要求_____、_____。调节时,要使望远镜中的亮十字线与_____上方十字叉丝重合,再将载物台转动_____,然后将亮十字线调到同样位置。在做棱镜色散实验时,要求_____。调节时,望远镜中的亮十字线与分划板上方十字叉丝重合后,再将载物台转动_____,然后将亮十字线调到同样位置。打开定标光源后,在望远镜中能观察到第_____条黄色谱线。本实验中要观察钠光的 1 级、2 级和 3 级_____条纹,每级有_____条谱线。

【思考题】

1. 测量过程中如果光栅的位置发生了移动,对实验测量结果将有什么影响?

2. 如果实验时,游标盘的锁止螺丝没有锁,会有怎样的误差?

实验 19　眼镜的光学原理研究
（research on optical principle of eyeglasses）

屈光不正（主要包括近视眼和远视眼）是眼睛的常见疾病，给人们的工作和生活带来烦恼。那么造成屈光不正的原因是什么？屈光不正矫正的物理原理是什么？戴眼镜是医学上最简单的屈光不正矫正方法，通过该实验的学习，学员可以更深刻地认识透镜成像的物像关系，有助于放大镜、显微镜的学习。

【预习要求】

1. 学习透镜成像原理，复习成像性质与透镜位置的关系。
2. 了解近视眼和远视眼的形成。
3. 知道矫正近视和远视的光学原理。
4. 完成预习自测。

【实验目的】

1. 理解产生近视眼和远视眼的光学特性。
2. 掌握矫正近视和远视的光学原理。

【实验器材】

光具座、凸透镜、凹透镜、低压汞灯、物屏、像屏等。

【实验原理】

人眼的形状近似于球形，其直径约为 2.4 cm，眼球壁的最内层是视网膜，眼球的前面约 1/6 凸起的透明部分称为角膜。角膜的后面是虹膜，虹膜的中央有一个圆孔，称为瞳孔。虹膜后面是晶状体，晶状体类似于一个凸透镜，它是一个两面凸出、透明而富有弹性的组织，其弯曲程度可以通过睫状肌的收缩而变化，有调节作用。

眼睛不调节时，若平行光进入人眼，刚好在视网膜上形成一个清晰的像，如图 19-1 所示，这种眼睛称为正视眼，否则称为非正视眼或屈光不正眼。屈光不正包括近视眼、远视眼和散光眼三种，本实验仅研究近视眼和远视眼的光学原理和矫正的方法。

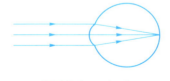

图 19-1　正视眼

1. 近视眼及其矫正

若眼睛不调节时,平行光进入眼内会聚于视网膜前面,而在视网膜上成像模糊,此类眼睛为近视眼,如图 19-2(a)所示。近视眼看不清远处的物体,但若将物体移近到眼前某一位置,即使不调节也能看清,这个位置可视为近视眼的远点。而在有限的距离。对于在其远点以外的物体,近视眼是看不清的。近视产生的原因可能是角膜或晶状体的曲率半径太小,对光线偏折太强,或者眼球的前后直径太长。近视眼的矫正方法是佩戴一副焦度适当的凹透镜,使光线进入眼睛之前经透镜适当发散,再经眼睛折射后在视网膜上形成清晰的像,如图 19-2(b)所示。

就光学原理而言,近视眼需佩戴一副凹透镜,其矫正的物理原理是:凹透镜使来自远处的平行光线成虚像于近视眼患者的远点处,而患者自己的眼睛是能看清远点处的物体(虚像)。这样近视眼在眼睛不调节的情况下即可看清无穷远处的物体,达到矫正的目的。

在实验中,人眼的晶状体可模拟成一个薄凸透镜 L_1(焦距为 f_1),当远处物体的平行光线入射时,光会聚在像屏(相当于眼的视网膜)上,成一清晰、缩小实像,如图 19-3(a) 所示。

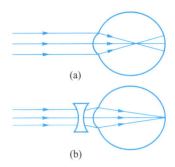

图 19-2　近视眼及其矫正

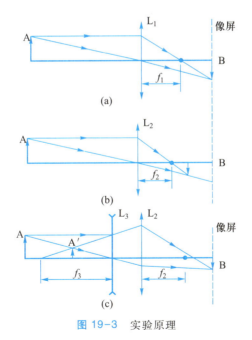

图 19-3　实验原理

而对于近视眼(眼球变凸,曲率半径变小),用凸透镜 L_2(焦距为 f_2 且 $f_2<f_1$)代替,同样位置的物 A,只能成像于视网膜前(相当于像屏前),如图 19-3(b) 所示。而在像屏处(即视网膜处)将

得到因光线发散导致的模糊像。在保持凸透镜与像屏间距离(相当于眼球直径)不变的情况下,欲得一清晰的像,必须在凸透镜 L_2 前放置一凹透镜 L_3(相当于佩戴一副焦距为 f_3 的近视眼镜),凹透镜、凸透镜之间的距离近似为零,这样便可认为来自远处的平行光线能成虚像于近视眼的远点,就能使近视眼即使不调节也能看清远处物体 A,从而达到矫正近视眼的目的,如图 19-3(c) 所示。

据透镜成像公式有

$$\frac{1}{\infty} + \frac{1}{-v} = \frac{1}{f_3}$$

$$f_3 = -v$$

v 是近视眼的远点距离,也就是所配戴眼镜的焦距。

2. 远视眼及其矫正

若眼睛不调节时,平行光进入眼内会聚于视网膜后面,而在视网膜上成像模糊,此类眼睛为远视眼,如图 19-4(a) 所示。远视眼在不调节时,既看不清远处的物体,也看不清近处的物体。虽然通过调节可以看清远处物体,但近处物体仍然看不清。远视眼的近点比正视眼远。远视眼产生的原因可能是角膜或晶状体的曲率半径太大,致使焦度过小;或者眼球的前后直径太小,致使物体的像成在视网膜之后。

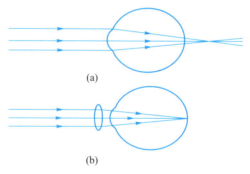

(a)

(b)

图 19-4   远视眼及其矫正

远视眼的矫正方法是佩戴一副焦度适当的凸透镜,以增大眼睛的焦度,使光线进入眼睛之前先经凸透镜适当会聚,再经眼睛折射后在视网膜上形成清晰的像,如图 19-4(b) 所示。由于远视眼的近点较正视眼的近点远一些,因此,远视眼在看眼前较近的物体时,所选择的凸透镜必须将此物体的虚像成在远视眼的近点处,以达到矫正的目的。

据透镜成像公式有

$$\frac{1}{u} + \frac{1}{-v} = \frac{1}{f_4}$$

u、v 分别是需要看清的近物的距离和远视眼的近点距离，f_4 是所佩戴眼镜的焦距。

【实验步骤】

1. 近视眼矫正研究

（1）观察正视眼模拟成像

如图 19-3（a）所示，凸透镜 L_1 相当于正视眼的晶状体，像屏相当于视网膜，把凸透镜置于离物屏较远的地方（相当于眼睛观察远方的物体），像屏置于离透镜 L_1 较近的位置（相当于晶状体离视网膜较近），前后调节透镜 L_1 的位置，在像屏上得一倒立、缩小的实像，这类似于正视眼看远处物体，测量透镜与屏的距离，即为 L_1 的焦距，重新调节，多次测量取平均值。

（2）观察近视眼模拟成像

如图 19-3（b）所示，当物屏、像屏和透镜位置均保持不变时，把凸透镜 L_1 换成焦距更小的凸透镜 L_2（L_2 相当于近视眼的晶状体，且 $f_2 < f_1$），此时像屏上将成一模糊像，若把物屏缓慢向前移动，在适当位置处像屏上将成一清晰的像。这便是近视眼焦度过大的模拟显示。

（3）近视眼的矫正

将像屏调至原位置 B 处，紧靠 L_2 的前方放置一适当焦度的凹透镜 L_3（相当于所配眼镜镜片），通过选择不同焦度的透镜，使其能在像屏上成一清晰的像，相当于近视眼得以矫正，如图 19-3（c）所示。

2. 远视眼矫正研究

（1）观察远视眼模拟成像

重复上述过程，调整物屏、凸透镜 L_1 和像屏的位置，如图 19-3（a）所示，使物屏、像屏和透镜的相对位置与正视眼时相同。把凸透镜 L_1 换成焦距更大的凸透镜 L_4（L_4 相当于远视眼的晶状体，且 $f_4 > f_2$），此时像屏上成一模糊像，若把物屏缓慢向后移动，在适当位置处像屏上将成一清晰的像。这便是远视眼焦度过小的模拟显示。

（2）远视眼的矫正

将像屏调至原位置 B 处，紧靠 L_4 的前方放置一适当焦度的凸透镜 L_5（相当于所配眼镜镜片），使其能在像屏上成一清晰的像，相当于远视眼得以矫正。

3. 计算近视眼或远视眼的焦度

（1）根据上述数据和成像公式，计算近视眼或远视眼的焦度。

（2）自行设计实验,测量矫正近视眼或远视眼所用透镜的焦度。

（3）将计算值和测量值加以比较,并对结果进行分析。

【实验结果】

1. 自行设计实验所用的记录表格。
2. 计算本实验中模拟的近视眼和远视眼的焦度。
3. 小结矫正近视和远视的规律。

【预习自测】

1. 从透镜成像的角度而言,眼球可视为_____透镜,在视网膜上成_____,近视眼由于折光本领_____,远处物体成像于视网膜_____,远视眼则由于折光本领_____,远处物体成像于视网膜_____,二者均导致视网膜上的像_____,看不清物体。

2. 模拟实验中,用_____模拟眼球,用_____模拟视网膜。在模拟矫正近视眼时,在模拟眼球的透镜和像屏间插入_____透镜,焦度(的绝对值)应_____,使像屏上的像_____。模拟正视眼时,其焦度的计算公式是_____。矫正用"眼镜"的焦度由其_____决定。

【思考题】

1. 除佩戴眼镜矫正屈光不正外,简述现在还有哪些矫正技术,并分析其原理。

2. 从理论上,我们还可预言将来可能还有哪些矫正技术?

实验 20　显微摄影技术

（photomicrography）

　　照相是一种以图像的方式来记录信息的技术途径。普通照相是以宏观物体作为主要的拍摄对象，而在生物医学研究中所使用的显微摄影技术则是把显微镜的物镜和目镜所组成的光学成像系统作为照相机的镜头去拍摄一般用肉眼无法看清的标本。这种对微小物体的"放大成像"，可直接为教学、科研提供方便。

【预习要求】

1. 了解显微摄影的实现方法和显微摄影装置的结构。
2. 了解相片的拍摄和冲洗过程的基本步骤。
3. 了解影响显微相片清晰度的因素和控制方法。
4. 完成预习自测。

【实验目的】

1. 了解显微摄影的基本原理和三种常见的摄影方法。
2. 掌握显微摄影的基本操作技术。
3. 学习传统的相片冲洗的一般过程。
4. 初步掌握分析照片质量的标准。

【实验器材】

　　生物显微镜、ZA-1 型摄影仪、生物接筒、暗盒（注：已安装了相纸，不能随意打开）、标本载玻片、秒表、快门线、暗房相片冲洗设备等。

【实验原理】

　　根据显微镜的结构可知：当被观察的标本（AB）放在物镜前焦点 F_0 稍外一点的位置时，将在目镜前焦点 F 内侧且靠近焦点的位置处形成一个放大倒立的实像（A_1B_1），这时再通过目镜就可看到一个放大倒立的虚像（A_2B_2），如图 20-1 所示，这就是一般显微镜的成像原理。

　　如果调节物镜成像的位置（可使标本适当远离物镜或升高目

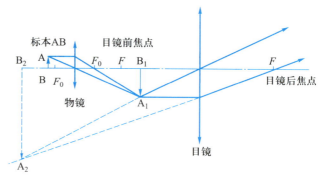

图 20-1   显微镜成像系统原理图

镜,即增大目镜与物镜间的距离,使中间成像介于目镜的一倍焦距与两倍焦距之间),使物镜所成的像位于目镜前焦点的外侧,此像再经过目镜放大,即可在目镜的另一侧得到一个经二次放大的正立实像,如图 20-2 所示。当光源足够强时,此像可使底片或相纸感光,或者使数码相机、摄像机的 CCD 光电元件感光成像,这就是显微摄影的原理。

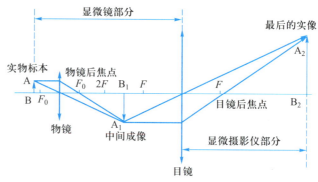

图 20-2   显微摄影成像系统原理图

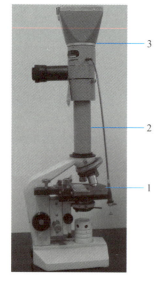

1—生物显微镜;2—生物接筒;
3—显微摄影仪。

图 20-3   显微摄影装置

将一个特制的摄影仪装在显微镜上方,即可进行显微摄影。其整个实验装置如图 20-3 所示,由三部分组成:① 生物显微镜;② 生物接筒;③ 显微摄影仪。生物接筒是显微镜和摄影仪的连接装置,内装有目镜(安装接筒时,已将显微镜原目镜拆除)。显微摄影仪为分光棱镜式摄影仪,内有棱镜,经目镜射出的光线一部分经棱镜透射至摄影仪顶部成像,使感光纸感光,一部分经棱镜反射至观察镜筒的光屏上成像。摄影仪通过精密的光路设计,当操作者调节视度调节圈时,首先在观察镜筒中看到清晰的"╋"标记,然后调节显微镜的调焦手轮,使眼睛从摄影仪的目镜中能观察到标本清晰的像,则在顶部暗盒夹处也必成一清晰的像。因此操作者可通过观察镜筒进行观察和取景,调节满意后,就能直接曝光、摄影。摄影仪中还装有快门装置,快门的开闭由快门线控制。

感光材料:一般为溴化银乳剂,将其涂在胶片上就成为胶卷(底片),如果将其涂在纸上就成为感光纸,曝光时在光的作用下部分溴化银粒子被还原成金属银而形成潜像,这就是拍照的过程。再经过显影液的作用,潜像就变成黑色金属银留在乳剂中,金属银还原的多少(即黑度的深浅)与曝光时间的长短和光的强弱及波长有关,然后经过定影液作用,将未还原的溴化银溶解在定影液中,底片该处就呈透明状,这时底片呈现与实物相反的影像,称为负片。用印相纸复印,就能得到平常所见的照片(复印是将印相纸的药膜面和底片的药膜面紧贴后曝光,再经显影、定影处理后即得照片)。

目前流行的实用的显微摄影方法主要有三种:

第一种方法是利用传统的菲林相机,让被摄物体成像于黑白或彩色胶片上,制成负片,再把它冲印、放大成照片(正片),以便观察研究和永久保存。或者让被拍摄物体成像于反转片上,直接制成正片,用于幻灯投影。要求不高时也可直接成像于相纸上,成为一负片,并不影响相片的分辨率,本实验使用的便是这种显微摄影方法。

第二种方法是利用数码相机,通过专用接筒或外接专用镜头,使被摄物体成像于数码相机的内存中,成为一个压缩的 jpeg 文件。将图像传输到计算机中,再利用图像显示软件把图像显示于显示器上,或者直接通过打印机输出相片。也可把图像存储于存储设备中,如软盘、闪存盘、光盘等,再通过数码冲印商店,冲印出数码相片。

由于目前市场上大多数数码相机都是不可变换镜头的相机(除了个别昂贵的专用数码相机外),所以显微镜不设连接数码相机的卡口,而通过加设一镜头接筒的方法,再连接某些镜头结构特殊的数码相机。

第三种方法则是在显微镜上加接专用连接镜头,接上 CCD 摄录镜头,再把动态的图像传送至计算机,通过软件在显示器上表现出动态图像,可把图像存储成某种格式的文件,如 avi、mpeg 或 mov 等。也可把瞬间的影像保存到计算机中,成为存储器上的一个静态图像的文件,如 bmp、tif 或 jpeg 等,与数码相机所获得的图像相似。这种方法的优点是能够获得动态图像,在视觉效果上更生动、更胜一筹。不过其静态图像的分辨率一般只能用于电视机或显示器上的显示,并不适合于打印输出和印刷等领域。

【实验步骤】

本实验利用 ZA-1 型摄影仪让标本成像于相纸上,形成一黑白负片。

本实验省略胶片拍片过程,直接用放大相纸拍成负片,这对分辨生物标本的影像无影响。实验的标本由细胞生物学教研室提供。

1. 拍摄

(1) 把生物接筒安装到显微镜上,再把 ZA-1 型摄影仪安装到接筒上面,然后把两者的螺钉都旋紧,最后插入装有反差适中的 2 号放大相纸的暗盒。

(2) 把暗盒上的挡板抽出至标记横线的位置。

(3) 把装有标本的载玻片置于显微镜的载物台上,并用载物台上的两簧片压紧载玻片,再打开透射灯开关并将亮度调节到最大值(或打开反射灯开关并调节到中间亮度位置)。

(4) 把 ZA-1 型摄影仪的快门上弦,即把扳片从左向右扳到底一次,扳片自动回复到左边起始位置处。

(5) 校正摄影仪目镜的视度调节圈,即使标记"+"清晰可分,再观察该目镜中标本的成像,如果图像不清,可转动显微镜的调焦手轮使其清晰,这时标本就在相纸所在的平面上形成一清晰的像。

(6) 以上的工作完成后,即可开始摄影。首次操作曝光的学员应预先练习几次,再进行真正的拍摄操作。步骤如下:左手按下秒表启动按钮,与此同时,确保快门线成一直线并用右手按下其按钮且一直按住不放,听到"嘀嗒"声,这时快门开启,开始曝光,秒表计时至 180 s 时,松开右手,又听到"嘀嗒"声,快门关闭,相纸被曝光 3 min,记下这一时间。

(7) 小心地把暗盒的挡板推到底,合上暗盒,再把它卸下来,拿到暗房进行冲洗。

2. 暗房洗印

(1) 暗房中靠墙的平台上置有若干组相片冲洗设备:各小组分别拥有三个盛有液体的塑料容器及相应的不锈钢夹子,从左到右分别放置的是显影液、清水和定影液,另外,在洗手水槽中盛有大量的清水以供最后清洗相片用。显影液(酸性)与定影液(碱性)会发生化学反应,因此不能够混合,否则它们都会失去药效,影响相片的效果。

(2) 每组学员到暗房后,应听从暗房教员的指挥。整个显影过程都要在昏暗的红色光线下进行,只要还有其他学员在进行显影就不能开门,除非暗房中所有学员的相片都完全浸入定影液中。闭门熄灯后,暗房中只开几只小红灯泡照明(相纸暴露于该光线下是不会曝光的)。在暗房中待上一两分钟后,人眼即能适应暗房中昏暗的红色光线并看清周围的物体。相纸反光性较好的一面,即涂有感光材料的一面为药面。

(3)在确保只有暗红色光线的条件下,抽出暗盒上的挡板,取出相纸,用铅笔在相纸背面作上记号以免学员之间相片相互混淆。暗盒则交给教员。

(4)水洗:用不锈钢夹子夹住相片的边角,浸入中间容器的清水中把相纸浸湿,以便在接下来的步骤中让显影液和定影液分别与相纸表面有更好的接触,确保相片的显影质量。

(5)显影:从清水中取出相纸,浸入显影液中,用夹子夹住相纸的一角,在显影液中轻轻地晃动以使化学反应更均匀。经过一两分钟(这个时间根据不同的情况,如显影液的温度、浓度、相纸的曝光程度、新鲜程度等,可能有变化)后,可观察到相纸上由浅到深逐渐显出影像,让相片显影到各个细节与层次都清晰可分,稍微黑一些并无大碍,这时候就可把相片从显影液中取出。请注意:在明亮的光线下观察到的正常相片在处于昏暗的暗房光线下时看上去会更黑一些。这一步骤中要求记下显影时间。

(6)水洗:从显影液中取出相片,再浸入清水中清洗,把显影液清洗干净。

(7)定影:把相片浸入定影液中,定影 15 min。要求记下定影时间。

(8)水洗:把定影完毕后的相片取出,放到洗手槽的清水中,至少清洗 15 min。请记下水洗的时间。注:如果条件允许,可让相片在水中浸泡一个小时甚至更长时间,彻底地把相片上残留的定影液清洗干净,这对于长时间保存相片是最关键的因素。

(9)上光:由于本实验所用的相纸是光面纸,所以需要上光以确保相片表面光亮。待洗净后的相片水滴滴干,放到上光机洗净的不锈钢上光板上。多位学员的相片可同时排列于上光板上,然后扣上帆布,接通上光机的电源,再用滚筒在帆布上来回滚动。约 15 min 后,打开帆布,如果相片朝上弯曲如炒鱿鱼片般,则上光过程完成。如相片还贴在上光板上,则再扣上帆布继续上光过程。

(10)剪裁:用暗房的裁刀把相片剪裁成图像的边与相片的边平行(如果不平行的话)。

【实验结果】

用胶水把相片贴到实验报告上,简要说明调焦是否清晰,曝光、显影时间是否恰当,再写出你对本实验的感想。

【注意事项】

1. 拍摄时暗盒上的挡板抽出幅度不要超过标记横线,否则挡板可能再也插不进去,相纸报废。

2. 拍摄时的曝光时间依据照明光源光强的不同和相纸感光的强弱,可以有一定的波动范围,但注意曝光时间不要过长,不要过度曝光。

3. 进入暗房后要严格听从教员的指挥。

4. 先显影后定影的顺序不可搞错,并且显影液和定影液不可混合。

【预习自测】

1. 显微摄影实验的装置由三部分组成:_____、_____、_____。

2. 感光材料一般为_____,将其涂在胶片上就成为胶卷(底片),如果将其涂在纸上就成为感光纸,曝光时在光的作用下部分溴化银粒子_____成金属银而形成潜像,这就是拍照过程。再经过显影液的作用,潜像就变成_____留在乳剂中,金属银还原的多少(即黑度的深浅)与曝光时间的长短和光的强弱及波长有关,再经过定影液作用,将_____溶解在定影液中,底片该处就呈透明状,这时底片呈现与实物相反的影像,称为负片。

3. 暗房洗印操作步骤包括:_____、_____、_____、_____、_____、_____和_____。

【思考题】

1. 使用显微镜时有哪些注意事项?

2. 在显微摄影中要得到一张好的照片必须注意哪些关键问题?

实验 21　G-M 计数管特性研究及放射强度测量

(characteristics research and radiation intensity measurement of G-M counter tube)

　　放射性是原子核的一种自发衰变性质,将放射性化学物质注射到人体内,可以进行核素显像检查,对疾病的性质进行确诊;也可以利用放射性核素放出的某种射线,对疾病(如肿瘤)进行治疗。放射性核素性质的研究在临床诊断与疾病治疗等领域有着广泛应用。

　　一般在有辐射的情况下需要测量辐射强度,比如医院需要校准放射性示踪剂和其他医疗设备,确保其测量准确性。在军事领域,需要监测核潜艇和携带核武器的军用飞机内部的辐射水平,保护人员免受辐射伤害。测量核辐射的仪器称为核辐射探测器,G-M 计数管是盖革-米勒(Geiger-Müller)计数管的简称,它是结构简单而又经济实用的核辐射探测器,具有易于加工、输出信号幅度大、配套仪器简单等优点。因此,研究 G-M 计数管的特性以及对放射性核素的强度进行测量具有非常重要的意义。

【预习要求】

1. 了解 G-M 计数管的工作原理。
2. 了解定标器的工作原理及操作方法。
3. 了解放射性核素强度的测量方法。
4. 完成预习自测。

【实验目的】

1. 了解 G-M 计数管的工作原理和特性。
2. 掌握测定计数管坪曲线的方法。
3. 掌握计数管工作电压的选择方法。

【实验器材】

自动定标器、G-M 计数管及管架、β 放射源等。

【实验原理】

1. G-M 计数管的结构和工作原理

G-M 计数管是核辐射探测器中最常用的气体探测器之一,主要用来测量 α、β、γ 射线或 X 射线的强度。G-M 计数器通常由 G-M 计数管、高压电源、前置放大器及自动定标器等组成,如图 21-1 所示。G-M 计数管在射线作用下可以产生电脉冲,高压电源可提供计数管的工作电压,而定标器则用来记录计数管输出的脉冲数。

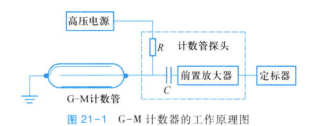

图 21-1 G-M 计数器的工作原理图

G-M 计数管的结构如图 21-2 所示,通常为一密封并抽真空的玻璃管,中央由一根细金属丝作为阳极,玻璃管内壁涂以导电材料薄膜或另装一金属圆筒作为阴极构成真空二极管。同时充有一定量的惰性气体和少量猝灭气体,一般二者充气分压比例是 9∶1。

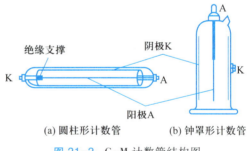

(a) 圆柱形计数管   (b) 钟罩形计数管

图 21-2 G-M 计数管结构图

G-M 计数管按结构形状分有圆柱形和钟罩形等。按探测对象分有 β 型、γ 型与兼测 β、γ 型计数管。按所充猝灭气体种类分,有卤素计数管,其猝灭气体为 Br_2、Cl_2 等;如果用乙醇或乙醚等碳氢化合物作为猝灭气体,则称为有机计数管。

当计数管的阳极和阴极之间加有适当工作电压时,管内会形成柱形对称电场。如有带电粒子进入管内,由于粒子与管内惰性气体原子的电子之间的库仑力作用,可使气体电离(或激发),形成正负离子对,这种电离称为初级电离。在电场作用下,正、负离子分别向各自相反的电极运动,电子在向阳极运动的过程中不断被电场加速,又会和原子碰撞,再次引起气体电离,称为次级电离。由于不断的电离过程使电子数目急剧增加,形成自激雪崩放电现象。同时,原子激发后的退激发及正负离子对的复合,都会产生大量紫外光子,这些光子可在阴极上打出光电子,这些光电子在电场中被加速,一般在 10^{-7} s 之内会使雪崩放电遍及计数管整个灵敏体积内。在这段时间内正离子的移动很少,仍然包围在阳极附近,构成正离子鞘,使阳极周围电场大为减弱。在正离子缓慢地向阴极运动的过程中,也会与猝灭气体分子相碰撞。

充有不同类型猝灭气体的计数管,其猝灭机制是不同的,对卤素管而言,由于猝灭气体的电离电势低于惰性气体,如表 21-1 所示,因而会使大量的猝灭气体电离,使到达阴极表面的大部分是猝灭气体的正离子,它们与阴极上的电子中和后大部分不再发射电子,从而抑制正离子在阴极上引起的电子发射,终止雪崩放电,形成一个脉冲电信号。

表 21-1　几种气体的电离电势

原(分)子	电离电势/eV	原(分)子	电离电势/eV
Ar	15.76	Br_2	11.18
Ne	21.56(16.5 亚稳态)	Cl_2	12.90
Kr	14.00	C_2H_5OH	约 11.30

G-M 计数管的寿命主要受猝灭气体因素限制。对有机管来说,由于有机分子的分解而逐渐消耗,一般使用寿命约 10^8 次计数。对于卤素管来说,被电离的卤素离子移动到阴极后,仍可复合为分子,分子几乎不消耗,同时工作电压也低于有机管,寿命可达 10^9 次计数以上。

一个带电粒子进入计数管后,可以引起一次放电过程而产生一个电压脉冲信号而被记录。因此,G-M 计数管对带电粒子(如电子)的探测效率接近 100%。如果被探测的是 γ 射线,可以利用 γ 射线穿入计数管壁或金属阴极时产生的次级带电粒子(如光电子等)进入计数管引起电离并产生输出脉冲。所以 G-M 计数管不仅能探测带电粒子也能探测 γ 光子,不过对后者的探测效率很低,仅约 1%。

2. G-M 计数管的特性

G-M 计数管的主要特性包括坪曲线、死时间等。

(1) 坪曲线

正常的 G-M 计数管在强度不变的放射源的照射下,测量计

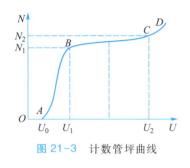

图 21-3 计数管坪曲线

数率 N 与阳极和阴极间外加电压 U 的关系曲线,称为坪曲线,如图 21-3 所示。

由图可以看出,在外加电压低于 U_0 时,粒子虽能进入计数管但不能引起计数,这是因为加速电场太弱不足以引起雪崩放电,不能形成脉冲,因此计数管没有计数。随着外加电压的升高,计数管开始有计数,把此时对应的外加电压 U_0 称为起始电压或阈电压。随着外加电压的继续升高,计数率也迅速增加,但外加电压从 U_1 到 U_2 这一范围内,计数率变化并不明显,把这一段外加电压的范围称为坪区,U_1-U_2 的值称为坪长。

计数管的坪区也并非完全平坦,随着外加电压的进一步升高,计数率也稍有增加,如电压从 U_1 升至 U_2,计数率也从 N_1 升至 N_2。其原因主要是猝灭不够完全,即猝灭气体的正离子到达计数管阴极时有少数也可能产生次级电子,引起假计数。这些假计数是随外加电压的升高而增加的。为了表示这一特性,定义坪斜 T 为

$$T = \frac{N_2 - N_1}{N_1(U_2 - U_1)} \times 100\% \qquad (21-1)$$

坪斜的意义为当坪长增加 1 V 时,引起计数率增加的百分比,一般要求所用的计数管 $T < 0.1\% \, \text{V}^{-1}$。

当计数管两极上所加电压超过 U_2 时,计数率会明显上升,说明已进入连续放电区,猝灭气体已失去作用。此时计数管不能正常使用,且很容易损坏,实验中应尽量避免外加电压超过坪长区域。通过测量计数管的坪曲线,可以得出计数管的起始电压、坪长、坪斜等参量,并可选择正确的工作电压,如图中的 U_1 与 U_2 之间的曲线所示。

(2)计数管的死时间和失效时间(选做)

如果放射源的活度合适,可用触发扫描示波器观察计数管输出的脉冲波形,如图 21-4 所示。图的横轴是扫描时间,纵轴是脉冲信号幅度,由图可看出,在第一个大脉冲之后有一系列由小逐渐变大的脉冲。在第一个大脉冲的宽度 t_D 内,计数管内正离子鞘离阳极还很近,管内电场较弱,即使有离子进入管内也不能引起放电,不会形成脉冲,因此称 t_D 为死时间。随着正离子鞘与阳极的距离增大,管内电场稍有恢复,此时若有粒子进入计数管内,就能引起放电而形成脉冲,不过脉冲幅度很小。随着正离子鞘逐渐接近阴极,管内电场逐渐恢复,输出脉冲也逐渐恢复到大脉冲的幅度。直到正离子鞘到达阴极而被中和,管内电场完全复原,输出脉冲也达到正常幅度。如图中表示脉冲幅度的变化情形,其

中 t_D 表示计数管的死时间，t_R 为恢复时间，此段时间内若有粒子进入计数管，它可能产生脉冲信号，但其幅度较小。

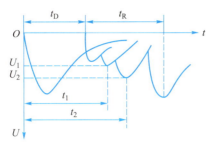

图 21-4　计数管的输出波形示意图

实际上计数管不能计数粒子的时间一般大于 t_D 而小于 $(t_D + t_R)$。把计数管实际不能计数的时间称为失效时间（或称分辨时间）。失效时间除取决于计数管的结构和工作电压外，还与计数率的大小和定标器的触发阈等因素有关。如图21-4 中把定标器的触发阈选为 U_1，则对应计数管的失效时间为 t_1，若触发阈选择为 U_2，失效时间应为 t_2。

由于计数管有失效时间，所以测量粒子数目时会产生漏计数，尤其是放射源活度较强时可能产生的漏计数较多，一般需进行校正。计数管的失效时间为 t_1，含义是在粒子进入计数管而形成脉冲信号后的 t_1 时间内，即使再有粒子进入计数管也不能再产生脉冲信号，即不能再引起计数，但也不延长失效时间。若单位时间内进入计数管的平均计数率为 N_0，而实际计数管测量的计数率为 N，那么可知漏计数为

$$N_0 - N = N_0 N t_1 \qquad (21-2)$$

由此可求出真正的平均计数率 N_0 为

$$N_0 = \frac{N}{1 - N t_1} \qquad (21-3)$$

测量计数管的失效时间 t_1 后，根据实际的计数率 N，即可求出真正的平均计数率 N_0。一般计数管的失效时间约为 10^2 μs，由此可估计漏计数的多少，根据 N_0 的大小和精度要求决定是否要进行漏计数校正。

3. G-M 计数管的使用方法

G-M 计数管用作射线探测仪器时，要配合高压电源、定标器和输出电路使用。高压电源提供计数管阳极和阴极间的工作电压；定标器用来记录计数管输出的脉冲信号数目；输出电路由负载电阻和输出电容构成，计数管输出的放电信号在负载电阻上形

成压降而构成脉冲信号,通过电容输出被定标器记录。

高压电源是通过实验仪器选定的,应根据使用计数管类型的不同,选择电压调节范围适当、精度适当,电压读数指示明确的合适的电源。

定标器是核物理实验的基本仪器,配合粒子探测器使用可记录脉冲信号数目,即可测量粒子数目。具体使用方法应参阅实验室提供的仪器使用说明书。

计数管的输出电路比较简单,如图21-5所示为典型的输出电路。需要注意的是在使用计数管时一定要正确辨认阳极和阴极,阳极接高电压,阴极接低电压,不能接错。

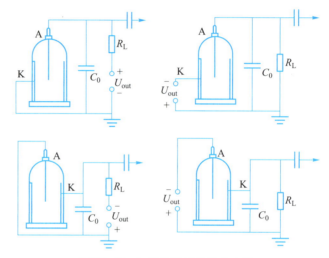

图 21-5 G-M 计数管的输出电路

【实验步骤】

1. 校验定标器是否正常

在"自检"状态下,将高压开关置于"断"的位置,高压调节和甄别阈都置于零,本底数拨动开关置于"正常"。

功能按钮置于"手动",按动"复零计数"按钮,定标单元应能连续计数,按"停止"则计数停止。

功能按钮置于"单次",定时1 s,按下"复零计数"按钮,定标单元应能按1 s定时计数,计数停止后显示"19 456",再按"复零计数",则可复零后重新按1 s定时计数。按"计数"也可累加计数。

功能按钮置于"自动"位置,仪器按预置的定时时间计数,计数后停顿3 s,自动复零后再开始按定时时间计数,不断自动循环。

将高压开关扳至"高压",转动高压调节电位器,电表上应能平稳地指示出 0～500 V 输出电压(注意调节时不要超过 500 V)。

至此,定标器的校验工作结束,说明仪器可以正常工作,然后将高压开关退至零位置。

2. 测绘计数管坪曲线

把计数管正极(接金属丝的一端)接电缆的红线,负极接黑线,电缆插头插在定标器后面板的输入插孔内,把后面板上的拨动开关拨向"⎍"位置。

用镊子将放射源置于计数管下方(注意:绝不允许用手直接拿放射源)。

功能按钮放在"手动",调节高压至 250～300 V 之间,按下"复零计数"按钮,使高压缓慢升高,同时注意最低位数码管是否开始计数,一旦开始计数即停止升高电压,这时的高压数值就是该计数管的起始电压,记下这个电压值。

定时置于 60 s,功能按钮置于"单次",从起始电压开始,高压每增加 10 V 进行一次计数,把每次的脉冲数记录下来,直至超过坪区宽度为止,有些管坪区较宽,电压也不要高于 500 V。重复测量三次,在各电压值上分别取三次计数的平均值,记录在表 21-2 中,并在坐标纸上绘制坪曲线。

注意:从起始电压开始,随着高压的升高,每分钟计数也会升高,但电压升高到一定值后,每分钟计数不会再随电压的升高而明显地升高,这就是计数管的坪区,一般较好的计数管坪区电压宽度约为 100 V,坪区过后每分钟计数又会随电压升高而明显增加,这时要立即停止升高电压,且稍微回调(调低)电压,否则每分钟计数就会随电压升高而急剧增加,可能损坏计数管。实验时应特别小心。

3. 测量放射源的每分钟计数

选择坪曲线坪区中点所对应的电压数值为计数管的工作电压,并把电压调到该值。并在此条件下进行三次计数,每次 60 s,数据记入表 21-4 中。

把放射源放回源盒,即在计数管下无放射源时,再进行三次计数,每次 60 s,这时的计数称为本底计数,数据记入表 21-3 中。在每次测量计数中都包含本底计数,因此在表 21-4 的计数中应减去本底计数,才是所测放射源的实际计数。

实验中应避免不必要的计数,因为计数管的寿命是有限的,同时应避免使计数管剧烈震动。

【实验结果】

1. 测绘坪曲线

表 21-2 坪曲线测量表

测量次数		1	2	3	4	5	6	7	8	9	10	11	12	13	14	15
电压/V																
计数率/ （计数·min⁻¹）	1															
	2															
	3															
	平均															

起始电压 = _____ V   工作电压 = _____ V   坪斜 T = _____ % V⁻¹

2. 本底计数

工作电压 = _____ V

表 21-3 本底计数测量表

次数	1	2	3	平均值
计数率/（计数·min⁻¹）				

3. 被测放射源的计数

工作电压 = _____ V

表 21-4 被测放射源计数测量表

次数	1	2	3	平均值	本底计数	实际计数
计数率（计数·min⁻¹）						

【注意事项】

1. 操作前一定要熟悉定标器面板上各开关、按钮与旋钮的功能。

2. 给计数管所加高压不要高于 500 V，否则计数管易损坏。

3. 基于安全考虑，不要用手触摸放射源。

【预习自测】

1. G－M 计数器通常由 _____、_____、_____ 及 _____ 等组成。

2. 一个带电粒子进入计数管后，可以引起____次放电过程而产生____个电压脉冲。

3. 坪曲线是指_____,测量坪曲线的意义在于_____,坪斜的意义为_____。

【思考题】

1. 试说明 G-M 计数管的工作原理。

2. 什么是坪曲线？坪曲线有什么用途？

3. 自猝灭式计数管为什么不能连续放电？什么情况下会发生连续放电？发现连续放电时应采取什么措施？

4. 本实验中,引起误差的主要因素有哪些？如何消除？

实验 22　核磁共振实验
（experiments of nuclear magnetic resonance）

核磁共振（nuclear magnetic resonance，NMR）是指具有磁矩的原子核在恒定磁场中，受电磁波（通常为射频电磁振荡波）激发而产生的共振跃迁现象。

1946 年，美国哈佛大学珀塞尔（E. M. purcell）等人首先观测到了石蜡中质子的核磁共振信号，几乎同时，斯坦福大学布洛赫（F. Bloch）研究小组发现了液态水中的核磁共振信号，两人因此获得了 1952 年的诺贝尔物理学奖。

核磁共振的方法与技术作为分析物质的手段，由于其可深入物质内部而不破坏样品，并具有迅速、准确、分辨率高等优点而得以迅速发展和广泛应用，目前已经从物理学渗透到化学、生物学、地质、医疗以及材料等多学科，在科研和生产中发挥了巨大作用，尤其是 1977 年磁共振成像技术因能获得人体软组织的清晰图像而成功地用于许多疑难病症的临床诊断。同时，利用核磁共振对磁场进行测量和分析也是目前公认的标准方法之一。

核磁共振的相关技术仍在不断发展之中，其应用范围也在不断扩大，本实验旨在通过用最基本的核磁共振仪器操作，使同学理解其基本原理和实验方法。

【预习要求】

1. 了解核磁共振的基本概念和原理。
2. 了解核磁共振的用途。
3. 完成预习自测。

【实验目的】

1. 理解核磁共振的基本原理。
2. 掌握利用核磁共振测量 g 因子的方法。

【实验器材】

此实验包含核磁共振实验仪、高斯计、频率计、示波器等。其中核磁共振实验仪主要包括永磁铁及扫场线圈、边限振荡器、磁场扫描电源等。

【实验原理】

对于处于恒定外磁场中的某些原子核,如果同时在与外磁场垂直的方向上加一射频交变电磁场(简称射频场),就有可能引起原子核在相邻能级间的跃迁。当射频场的频率 ν_0 所对应的能量 $h\nu_0$ 刚好等于原子核两相邻能级的能量差时,即

$$h\nu_0 = g\mu_N B_0 \tag{22-1}$$

或

$$h\nu_0 = \gamma \frac{h}{2\pi} B_0 \tag{22-2}$$

处于低能级的原子核就可以从射频场吸收能量而跃迁到高能级。(22-1)式中常量 $\mu_N = \dfrac{eh}{4\pi m_p}$ 称为玻尔核磁矩(其中 e 为电子电荷量的绝对值,h 为普朗克常量,m_p 为质子质量),数值上等于 5.051×10^{-27} J/T;g 是一个与原子核特征有关的无量纲常量,称为 g 因子。原子核系统在恒定磁场和射频场共同作用下,并且满足一定条件时所发生的共振吸收现象称为核磁共振现象。

由(22-2)式可以得到发生核磁共振的条件是

$$\nu_0 = \frac{\gamma B_0}{2\pi} \tag{22-3}$$

满足(22-3)式的频率 ν_0 称为共振频率。如果用角频率 $\omega_0 = 2\pi\nu_0$ 表示,则共振条件可以表示为

$$\omega_0 = 2\pi\nu_0 = \gamma B_0 \tag{22-4}$$

由(22-4)式可知,对固定的原子核,旋磁比 γ 一定,调节共振频率 ν_0 和恒定磁场 B_0 两者或者固定其中一个调节另一个就可以满足共振条件,从而观察核磁共振现象。

实验中采用永磁铁,B_0 为定值,对于不同的样品,调节射频场的频率使之达到共振频率 ν_0,原子核从低能级吸收射频场的能量跃迁到达高能级,观察核磁共振信号。

由(22-4)式可以看出,每一个磁场值只能对应于某一确定射频频率发生共振现象,而在几十兆赫兹范围内寻找这一频率是极其困难的。为了便于观察共振吸收信号,通常在恒定磁场 B_0 上叠加一个低频交变磁场 $B_m \sin \omega't$,此时样品所在区域的实际磁场为 $B_0 + B_m \sin \omega't$。

由于交变磁场的幅值 B_m 很小,总磁场的方向保持不变,只是磁场的幅值按交变磁场频率发生周期性变化,ω 也相应地发生周

期性变化,即

$$\omega = \gamma(B_0 + B_m \sin \omega' t) \qquad (22-5)$$

这时只要射频交变电磁场的角频率调在 ω 变化范围之内,同时调制磁场扫过共振区域,即 $B_0-B_m \leqslant B \leqslant B_0+B_m$,则共振条件在调制场的一个周期内被满足两次,所以在示波器上观察到如图 22-1(a)所示的共振吸收信号。此时若调节射频场的频率,则吸收曲线上的吸收峰将左右移动。当这些吸收峰间距相等时,如图 22-1(b)所示,则说明在这个频率下的共振磁场为 B_0。

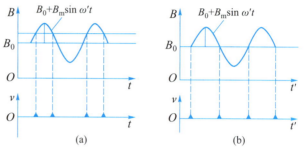

图 22-1 用扫场法检测共振吸收信号

如果扫场速度很快,也就是通过共振点的时间比弛豫时间小得多,这时共振吸收信号的形状会发生很大的变化。在通过共振点后,会出现衰减振荡,这个衰减的振荡称为尾波,尾波越大,说明磁场越均匀。

【实验步骤】

1. 熟悉仪器的功能并连接各仪器

仪器连线如图 22-2 所示。

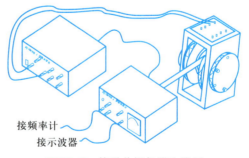

接频率计
接示波器

图 22-2 核磁共振仪器连线图

(1)首先将探头旋进边限振荡器后面板的指定位置,并将测量样品插入探头内。

(2)将磁场扫描电源上扫描输出的两个输出端接磁铁面板

中的任意一组接线柱,并将磁场扫描电源机箱后面板上的接头连接到边限振荡器后面板上的接头。

（3）将边限振荡器的"共振信号输出"与示波器相接,"频率输出"与频率计相接。

（4）移动边限振荡器,将探头连同样品放入磁场中,调节边限振荡器机箱底部的四个调节螺丝,使探头放置的位置保证内部线圈产生的射频磁场方向与恒定磁场方向垂直。

（5）打开磁场扫描电源、边限振荡器、频率计和示波器的电源。

2. 调节并观察样品的核磁共振信号

核磁共振实验仪配备了六种样品：$1^{\#}$—硫酸铜溶液、$2^{\#}$—三氯化铁溶液、$3^{\#}$—氢氟酸、$4^{\#}$—丙三醇、$5^{\#}$—纯水、$6^{\#}$—硫酸锰溶液。

（1）将低频交变磁场扫描电源的扫描幅度调节旋钮顺时针调节至接近最大,这样可以加大捕捉信号的范围。

（2）调节边限振荡器的频率粗调旋钮,将频率调节至磁铁标志的共振频率附近,然后调节频率微调旋钮,在此附近捕捉信号,当满足共振条件 $\omega = \gamma B_0$ 时,可以观察到大致的共振信号。调节旋钮时要尽量缓慢,因为共振范围非常小,很容易跳过。

（3）调出大致的共振信号后,降低扫描幅度,调节频率微调旋钮至信号等宽,同时调节样品在磁铁中的空间位置以得到尾波最多的共振信号,如图 22-3 所示。

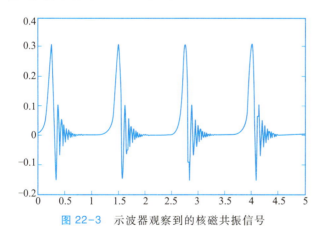

图 22-3　示波器观察到的核磁共振信号

（4）记录各样品的核磁共振信号波形。

3. 测量各样品的 g 因子

（1）测量共振信号间距相等时射频场的共振频率值和此时样品所在处的磁感应强度值。

（2）计算各样品的 g 因子及相对误差（$g_{理论}=5.585\ 1$），将数据填入表 22-1。

样品	共振频率 ν_0/Hz	磁感应强度 B_0/T	g
1　硫酸铜溶液			
2　三氯化铁溶液			
3　氢氟酸			
4　丙三醇			
5　纯水			
6　硫酸锰溶液			

表 22-1　各样品的 g 因子测量

【注意事项】

1. 调节频率调节旋钮时应尽量缓慢，因为共振范围非常小，很容易跳过。

2. 高斯计前端的传感器比较脆弱，应注意保护。

3. 磁铁上的标志频率仅作参考，因为磁铁的磁感应强度会随温度的变化而变化。

【预习自测】

1. 核磁共振实验中共用到了_____种磁场，分别是_____、交变磁场、_____。

2. 在核磁共振实验中，_____产生射频场，同时将探测到的共振信号放大后输出给示波器。

3. 本实验中，通过示波器可以观察共振信号，通过_____可以测量样品的共振频率，通过_____可以测量磁感应强度。

【思考题】

1. 产生核磁共振需要哪些条件？

2. 为什么用核磁共振方法测磁感应强度 B 的精度取决于共振频率的测量精度？

3. 核磁共振实验中共用了几种磁场？各起什么作用？

【附录】

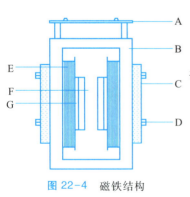

图 22-4　磁铁结构

仪 器 结 构

1. 磁铁结构如图 22-4 所示。

A—面板。

B—主体:起支撑线圈和磁钢,以及形成磁回路的作用。

C—外板:用于调节磁隙。

D—螺丝。

E—线圈:通过其施加扫描磁场。

F—间隙:有效的工作区,样品置于其中。

G—磁钢:永磁铁。

2. 磁场扫描电源如图 22-5 所示。

A—扫描幅度调节旋钮:用于捕捉共振信号,顺时针调节扫描幅度增加。

B—电源开关:整个磁场扫描电源的通断电控制。

C—扫描输出接线柱:用叉片连接线连至磁铁面板接线柱。

D—X 轴幅度输出接线柱:用叉片连接线接至示波器 X 轴输出。

E—电源线:接 220 V、50 Hz 输入。

F—边限振荡器电源输出:五芯航空插头,为边限振荡器提供工作电源。

G—X 轴幅度调节旋钮:用于扫描幅度的调节,顺时针调节幅度增大。

H—X 轴相位调节旋钮:用于信号相位的调节。

3. 边限振荡器如图 22-6 所示。

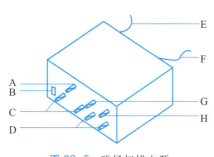

图 22-5　磁场扫描电源

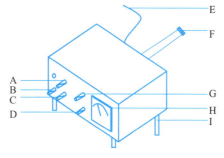

图 22-6　边限振荡器

边限振荡器具有与一般振荡器不同的输出特性,其输出幅度随外界吸收能量的轻微增加而明显下降,当吸收能量大于某一阈值时即停振,因此通常被调整在振荡和不振荡的边缘状态,故称为边限振荡器。

A—频率粗调旋钮:用于共振频率的粗调,顺时针调节频率增加。

B—频率输出:接频率计,显示共振频率。

C—频率微调旋钮:用于共振频率的微调,顺时针调节频率增加。

D—共振信号输出:接示波器,观测共振信号。

E—电源输入:接磁场扫描电源后面板的"边限振荡器电源输出"。

F—探头:内有产生射频场的线圈,外部是起屏蔽作用的铜管,前面装被测样品。

G—幅度调节旋钮:用于调节射频场幅度,顺时针调节幅度增加。

H—幅度显示表:表头指示射频场幅度。

I—高度调节螺丝:用于调节探头在磁场中的空间位置。

实验 23　X 射线成像原理及应用
（principles and application of the X-ray imaging）

1895 年德国著名物理学家伦琴发现了 X 射线,这种射线具有很强的穿透力,且有荧光作用和光化学作用。经过一个多世纪的发展,X 射线影像技术已在卫星导航领域凸显出了自己的优势,更在临床医学影像诊断中得到了广泛的应用,目前不仅有传统的 X 射线透视和普通 X 射线摄影,还有现代的计算机 X 射线数字化摄影技术,更有 X-CT 断层影像技术,因此 X 射线影像技术已成为现代四大影像技术之首。本实验在让学员体验 X 射线透视、普通 X 射线摄影和计算机 X 射线数字化摄影技术的同时,还能让学员领略无损探伤的神奇,观察 X 射线发生装置的结构,了解 X 射线防护知识。

【预习要求】

1. 熟悉 X 射线成像的原理及相关防护知识。
2. 了解 BJI 手提式 X 射线成像系统的操作方法。
3. 了解 X 射线的临床应用。
4. 完成预习自测。

【实验目的】

1. 了解 X 射线的临床应用。
2. 掌握 X 射线成像原理。
3. 掌握 BJI 手提式 X 射线成像系统的使用方法。

【实验器材】

BJI 手提式 X 射线成像系统(系统外观如图 23-1 所示)、计算机、X 射线胶片、显影液、定影液等。

【实验原理】

1. X 射线的产生条件

当高速带电粒子撞击物质受阻而突然减速时,能够产生 X 射线。

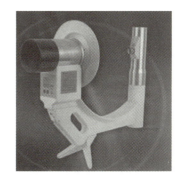

图 23-1　X 射线成像系统外观图

X 射线产生需要的基本条件是:

(1) 有高速运动的电子流。

(2) 有阻碍带电粒子流运动的障碍物(靶)用来阻止电子的运动,可以将电子的动能转化为构成 X 射线的光子的能量。

X 射线发生装置主要包括三部分:X 射线管、低压电源和高压电源,如图 23-2 所示。X 射线管是 X 射线发生装置的核心部件。

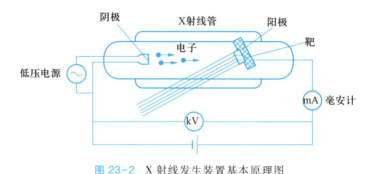

图 23-2　X 射线发生装置基本原理图

2. X 射线的特征

X 射线是一种波长超短的电磁波,属于频率高、波长短的射线,频率在 $3 \times 10^{16} \sim 3 \times 10^{20}$ Hz 之间,波长在 $10^{-3} \sim 10$ nm 之间,X 射线诊断常用的波长范围为 $0.008 \sim 0.031$ nm。

3. X 射线人体成像原理

使用 X 射线对人体进行投照,并对透过人体的 X 射线信息进行采集、转换,使之成为可见的影像,即为 X 射线人体成像。

(1) X 射线影像的形成

当一束强度大致均匀的 X 射线投照到人体上时,一部分 X 射线被吸收和散射,另一部分透过人体沿原方向传播。由于人体各种组织、器官的密度、厚度、成分等方面存在差异,对投照在其上的 X 射线的吸收量各不相同,从而使透过人体的 X 射线强度分布发生变化,最终形成携带人体信息的 X 射线影像。X 射线信息影像不能为人眼识别,须通过一定的采集、转换、显示,系统才能将 X 射线强度分布转换成可见光的强度分布,形成人眼可见的 X 射线影像。

(2) X 射线的采集与显示

① X 射线摄影:X 射线摄影的信息载体和显示介质是医用 X 射线胶片。医用 X 射线胶片的主要特性是感光,即接受光照并产生化学反应,形成潜像(latent image)。通过对有潜像的胶片进行处理(暗室处理:显影、定影等),胶片上的潜像可转变为可见

的不同灰度(gray)分布像。胶片感光层中的卤化银被还原成金属银残留在胶片上,形成由金属银颗粒组成的黑色影像。如果人体组织的物质密度高,则吸收 X 射线多,X 射线胶片感光就弱,在 X 射线照片上呈白影;反之,如果组织的物质密度低,则吸收 X 射线少,X 射线胶片感光就强,在 X 射线照片上呈黑影。

医用 X 射线增感屏为荧光增感屏,其增感原理为增感屏上的荧光物质受到 X 射线激发后,发出易被胶片吸收的荧光,从而增强对 X 射线胶片的感光作用。

② X 射线透视:X 射线透视的信息载体是 X 射线电视系统。X 射线电视系统主要包括 X 射线影像增强器、光学图像分配系统、含有摄像机与监视器的闭路视频系统与辅助电子设备。X 射线影像增强管是影像增强器的核心部件。携带人体信息的 X 射线与影像增强管的输入荧光屏作用后,将 X 射线信息影像转变为可见的荧光影像,荧光光子作用到与输入屏密接的光电阴极上产生低能电子,光电阴极上各点发出的光电子数量与输入荧光屏上各点的亮度有对应的线性关系,形成电子影像。光学系统将影像增强管输出的电子影像传输到视频摄像管的输入屏,供医生在正常光线下借助监视器观察 X 射线影像。

③ 计算机 X 射线摄影(CR):计算机 X 射线摄影是将 X 射线透过人体后的信息记录在成像板(IP)上,经读取装置读取后,由计算机以数字化图像信息的形式储存,再经过数字/模拟(D/A)转换器将数字化信息转换成图像的组织密度(灰度)信息,最后在荧光屏上显示。

【实验步骤】

1. X 射线透视

(1) BJI 手提式 X 射线成像系统结构如图 23-3 所示。将电源盒的电源输出插头插入整机上的插座内,将防护板内圈的三个螺丝套入影像增强器前铝板的三个螺丝上,转动大盘以防落下。在球管外部装上准直器。

(2) 使网电源插头接通 220 V 供电源,电源的绿色灯亮,黄色灯不亮,调节电压调整滑杆至所需的电压,然后查看主机,此时主机上应该绿色灯亮而黄色灯不亮。

(3) 按下开关按钮,主机上黄色灯亮,几秒后荧光屏亮,即可进行透视影像观察。需要注意的是,本机的按钮是不带锁的,使用时必须一直按着按钮。

(4) 注意辐射防护。尽管本机的辐射是低剂量的,但辐射仍然存在,实验时应避免长时间辐射。本机设计了自动保护装置,

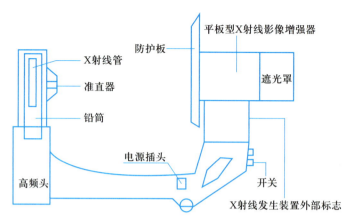

图 23-3 BJI 手提式 X 射线成像系统结构图

如果连续开机 60 s,仪器会自动切断电源。这时候只有松开电源,停机 3 min 后,按下复位键,然后再次按下开关按钮,才可以重新开机,这是对病人的保护,也是机器的自我保护。

（5）使用时要尽量增加焦距,即使检查部位尽量贴近增强器而远离球管部位。这样就可以使图像更加清晰而同时减少患者的接收剂量。需要注意的是,在患者待测部位和观察窗口前面的防护板之间除病人身体不可去除的东西外,不可再放置其他东西。

（6）环境光线越暗效果越好。

2. 普通 X 射线摄影

（1）取下防护板。左右轻轻旋转并取下防护板,使摄影视野更广。

（2）设置管电压。在预备状态下,将功能转换开关转换到"透视"状态,根据所拍部位,参照表 23-1 调节电压旋钮至需要电压值,调节被摄物使被照部位清晰且位置居中。

（3）设置曝光时间。按下"透视/拍片"按钮,使"拍片"指示灯亮,"预备"指示灯亮,表示可以开始工作,数码管显示的数字即是以秒为单位的预置曝光时间,曝光时间可以通过数码管旁边的时间调整按钮"▲"（表示增加）和"▼"（表示减少）调整。曝光时间的长短应由 X 射线的强度、管电压和被摄部位的厚度而定,可参考表 23-1。

表 23-1 拍片推荐曝光参量表

部位	推荐电压/kV	曝光时间/s
手掌	55	0.4
手臂、脚	60	0.4

续表

部位	推荐电压/kV	曝光时间/s
膝关节	75	0.4
小腿、踝关节	70	0.4
大腿	80	0.6
股骨颈	80	3.5

（4）装上 X 射线胶片。进入暗室,将胶片、片盒、片盒架等摆放整齐,熄灭所有照明灯,使暗室进入工作状态。将 5 in×7 in 的 X 射线胶片放入片盒,片盒放入片盒架中,将片盒架如同防护板一样对准主机上的三个螺丝,套入并旋转一下,片盒架就固定在显示屏前,将球管外部准直器取下,可以扩大拍片范围。

（5）曝光。将 X 射线管对准拍摄部位,开机,预热灯丝,3 s 左右高压产生,此时注意必须保持机位和被摄物静止不动,否则将出现重影。此时显示变为只有一个数码管亮,预备灯灭(注意灯丝预热的 3 s 左右时间不进行拍片,也不计入总拍片曝光时间),等到拍片结束,高压断开,数码管显示"0.0",此次拍片结束。此时不能连续进行下一次拍片或透视,必须按复位键后才能进行。

（6）复位。拍片结束后,应该立即放开按钮,并按复位键,然后再进行其他工作。

（7）暗室冲洗。将预先准备好的显影液和定影液等依次倒入冲洗盘内,熄灭所有照明灯,将曝光的 X 射线胶片从片盒内取出,放入显影液中,轻轻晃动显影液,使显影液均匀浸泡 X 射线胶片,5~10 min 后,用镊子夹取 X 射线胶片,并用流水冲洗放入定影液中,经 10 min 定影后,取出,在流水中冲洗 10 min,自然晾干即可。

3. 计算机 X 射线摄影(CR)

（1）取下遮光罩,装上 CCD 摄像头。把摄像头接入计算机。

（2）开启计算机及显示器。计算机运行 Hospital 软件。

（3）采集 CR 图像。仿照"X 射线透视"各步骤操作,在透视状态下点击"启动"按钮,点击"开始采样",当计算机显示器上有理想图像出现时,点击"抓取",当前画面会进入暂存区,填写病历信息并保存。

（4）练习图像处理基本技术。按右下角的"图像处理"键,可进入图像处理框。点击所选中的图像,相应的图像将在左边的图上显示。然后点击下面一排功能键之一,系统将对图像进行相应的处理。处理后的图像将出现在右边的框中。或者双击左边的图像,将使系统进入外部的图像处理程序,如画图、Photoshop等,这样,可利用图像处理程序的强大功能,对图像进行所需要的编辑(如对比度调整、选区、勾勒病灶区、图像相减等)。图像处理结束后,可按"关闭"或点击右上角的"×",退出处理程序。

4. X 射线无损探伤

同学们可观察预先自行封装好的某种小型物件的 X 射线透视影像,观其形状,检查瑕疵。

5. 整理实验室

(1) 观察后关掉电源开关,拔掉网电源电线,然后再拔掉机器上的电源线,盖上荧光屏盖,将机器、电源线全部摆放整齐或放回机箱内。

(2) 将显影液和定影液倒回回收瓶,洗净冲洗盘,擦干台面,将物品摆放整齐。

【实验结果】

1. 自行设计实验记录表,记录实验所用参量。

2. 定性描述自己拍摄的 X 射线照片的影像清晰度、结构层次、细节分辨力等。

3. 比较 X 射线照片与透视影像的特点。

【注意事项】

1. 设备在开始使用前,要先插主机和电源间的插头,再插网电源插头,结束时正好相反。特别注意的是,在电源盒接通网电源时,不得按住主机电源上的按钮开关,否则将使仪器严重损坏。

2. 避免连续开机过长。一般以开 1 min 停 3 min 为宜。并且当前一次关机至后一次开机,中间至少要间隔 5 s,以免造成高压积累,击穿 X 射线球管,造成人为机器事故。

3. 焦-片距不得小于 43 mm。

4. 注意防护。不要用眼睛无防护地正视 X 射线。

5. 拔插摄像头必须在计算机关机的情况下进行,以免损坏采集卡。

【预习自测】

X 射线透视成像用到的 X 射线的性质是_____。本实验所用 X 射线管中靶的工作方式为_____,X 射线机的核心部件是_____,X 射线管的工作电压是_____,本实验中具有图像后处理功能的是_____,本实验用 X 射线透视仪连续工作时间不超过_____。X 射线摄影中影像记录介质是_____,X 射线透视中影像记录介质是_____。本实验中,拍摄手掌 X 射线影像的基本参量是_____,本实验用 BJI 手提式 X 射线成像系统,由于辐射剂量很低,关于防护问题,正确的说法是____。

【思考题】

1. 医用 X 射线胶片与普通胶片的主要区别是什么?

2. 医用 X 射线增感屏的作用是什么? 为什么要使用 X 射线增感屏?

3. X 射线在临床上有哪些应用?

4. 试对 X 射线透视影像、X 射线摄影影像及计算机 X 射线摄影的成像原理、图像特点、适用范围等作一个全面的比较。

5. X 射线除了在医学影像诊断、无损探伤等领域得到了广泛的应用,在卫星导航系统中,也发挥着重要的作用。"慧眼"X 射线天文卫星于 2017 年 6 月在酒泉卫星发射中心成功发射,该卫星携带高能 X 射线望远镜、中能 X 射线望远镜和低能 X 射线望远镜三种科学载荷和空间环境监测器,被称为是星海航船的"灯塔",请尝试分析该 X 射线望远镜成像的原理,其中用到了 X 射线的哪些性质?

实验 24 B 型超声成像原理及应用

（principles and application of the B-mode ultrasonic imaging）

　　超声成像是采用超声波的技术手段获得影像的一种方法,包括脉冲回波型声成像(pulse echo acoustical imaging)和透射型声成像(transmission acoustical imaging)。目前,临床应用的超声诊断仪都采用脉冲回波型超声成像。而透射型超声成像的技术应用仍处于研究之中,如某些类型的超声 CT 成像(computed tomography by ultrasound)。

　　B 型超声成像是临床上使用最广泛的超声检测方法,它利用探头发射一束超声波,进入人体后并进行扫描,由于人体不同组织器官的声阻抗存在差异,会在两种组织的分界面产生强弱不等的超声回波信号,回波信号被探头接收后,经信息处理,在屏幕上显示出许多明暗各异的光点,构成一幅人体组织性质与结构的截面图像,称为声像图(sonograph)或超声图(ultrasonograph),从中可提取人体器官的基本信息进行诊断。连续多幅声像图在屏幕上显示,便可观察到动态的器官活动。

　　超声波的独特性质是超声成像设备在临床医学领域广泛应用的基础。本实验以脉冲回波型超声成像(也称反射式超声成像)为研究对象,介绍超声成像的原理,并对自己或同学进行 B 型超声观察和测量。

【预习要求】

1. 理解 B 型超声成像的基本原理。
2. 了解 B 型超声诊断仪的结构与各部分的功能。
3. 完成预习自测。

【实验目的】

1. 初步识别体内器官的 B 型超声图像,掌握用 B 型超声诊断仪测量距离、周长和面积的方法。
2. 理解 B 型超声成像的基本原理。
3. 了解 B 型超声诊断仪的结构和各部分的功能。

【实验器材】

B 型超声诊断仪、医用超声耦合剂若干、抽取式面巾纸若干。

【实验原理】

1. 超声成像的一般规律

如图 24-1 所示,超声波由超声换能器(或称探头)发出并进入人体,当超声波在传播过程中遇到两种不同介质时,在介质分界面将产生反射,称为回波,剩余的能量继续深入,当再遇到不同介质的分界面时又发生反射,依此类推。

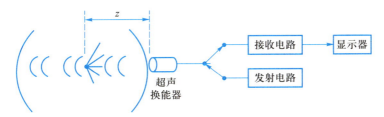

图 24-1　超声成像系统结构示意图

由于生物体内不同组织或不同脏器的声阻抗不同,体内各组织之间声阻抗差异越大,则在分界面上反射的回波越强。回波强度提供了反射界面的种类信息,回波与始波的时间间隔提供了分界面的深度信息。因此,就可以根据回波出现的位置、强度大小来获取患者的解剖信息。当脏器发生形变、出现病理性变化或位置发生改变时,就会导致回波强度或位置的改变,这就是超声诊断的物理学依据。

2. B 型超声成像的基本原理

表示回波强弱的方式有两种。一种是通过波形来反映,波形的振幅大者回波强,反之则弱,称为振幅型,又称 A 型超声成像方法。另一种是通过光点亮度大小来反映,亮度大者回波强,反之则弱,称为光点显示型,又称 B 型超声成像方法。

采用回波强弱来确定所显示的光点或明或暗的方式称为辉度调制。具体实现的过程是:① 脉冲回波经压电效应转换成的电压信号经放大处理后,加于示波管的控制栅极上,利用脉冲回波电压信号改变阴极与栅极之间的电势差,从而改变辉度;回波信号的强弱直接改变光点的亮暗程度;② 将深度扫描的时基电压加于垂直偏转板上,使回波信号变成明暗不同的光点,自上而下按时间先后显示在荧光屏上。如图 24-2 所示,当探头沿被测表面直线移动时,通过机械装置与电子学的方法,使深度扫描线与探头同步移动。也就是说,A 超中的一个光点对应一个界面,将 A 型超声的探头在水平方向移动,并与 X 轴方向的扫描同步,在示波器上的不同 X 坐标上,将产生不同的光点,若干光点组成一幅断层图像,从而实现断层声像图像显示。

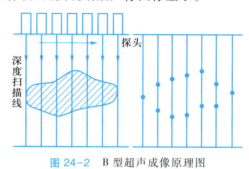

图 24-2 B 型超声成像原理图

因此,换能器(超声束)在人体内以某种方式扫查,显示器扫描线也作相应位置的扫描,超声波束途经的各回波信号对显示器扫描线进行辉度调制而得到二维空间断层图像。人体内某个二维平面中产生的回波与体内软组织的断层结构位置一一对应,从而显示出探头移动方向和声束方向构成的平面上人体组织的二维断层图像,即 B 型超声影像图。

3. B 型超声诊断仪的结构原理

B 型超声通常用多元线阵探头依次发射、接收超声代替单探头的移动,从而加快显像速度。常用 B 型超声诊断仪的原理框图如图 24-3 所示。

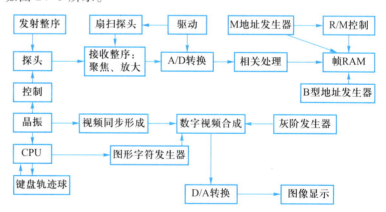

图 24-3 B 型超声诊断仪原理框图

实验使用的 B 型超声诊断仪主要由主机和探头组成。主机包括测量系统、显示系统和操作系统,仪器外观如图 24-4 所示。

(1)屏幕各部注释信息

如图 24-5 所示,图上标注的只是单幅 B 型超声图像显示时的信息。如左上角显示病员信息,可以在启动注释字符"COM-MENT"时录入或修改;右上角显示探头类型(SECT 表示机械扇扫型,CONV 表示凸阵型,LINE 表示线阵型);3.5M 表示目前所选探头的标称频率;VIGO 表示系统版本;0.5 表示当前诊断图像的相关系数,此值在 B、B/B 显示模式下,按速度键 M 可以修改,图像的右下角显示的数字表示当前图像显示的深度,单位为 mm。

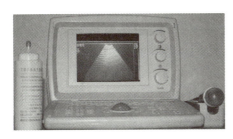

图 24-4　B 型超声诊断仪外观图

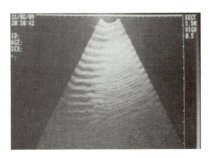

图 24-5　B 型超声诊断仪图像

(2)操作键盘

B 型超声诊断仪操作键盘如图 24-6 所示,各键功能如下:

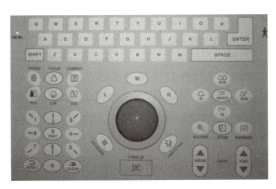

图 24-6　B 型超声诊断仪操作键盘图

① SHIFT 转换键。在测量距离时,按该键可交换电子尺测量的起点和终点;在测量周长、面积时,按该键可设定测量起点;测量结束时按该键,屏幕左侧显示所测量区域周长、面积的结果。

② B 型显示模式键:在开机或其他显示状态时,按该键,屏幕显示单幅 B 型图像。

③ B/B 双 B 显示模式键:激活双 B 显示模式。在屏幕上显示两幅 B 型图像,其中一幅为"冻结"图像,另一幅为"实时"图像。连续按动该键,可进行左、右两幅图像"冻结"和"实时"状态的切换。

④ B/M B 型和 M 型显示模式键：激活 B/M 显示模式，屏幕同时显示 B 型和 M 型图像（简称"B/M"或"B+M"）。屏幕左侧为实时 B 型图像，右侧为实时 M 型图像。在 B 型图像中部有一条竖直亮线或等间距点构成的竖线，称为 M 型取样线。按左、右方向键，可将 M 型取样线移至所需取样位置。

⑤ M 型模式显示键：在"B/M"状态下，按方向键，将 M 型取样移至被测位置后，按该键，激活单 M 显示模式，屏幕显示单幅 M 型图像。此时屏幕上显示的 EF 为斜率，单位为 $mm \cdot s^{-1}$；HR 为心率，单位为次 $\cdot min^{-1}$；T 为时间（表示周期），单位为 ms。

⑥ MSPEED M 型显示速度键：在 B/M 状态下，可以改变 M 型显示速度，它有快、慢两种选择。在 B 和 B/B 状态下，可以改变图像的相关系数，相关系数有 0.0、0.25、0.5 三种。在屏幕右上角显示当前的相关系数。初始状态为 0.5。

⑦ BODYMARK 体位标记键：图像左下角显示体位标记，指示人体诊断检查部位。仪器共有七种体位标记，连续按该键，可循环选择。用方向键可移动和旋转指示体位的箭头。

MULTIPLIER 倍率转换键：在 B、B/B 状态下有效，仪器共有 ×1.0、×1.2、×1.5、×2.0 四种图像倍率。开机或初始状态时倍率为 ×1.2。

⑧ ZOOM 局部放大键：在任何图像状态下，按该键图像中会出现两个取景窗口，左边为 1∶1 取景窗口，右边为 2∶1 的显示窗口。用方向键将左边的取景窗移至需要放大的区域，右边取景窗显示该区域放大 2 倍后的图像。再次按该键，取消局部放大。按"SHIFT"键后，可用方向键更替移动两取景窗。

⑨ NEAR 近场增益调节键：按该键可以调节近场增益，按左侧的"▼"抑制近场增益，按右侧的"▲"增强近场增益。

⑩ FAR 远场增益调节键：按该键可以调节远场的增益，按左侧的"▼"抑制远场增益，按右侧的"▲"增强远场增益。

⑪ FOCUS 焦点选择键：按该键，屏幕左上角固定字符"FOC："显示为高亮，此时按数字键"1""2""3""4"可选择或取消相应区域的焦点，4 个焦点可任意组合。初始状态为第 2 个和第 4 个焦点。再次按该键，可退出焦点设置。

⑫ PROBE 探头选择键：在多探头配置时，按该键，可选择需要使用的探头；连续按该键，可循环选择。

⑬ OBSTETRIC 产科测量键：按该键，屏幕显示产科测量菜单，按相应的数字键，选择对应的测量项目。图中显示 BPD 表示双顶径；CRL 表示头臀径；GS 表示孕囊；FL 表示股骨长；HC 表示头围；AC/FW 表示腹围/胎重；W.D 表示测量结果，其中 W 表示

怀孕周数,D 表示怀孕天数;EXIT 为退出。

⑭ MEASURE 测量键:按该键,屏幕显示测量菜单,按相应的数字键选择对应的测量项目。

⑮ P/N 极性翻转键:按该键,可以使图像的极性(黑白)翻转。

⑯ L/R 左右翻转键:按该键,在线阵型或凸阵型探头状态下可以使探头扫描方向发生变换。

⑰ U/D 上下翻转键:按该键,可使图像上下翻转。

⑱ COMMENT 屏幕标注键:按该键,屏幕显示注释菜单,选择对应的数字键,进行相应的屏幕注释。选择第五项屏幕显示全屏幕注释字符,此时可用方向键或轨迹球将光标移至需要进行注释的位置。选择第六项,退出编辑状态。

⑲ 轨迹球左键 L:按该键,激活测量功能,屏幕上出现测量标记"+",用轨迹球将测量标记移至需要测量区域的起始位置;测量结束后按该键,屏幕上出现另一测量标记。

⑳ 轨迹球右键 R:测量标记移至测量区域后,按该键,设定距离测量的起始位置,操作方向键或轨迹球出现距离测量标尺。反复按该键,可更换距离测量的起点和终点。测量结束后,按左键"L"退出距离测量。

㉑ 轨迹球中键 M:测量标记移至测量区域后,按该键,设定周长、面积测量的起始位置,操作方向键或轨迹球,出现周长、面积测量轨迹。测量轨迹封闭后,按该键结束周长、面积的测量;在测量轨迹尚未封闭时,按该键,测量轨迹将按最短距离自动封闭,并结束测量,屏幕左侧显示测量区域的周长、面积值。

㉒ CLEAN 清屏键:按该键,屏幕上的测量线、标记、注释等将被清除。

㉓ FREEZE 冻结键:按该键,屏幕上显示的实时图像将被冻结。反复按该键,可进行图像"实时"和"冻结"状态的转换。

㉔ RESET 复位键:因操作不当或在其他意外情况下造成仪器"死机"时,按该键可使仪器恢复正常。若按该键仍不能使仪器恢复正常,则必须关闭仪器电源,等待 1~2 min 后,重新开机。

【实验步骤】

1. 仪器准备

(1)熟悉仪器显示屏以及面板各键的作用。

(2)打开仪器左后方的电源开关,仪器指示灯亮,屏幕出现启动界面,按任意键(除"复位"键及轨迹球左键、中键、右键外),仪器进入正常工作状态。

（3）调节显示器的亮度、对比度旋钮和仪器近场、远场增益，使图像满足诊断要求。

2. 观察自己或同组实验中学员体内器官的 B 型超声图像

在体表待探测部位涂以适量的医用超声耦合剂，将探头的声窗紧密地接触该探测部位，屏幕显示出体内部分器官的截面声像图，初步认识体内器官的 B 型超声图像。观察时注意以下特征：

（1）回波强弱特征

无回波区（呈黑色，此区域无反射）：病灶或正常组织内不产生回波的区域。如液性无回波：胆汁、胸腹水；衰减性无回波：骨骼后方、纤维化后方；均质性无回波：淋巴结、淋巴。

低回波：又称弱回波，为暗淡的点状或团块状回波，如心肌、甲状腺机能减弱。

等回波：病灶的回波强度与其周围正常组织的回波强度相等或近似。

中等回波（灰色）：中等强度的点状或团块状回波。

强回波（白色）：超声图像上出现非常明亮的点状或团块状回波，如包膜、葡萄胎。

点状回波：即通常所说的光点。

浓密回波：图像上出现密集且明亮的光点。

全反射型：如气体。

实性回波：在图像上的某一区域，无厚壁和厚壁增强效应，可肯定为实性的回波。

暗区：超声图像上无回波或仅有低回波的区域。

声影：由于障碍物的反射或折射，声波不能到达的区域，亦即强回波后方的无回波区域，如结石。

靶环征：某些肿瘤病灶，在其中心强回波区的周围形成低回波同心环，见于肝脏及肠道肿瘤。

假肾征：中间为强回波，周围为弱回波，整个形态类似肾脏的图形，常见于正常胃或肠道肿瘤。

（2）超声图像的回波形态

① 光团：回波呈密集明亮的球状，为占位性病变的表现，如肿瘤、结石等。

② 光斑：明亮不规则的片状灰阶，边缘清晰，如炎症等。

③ 光环：回波排列呈环状，有强回波的，也有弱回波的，如肝内肿瘤。

④ 光点：回波呈点状，如小结石、钙化点、纤维化结节等。

⑤ 光带：回波呈带状或线状排列，如韧带、血管壁、包膜等。

3. 测量

在初步获得体内器官的声像图后,适当移动探头,寻找和确定探测深度的最佳位置;同时,适当调节近场增益、远场增益或聚焦焦点,以获得诊断部位的最佳截面声像图。此时,按下"COMMENT"注释键,激活注释菜单,通过键盘输入实验组数、测量次数、时间等信息。

（1）距离测量

① 键盘操作方法

1）按下"MEASURE"键,激活"测量"菜单。按数字键"1"选择菜单项中的"1. 距离",屏幕上出现距离测量标记"+"。

2）按动方向键,屏幕上显示第二个测量标记"+",标记间有亮点构成的直线,屏幕左侧固定测量标记"+",下方显示实时的距离测量值(单位为 mm)。

3）通过方向键或轨迹球移动第二个测量标记"+"到待测部位的终点位置。

4）按动"SHIFT"键,可以交换测量的起点和终点。

测量结束时,重复上述步骤,可以进行多处距离的测量,同时在上一次测量轨迹的终点处显示该距离的测量值。

② 轨迹球操作方法

单击轨迹球左键,屏幕上显示测量标记"+";移动轨迹球,将测量标记移动到所需测量点的位置,单击轨迹球右键,标定测量起始点,同时操作轨迹球,出现测量轨迹,将标记移至测量终点,固定字符"+",下方显示测量值。连续点击轨迹球右键可使测量的起点和终点交换;单击轨迹球左键完成该次测量,准备下一次测量。

（2）周长、面积的测量

① 键盘操作方法

1）按下"MEASURE"键,激活"测量"菜单,选择对应的数字键"2"选择菜单项中的"2. 面积",屏幕上出现测量标记"+"。

2）按动方向键,屏幕出现第二个测量标记"+",两个标记间由亮线构成测量轨迹,直至测量轨迹首尾闭合。

3）按动"SHIFT"键,固定左侧测量起点,再按动方向键,移动光标至测量的终点位置。

4）再次按动"SHIFT"键,测量轨迹沿最短距离自动闭合,周长、面积测量结果显示在屏幕上。

5）多次重复以上步骤,可以进行多区域周长、面积的测量。

② 轨迹球操作方法

1）单击轨迹球左键(L),屏幕上显示测量标记"+"。

2）滚动轨迹球,将测量标记"+"移动到欲测量的起点位置。

3）单击轨迹球中键(M),设定测量周长、面积的起点,操作轨迹球,出现测量轨迹。

4）测量轨迹闭合后,再次单击轨迹球中键(M),固定字符"+",完成该次测量,在屏幕的左上方显示测量结果。

5）按轨迹球左键(L),进行下一次测量。

【实验结果】

1. 选择自己认为比较满意的一张声像图,将它打印出来,给予适当注释。

2. 自行设计周长、面积测量数据记录表格,最好能够打印出测量时在屏幕上的光标与轨迹情况。

3. 对实验过程与结果写出简短的体会或收获。

【注意事项】

1. 在将探头接触体表探测部位时,不宜用力过度,以免损坏探头。

2. 严禁仪器在未关闭电源开关时拔出或插入电源插头;关机后不能马上开机,应等待 2~3 min 后再开机,以免损坏仪器。

【预习自测】

1. 由于生物体内不同组织或不同脏器的_____不同,体内各组织间声阻抗_____越大,则在分界面上反射的回波_____。回波强度提供了反射界面的_____信息,回波与始波的_____提供了分界面的深度信息,因此,就可以根据回波出现的位置、强度大小来获取患者的解剖信息。当脏器发生形变、出现病理性变化或位置发生改变时,就会导致回波强度或_____的改变,这就是超声诊断的物理学依据。

2. A 型超声成像方法是通过波形的_____来反映反射界面的性质的。B 型超声成像方法是通过大小来反映断层组织的声像图。超声诊断仪器在使用中,需要在探头与被测部位之间涂上_____。超声成像与其他成像技术相比,有自己独特的优点,例如成像的原理容易理解,装置简单、直观,没有_____,实验者还可以自己进行不同物体的形貌成像实验。

【思考题】

1. 为什么进行超声探测时探头与被测部位之间需涂上超声耦合剂? 耦合剂满足哪些条件才能使用?

2. B 型超声诊断仪所获得的图像有何特点？（可与 A 型超声和 M 型超声进行比较。）

3. 超声测量距离有什么优缺点？指出其应用范围。（请结合超声波的性质和传播特点进行回答。）

实验 25 模拟 CT 实验
（simulation experiment of CT）

计算机断层成像（computed tomography，简称 CT）是利用 X 射线穿过物体时，不同成分和厚度的物体对射线的衰减不同来成像的技术。CT 代表的是一种图像重建技术，其工作过程可概括为：首先通过对三维物体的某一截面进行扫描，采集与物体截面结构相关的数据集合，然后运用数学原理再对这些数据集合进行逆运算，获取与物体截面结构一一对应的参量，最后通过显示技术从参量最终恢复物体的截面图像。

CT 最早是由英国电子与音乐公司（EMI 公司）的 Hounsfield 发明，他于 1967—1970 年间研制出第一台临床用 CT 机。目前 CT 技术已广泛应用于医学、机械、航空航天、核工业等领域。

【预习要求】

1. 了解 CT 成像的物理原理。
2. 了解体素、体层、像素、CT 值、灰阶、窗口技术、窗宽、窗位概念。
3. 了解 CT 成像的工作过程。
4. 完成预习自测。

【实验目的】

1. 知识目标
（1）了解体素、灰度、CT 值的概念。
（2）熟悉 CT 成像的基本原理。
（3）掌握 CT 图像重建的过程，体会模拟实验在临床中的意义。
2. 能力目标
（1）分析问题的能力。以正确成像为目标，以朗伯定律为理论依据，结合实验仪器，提出解决方案并能根据实验结果与实物摆放不一致的情况，分析原因并加以修正。
（2）实践动手能力。学生能独立完成实验，正确记录数据和图像。

3. 素质目标

让学员学会用交叉学科的观点来看待和处理问题,领悟工匠精神的实质,树立科技强国的家国情怀。

【实验器材】

模拟 CT 实验仪、万用电表、游标卡尺等。

【实验原理】

1. 朗伯(Lambert)定律

单色平行 X 射线束通过物质时,沿入射方向 X 射线强度的变化服从指数衰减规律,即

$$I_1 = I_0 e^{-\mu d} \tag{25-1}$$

式中 I_0 为入射 X 射线的强度,I_1 是通过沿入射方向厚度为 d 的物质层后的射线强度,μ 称为线性衰减系数。本实验中使用激光替代 X 射线模拟 CT 扫描,硅光电池转换的电压表示激光照度来模拟射线的强度。

2. CT 值及其计算

由朗伯定律,X 射线穿射人体后其强度的变化规律为 $I_1 = I_0 e^{-\mu d}$,此处 d 为所取人体小体素单位的长度,μ 为人体小体素的线性衰减系数。由于人体各个组织的密度并不均匀,当把人体分成无数个小体素后,每个体素的线性衰减系数 μ 也并不相同,如图 25-1 所示。

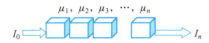

$$\mu_1, \mu_2, \mu_3, \cdots, \mu_n$$

$$I_0 \qquad\qquad\qquad I_n$$

图 25-1　沿 X 射线入射方向的体素及衰减系数

由此可得方程

$$I_n = I_0 e^{-(\mu_1 + \mu_2 + \cdots + \mu_n)d} \tag{25-2}$$

两边同除以 I_0,并取对数,有

$$\mu_1 + \mu_2 + \cdots + \mu_n = -\frac{1}{d} \ln \frac{I_n}{I_0} \tag{25-3}$$

经 CT 重建的图像应是衰减系数 μ 的分布。人体内大部分组织的线性衰减系数 μ_t 都与水的线性衰减系数 μ_w 很接近。水的线性衰减系数 μ_w 为 0.19 cm^{-1},脂肪的线性衰减系数 μ_f 为 0.18 cm^{-1},两者仅差 0.01 cm^{-1},其差值约为水的线性衰减系数的 5%。若直接以这些 μ 值成像,则组织间的差异很难用它们来区别。为了显著地反映组织间的差异,引入 CT 值,定义为

$$CT = 1\,000 \times \frac{\mu_t - \mu_w}{\mu_w} \qquad (25-4)$$

式中 μ_t、μ_w 分别为组织及水的线性衰减系数。CT 值又称为 Hounsfield 数，可用 H 表示。显而易见，水的 $H=0$。当 $\mu_t > \mu_w$ 时，$H>0$；$\mu_t < \mu_w$ 时，$H<0$。

表 25-1 为人体不同组织的 CT 值。

表 25-1	人体不同组织的 CT 值		
组织分类	CT 值	组织分类	CT 值
空气	-1 000	脑灰质	36~46
脂肪	-100	脑白质	22~32
水	0	软组织	50~150
血液	10~80	骨骼	200~1 000

3. 模拟实验

本实验用同种介质有机玻璃代表相同性质的不同体素的长度 d，用半导体激光器的光束代替 X 射线（可避免 X 射线对人体的伤害），经过至少两次照射即可计算出其 μ 值。把四种不同介质的正方体有机玻璃组合在一起，代表四个不同密度的体素单元且用半导体激光器经过四次照射，得到四个数据，经迭代法计算出每个小正方体的线性衰减系数。迭代法的计算方法由计算机给出。用红色的八面体代替人体的体积元，将若干个八面体摆放在一起模拟人体，通过穿射八面体模拟 CT 对人体的扫描，将扫描的结果转换成 CT 图像。每次测量可以用万用电表测量，进行手动计算，也可以输入计算机进行自动计算。

4. 迭代法重建图像

经断层扫描后知道了某一层每个小体素单元的 CT 值。按 CT 值重建图像时要经过复杂的计算。根据投影数据计算出原始图像就是图像重建。图像重建计算方法主要有迭代法、反投影法、滤波反投影法、二维傅里叶变换法、卷积反投影法、联立方程法等。本实验采用迭代法进行图像重建，作为理解复杂重建图像原理的基础。

采用迭代法的目的是寻找二维分布密度函数，使它与检测到的投影数据相匹配。其流程为：先假设一个最初的密度分布（如假设所有各点的值为 0），根据这个假设得出相应的投影数据，然后与实测到的数据进行比较。如果不符，就根据所使用的迭代程序进行修正，得出一个修正后的分布。这就是第一次迭代过程。以后，就可以把前一次迭代的结果作为初始值，进行下一次迭代。

在进行了一定次数的迭代后,如果认为所得结果已足够准确,则图像重建过程就到此结束。

一种最简单的迭代法是所谓的代数重建技术,图 25-2 给出了一幅由四个像素组成的图像,若四个像素的值分别为 μ_1、μ_2、μ_3、μ_4,则可以分别获得 6 个投影数据,包括两个水平方向、两个垂直方向和两个对角线方向,设测得的对应投影分别是 12、8、11、9、13 和 7。这就是所能得到的所有的已知数据。

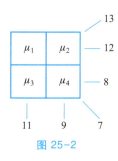

图 25-2

迭代开始,可先令所有的重建单元的值为 0,第一步计算出垂直方向的投影值,分别都是 0,如图 25-3 所示。把这个计算值与实测值 11 和 9 相比较后,将其差值除以 2 以后分别加到相应的单元上去,就可得到垂直方向的迭代结果,如图 25-4 所示。

$$\mu_1^{(1)} = \mu_3^{(1)} = 0 + \frac{11-0}{2} = 5.5, \quad \mu_2^{(1)} = \mu_4^{(1)} = 0 + \frac{9-0}{2} = 4.5$$

在此基础上可以再进行水平方向的迭代,此时有计算值 10、10,实测值为 12、8,将它们比较后求出差值,分别加到有关的像素上去,结果如图 25-5 所示。最后再进行对角线方向的迭代,如图 25-6 所示,就得到了所要求的真实数据:$\mu_1 = 5$、$\mu_2 = 7$、$\mu_3 = 6$、$\mu_4 = 2$。实际上,要求重建的矩阵很大,因此迭代法是非常耗费时间的。

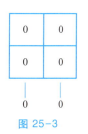

图 25-3

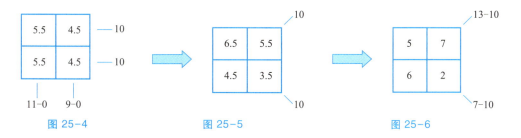

图 25-4   图 25-5   图 25-6

【实验步骤】

1. 实验前准备

实验前请检查这些配件是否备齐:游标卡尺、万用电表、串口线、电源线、八面体若干、三个长度不等的有机玻璃长方体(样品尺寸保存在"C:\Program Files\模拟 CT 实验仪"中)、四方块、实验软件。

2. 观看多媒体教学片

打开图标"CT 原理简介"观看多媒体教学片。理解 CT 成像原理,了解图像重建的迭代法原理。

3. 计算机模拟断层扫描实验

(1)打开模拟 CT 实验仪,预热 5 min。

（2）打开实验仪配套软件，进入模拟 CT 实验仪软件主界面。

（3）用万用电表测量硅光电池转换电压。

① 将万用电表接在仪器的电压输出端，将三个长度不等的蓝色长方体按图示顺序依次放在载物台上，用激光穿射蓝色长方体平滑面，每穿射一次从万用电表上读取一次电压值，并将数据填写到相应的文本框中。

② 用游标卡尺测量三个蓝色长方体的长度，将其输入相应的文本框。根据朗伯定律自行推导 μ 值并填入文本框。

③ 填写实验报告，并用计算机验证计算结果。如有错误，按计算机提示进行更正。本项实验结束后返回主界面。

（4）自动测量。

① 将三个长度不等的蓝色长方体按图示要求放在载物台上，用激光穿射蓝色长方体平滑面，每穿射一次均用计算机采集电压值，并将数据自动保存到相应的文本框中。

② 用游标卡尺测量三个蓝色长方体的长度，输入相应的文本框，点"运算"，由计算机给出 μ 值，进行数据校验，如有错误请重新采集数据。本项实验结束后返回主界面。

（5）灰度的认识。

图示为默认的灰度，使用者可自行在文本框中输入 0～255 的整数，即可出现相应的灰度，按住鼠标左键可任意移动灰度框，可以比较两个相近的灰度是否能被人眼区分。回答问题并写实验报告，本项实验结束返回主界面。

（6）迭代法测 CT 值（鼠标移到每步时会弹出说明对话框）。

① 将四方块放置在载物台上，按图示的四条光路进行数据采集，第五次不穿过任何物体进行采集，由计算机读入数据。

② 点选"自动计算 μ 值"，由计算机根据前一步采集的数据计算四种介质的 μ 值。

③ 点选"自动计算 CT 值"，将四种介质的 μ 值转化为相应的 CT 值。

④ 前几步准确无误后即可重建四方块的灰度图像。按要求回答问题并填写实验报告，本项实验结束后返回主界面。

（7）窗宽、窗位的认识。

① 先看窗宽、窗位说明，将前次实验的 A、B、C、D 四种介质的 CT 值输入文本框，再次重建图像。

② 界面右图为人体各组织的 CT 值分布图，调节左侧的窗宽滚动条或窗位滚动条可以观察重建图像的灰度变化，窗宽和窗位的变化情况也可直接反映在右图中，这样可以更加容易理解窗宽和窗位的概念。

③ 本项实验中有临床 CT 图实例,可根据它来理解窗宽和窗位在识别 CT 图中的作用。点击"实例说明"进入,此时出现两个界面,上面是"实例说明注解",下面是名为"ezDICOM"的程序界面。根据提示进行实例操作。

④ 按要求回答问题并填写实验报告,本项实验结束后返回主界面。

（8）16 个体素单元的图像重建。

① 用若干个八面体在载物台上任意摆放一个图形。进行电压校准,分别采集无八面体、一个八面体、两个八面体、三个八面体穿射时的电压值,计算其平均参考电压值。

② 左上侧为进行 22 次测量的方位标志图,必须按给出的测量前后顺序对八面体进行 22 次的电压采集,类似于真正的 CT 对人体进行扫描,采集的电压及穿过的八面体个数分别显示在右上侧的文本框中。

③ 采集完毕后,进行图像重建,如实验过程中操作无误,即可获得正确的重建图像。本项实验结束,返回主界面。

【注意事项】

1. 开机前应检查仪器是否正常。

2. 开机待机 5 min 后再进行实验。

3. 激光照射待测物时有一定的反射,反射回来的光束要对准激光器发射中心。

4. 做灰度认识实验前先将显示器的亮度和对比度均调整到 50%。

5. 本仪器采集电压范围为 0~5 V,由于四方块和八面体的工艺问题,激光照射后有部分散射光或反射光,导致在实验过程中采集电压过大,此时需要重新采集数据。

6. 实验过程中,注意物块的实际个数与软件中的个数是否一致。

7. 多媒体软件安装步骤:打开光盘上的"模拟 CT 多媒体安装包",点击"模拟 CT 多媒体 . exe",按默认路径安装,结束后,将"C:\Program Files\模拟 CT 多媒体文件"中的"模拟 CT"文件夹拷贝在 C 盘目录下,即可结束安装。

8. 实验结束后请退出操作界面后再关闭仪器。

9. 实验中若需要保存实验结果,请点击"保存数据"按钮,当前界面会自动保存在计算机的 E 盘目录下,此实验数据可供查阅和打印。

【预习自测】

将备选答案中最合适的选项填入空格中。

在进行 16 个体素单元的图像重建时,应该先将八面体放置在载物台上进行____校准,分别采集_____、_____、_____、_____穿射时的_____,计算其_____参考电压值。界面左上侧为给出了测量的____标志图,必须按给出的测量_____顺序对八面体进行____次的电压采集,类似于真正的 CT 对人体进行扫描,采集的电压及穿过的八面体个数分别显示在_____的文本框中。采集完毕后,进行图像重建,如实验过程中操作无误,即可获得正确的_____。本项实验结束后返回主界面。

【思考题】

1. X-CT 与常规 X 射线摄影的成像方法有何不同?

2. 在 CT 值的定义中哪种物质的 CT 值为零? 其衰减系数等于多少? CT 值何时为正、何时为负?

3. 在测量蓝色长方体 μ 值的过程中,长方体在载物台上的摆放有何要求? 为什么?

【附录】

模拟 CT 实验仪

模拟 CT 实验仪面板如图 25-7 所示,分成键盘区、电源开关、电机按钮、万用表接口、载物台和激光发射和接收模块等几个部分。

键盘区 1——分为六个按键,采用薄膜开关设计,按键箭头指示方向分别代表电机不同旋转方向(具体方向按键盘箭头指示方向),键盘上的"单步"按键表示短按下电机作单步运行(即步进电机一步),"45°"按键短按下时,电机沿相应方向转动 45°运转,键盘下方两只按键长按下,电机按箭头方向持续运转。

万用表接口 2——可以外接万用表读取电压,红色为正极,黑色为负极。

激光发射模块 3 和接收模块 5——位于仪器上面两个矩形暗盒内,左边为发射模块,右边是接收模块,开机状态时可以看见一束激光从左边发射模块射出打在接收模块上。

载物台 4——用于放置实验样品,经过特殊设计,可以平整放置不同样品。

电机按钮 6——为电机旋转控制开关,按下电机按钮时,键盘

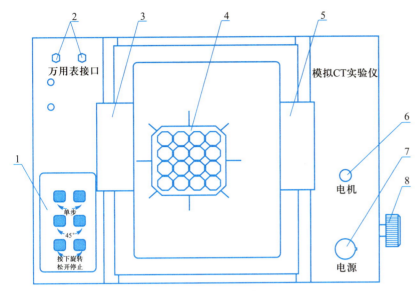

图 25-7 模拟 CT 实验仪面板图

区若有键按下,电机不能运转;未按下时,若键盘区有键按下,电机能运转。

电源按钮 7—按下时仪器通电,指示灯亮,仪器进入运行状态。

调节手轮 8—为水平前后调节手轮,用手旋转能使激光发射模块和接收模块前后移动。

实验 26　X 射线衍射原理及应用

（principles and application of the X-ray diffraction ）

　　X 射线衍射是指当一束单色 X 射线入射到晶体时,由于晶体内规则排列的原子间距与入射 X 射线波长有相同数量级,故由不同原子散射的 X 射线相互干涉,在某些特殊方向上产生强 X 射线衍射线,衍射线在空间分布的方位和强度与晶体密切相关,每种晶体所产生的衍射图样都反映出该晶体内部的原子结构。晶体对 X 射线来说是一个独特的三维衍射光栅。

　　X 射线晶体结构分析是晶体学中最活跃的研究领域之一。自 1913 年布拉格测定了氯化钠等矿物晶体结构,展示了其在空间排列的分子立体结构后,化学家对分子结构的认识便开始进入"真实"的微观世界。X 射线衍射分析打开了有机分子(特别是生物活性分子)立体结构测定的大门,为研究以药物分子结构、药物的结构改造、新药的结构预测、药物的结构与功能关系等为目标的药物晶体学奠定了基础。

　　X 射线衍射分析技术广泛应用于物理学、化学、地质学、材料学、石油、药学等领域,已成为当今药物研究与开发中普遍应用的一种物理分析方法和常规检测技术。它不仅广泛应用于化学药物研究领域,而且在中药研究与质量控制方面正发挥着其他分析技术不可替代的重要作用。

【预习要求】

1. 了解 X 射线衍射仪(XRD)的结构。
2. 理解 XRD 的工作原理。
3. 完成预习自测。

【实验目的】

1. 了解材料结构与成分分析的方法。
2. 理解 XRD 的原理结构与使用方法。
3. 能够用软件来分析 XRD 图谱,定性地分析材料结构与成分。

【实验器材】

岛津 XRD-7000 衍射仪、计算机、压样器、样品片、玛瑙研钵、晶体若干。

【实验原理】

1. X 射线的性质

X 射线是由原子内层轨道中电子跃迁或高能电子急剧减速所产生,其本质是一种高能电磁波,具有波粒二象性。X 射线的波动性表现为:有一定的频率和波长,可发生干涉、衍射等现象;粒子性表现为光子数可计,每个 X 射线光子具有该频率的最小能量 E,当 X 射线与物质交换能量时,光子整体地被吸收或发射,可产生吸收、光电效应、散射、气体电离等现象。

X 射线除具有波粒二象性之外,还因其波长短、能量大而显示其特性,主要体现在以下几个方面:

(1)穿透能力强。X 射线因其波长短,能量大,照射在物质上时,仅一部分被物质吸收,大部分经由原子间隙而透过,能穿透可见光不能穿透的物质,如生物的软组织、木板、玻璃,甚至能穿透除重金属之外的金属板,表现出很强的穿透能力。X 射线穿透物质的能力与 X 射线光子的能量有关,X 射线的波长越短,光子的能量越大,穿透能力越强。X 射线的穿透能力也与物质密度有关,利用差别吸收这种性质可以把密度不同的物质区分开来。这一性质主要应用于医学影像诊断。

(2)电离作用。物质受到 X 射线照射时,可使核外电子脱离原子轨道产生电离。利用电离电荷的多少可测定 X 射线的照射量,根据这个原理可制作 X 射线测量仪器。

(3)通过晶体发生衍射。X 射线的波长足够小,满足晶格衍射的条件,其通过晶体的时候可以发生衍射,晶体起衍射光栅的作用,可利用 X 射线研究晶体的内部结构。

2. 晶体学基础知识

(1)晶体和非晶体

晶体是质点(原子、离子或分子)在空间按一定规律周期性重复排列构成的固体物质。对应地,非晶体则是原子排列不规则、近程有序而远程无序的无定形体。晶体有单晶、多晶、微晶、纳米晶等概念之分。

(2)晶体结构和空间点阵

为了探讨各种千变万化的晶体结构的一些共同规律,可以对晶体结构进行几何抽象。抽象的方法是把晶体结构中各周期重复单位中的等同点抽象成一个个仅代表重心位置而不代表组成、重量和大小的几何点,这些几何点称为结点或阵点。结点在空间周期性排列的几何图形,就称为晶体结构的空间点阵。连接点阵中相邻结点而成的单位平行六面体,称为单位空间格子或单位空间点阵或单胞。

晶体具有对称性,按其对称性特征(晶胞形状、大小)可分为七大晶系:立方晶系、正方晶系、六方晶系、正交晶系、菱形晶系、单斜晶系、三斜晶系。

3. X 射线衍射仪的原理及结构

X 射线的波长在 $0.01 \sim 100$ Å(1 Å $= 10^{-10}$ m)的范围内,一般的光栅不能使其产生衍射现象。1912 年,劳厄等人使 X 射线照射到硫酸铜晶体上,在放置于晶体后方的底片上记录到一系列分立斑点。除了入射 X 射线方向的中心斑点外,其余的斑点毫无疑问地是由偏离了入射方向的出射 X 射线造成的,这就是衍射现象。在当时的历史条件下,人们对于晶体内部原子排列的周期性仍然停留在猜测和理论研究的程度,晶体内部的周期还没有得到实验证实。因为 X 射线的波长与晶体内部原子排列的周期相当,劳厄提出一个重要的科学预见:具有三维周期性结构的晶体对于 X 射线而言就是一个三维衍射光栅,即当一束 X 射线通过晶体时将产生衍射,衍射波叠加的结果使 X 射线的强度在某些方向上加强,在其他方向上减弱。因此,通过分析衍射花样,便可确定晶体结构。这一预见在 1913 年得到了证实。英国物理学家布拉格父子在这一理论的基础上成功地测定了氯化钠(NaCl)、氯化钾(KCl)等物质的晶体结构,并提出了作为晶体衍射基础的著名公式——布拉格方程:

$$2d\sin\theta = n\lambda, \quad n = 1, 2, 3, \cdots$$

式中,d 为晶面间距,θ 为掠射角,λ 为 X 射线的波长,n 为反射级数。

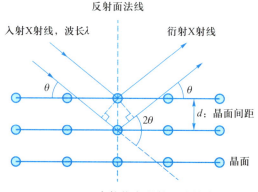

图 26-1 布拉格方程的理论基础

当 X 射线以掠射角 θ 入射到某一晶面间距为 d 的原子面上时,在满足布拉格衍射条件时,将在反射方向上得到因叠加而加强的衍射线。当 X 射线波长 λ 已知时(选用固定波长的特征 X 射线),采用细粉末状样品,可在很多任意取向的晶体中,从每个符合布拉格条件的反射面得到强衍射线,测出 θ 后,利用布拉格公式即可确定点阵平面间距、晶胞大小和类型;根据衍射线的光谱,还可进一步确定晶胞内原子的排布。这便是 X 射线衍射结构分析中粉末法的理论基础,如图 26-1 所示。

X 射线粉末衍射仪主要由单色 X 射线源、样品台、测角仪、探测器及水冷系统组成,如图 26-2 所示。其中,作为单色光源的装置是 X 射线管,其中常用的阳极靶材是 Cu($\lambda_{K\alpha1} = 1.540\ 56$ Å)和 Mo($\lambda_{K\alpha} = 0.709\ 3$ Å)。从阴极发出的电子束经高压电场加速后照射到阳极靶上,获得 X 射线,经过发散狭缝照射在样品台上,X 射线经样品晶体产生衍射,衍射光束经散射狭缝和接收狭缝被探测器接收、记录下来。

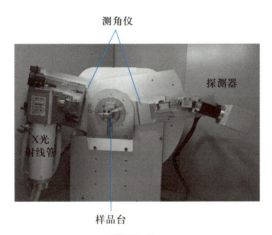

图 26-2

测角仪是 X 射线衍射仪的核心部分,作用相当于粉末法中的相机。测角仪的旋转模式有两种,一种是在布拉格衍射几何条件下的 θ_s-θ_d 联动,就是固定样品,X 射线管转动 θ 角,接收器也跟着同步转动 θ 角;另一种 θ-2θ 联动就是固定 X 射线入射方向,保持样品转动 θ 角,接收器跟着做同步转动 2θ 角。我们实验用到的岛津 XRD-7000 采用的是 θ_s-θ_d 联动,它的结构如图 26-2 所示,几何光路示意图如图 26-3 所示。

探测器是衍射仪的重要部件。探测器的作用是测定衍射线强度,同时检测衍射方向,通过仪器测量记录系统或计算机处理

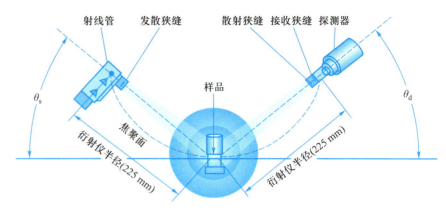

图 26-3　测角仪几何光路示意图

系统可以得到多晶衍射图谱数据。X 射线辐射探测器主要有气体电离计数器、闪烁计数器和半导体计数器。我们实验用到的岛津 XRD-7000 采用的是目前比较流行的闪烁计数器,闪烁体为 NaI,它是利用 X 射线能在某些荧光粉中产生荧光作用,再将这些荧光转换成电信号,从而被计算机记录。

【实验步骤】

1. 开机准备

（1）检查室温（20 ±5）℃,湿度 60%±15%,电源电压稳定。

（2）开启循环冷却水主机的面板开关,水温（20 ±5）℃,水压约 0.3 MPa。

（3）开启 X 射线衍射仪主机电源开关（左下侧）,电源灯亮（淡黄色）。

（4）开启计算机,双击桌面 PCXRD 图标,进入控制面板应用程序。鼠标单击 Display & Setup 窗口,仪器自动进行初始化。初始化结束,最小化窗口（不要关闭）。

（5）若 X 射线管 4 天内未使用过,则需要进行逐步升压升流过程。具体过程如下:

① 抬起测角仪的探测器,X 射线仪升压升流时需避免 X 射线直接照射检测器。操作步骤如下:在控制面板中,Right Gonio Service → Positioning → Theta S／D → 输入 60 → OK →关闭。

② 点击 XG Control 图标,进入 X 射线管控制页面输入电压、电流参量,点击"ON"按钮打开 X 射线管,在中间下方输入电压、电流,按照下表所示数值依次进行操作,结束后点击"OFF"按钮,关闭 X 射线管,逐步完成升压升流。

表 26-1

管电压/kV	管电流/mA	5~14 天未开光管/min	15 天以上未开光管/min
20	5	5	5
30	5	5	10
35	5	5	10
40	5	5	10
45	5	5	15
50	5	10	15

③ 将测角仪复位。操作流程：Display & Setup → Right Calib. → Theta S / D。复位结束,将窗口最小化(不要关闭)。

2. **样品制备**

(1) 选取实验样品,对其进行研磨,样品的晶粒尺寸介于 1~10 mm 之间最好。

(2) 将研磨好的样品装到样品板的样品槽内,并用压样器压实,使得样品表面紧实、平整,并与样品板平行,将样品板上多余粉末清理干净,保持样品板其余部位干净整洁。

(3) 将装有样品的样品板放置于 X 射线测角仪的样品台上。

3. **数据采集**

(1) 在控制面板,单击 Right Gonio Condition 图标,打开 Right Gonio System。

(2) 设置测角仪条件。

在控制面板中,单击 Right Gonio Condition,选中蓝色框,进行编辑。

扫描模式　Scaning Mode：Scan Mode→ Continuous Scan。

　　　　　　　　　　　　Scan Axis → 2Theta / Theta。

扫描条件　Scanning Conditon：Scan Range(deg)→5°—90°,

　　　　　　　　　　　　最小从 2°开始。

　　　　　　　　　　　　Step(deg)→0.02 或 0.04。

　　　　　　　　　　　　Scan Speed(deg/min)→2,最

　　　　　　　　　　　　快不超过 8°/min。

X 射线管条件　XG Condition：Voltage(kV)→ 40。

　　　　　　　　　　　　Current(mA)→ 30。

狭缝条件　Slit Conditon：Divergence Slit(deg)→1.0。

　　　　　　　　　　　　Scattering Slit(deg)→1.0。

　　　　　　　　　　　　Receiving Slit(mm)→0.3。

Profile Display Scale：☑Auto Scale→Unit：Counts。

以上条件全部设置完成后,点击"OK"按钮,选择存储目录

Group name(文件夹),设置 File name(文件名),点击"New"按钮,数据保存页面自动关闭。点击 Standard Condition Edit 页面的"Close"按钮。

（3）分别单击 Right Gonio Analysics 和 Right Gonio Service 图标。

（4）在 Measurement Mode Standard 框内选中刚建立的文件,点击"Append"按钮,添加到下方 Entry for Analysis 框内。选中 Entry for Analysis 框内新添加文件,点击"Start"按钮,关闭页面。

（5）在 Right Gonio System 页面,选中刚发送过来的文件,点击"Start"按钮,系统启动测试,X-RAYS ON 灯亮。等待测试结束,数据自动保存在刚才建立的文件夹内,原始数据保存为 RAW 格式。

（6）测试完毕,将测角仪复位。Display & Setup → Right Calib. → Theta S / D。

（7）按照先开后关的顺序退出 PCXRD 程序。关闭 X 射线衍射仪主机。15 min 以后关闭循环冷却水电源。

【实验结果】

1. 电脑 C 盘→存储目录→保存的 RAW 文件。

2. 双击桌面 MDI Jade 6 图标,将测试保存的 RAW 文件拖进去。点击工具栏 S/M 图标,进行卡片库对比,选中匹配的条目,关闭页面。

3. 在右侧上方窗口选定需要打印区域,点击导航栏 Print → Zoom Window Image,输入保存的 pdf 文件名。

4. 将保存的 pdf 文件打印出来。

5. 定性分析所测药品的成分。

【注意事项】

1. X 射线衍射仪主机门要轻开轻关,避免震动。

2. X-RAYS ON 灯灭时,方可打开主机门,测试过程中不可打开主机门。

3. X-RAYS ON 灯熄灭 15 min 以后方可关闭主机电源和循环冷却水电源。

4. 注意维持环境温度和湿度,以保护仪器。

5. 严格按照实验步骤进行操作。

【预习自测】

X 射线衍射同时体现了 X 射线的_____和_____,理论基础是英国科学家布拉格父子提出的_____。X 射线衍射仪主要由_____、_____、_____、_____及_____等部件构成,获得单色光源的装置是_____,测量使用的是_____谱。

【思考题】

1. 用衍射仪如何区分单晶、多晶和非晶?

2. 为什么实验中要首先开启冷却水?

3. 实验中对使用的样品的颗粒度有无要求?为什么?

4. 为什么衍射仪记录的始终是平行于样品表面的衍射?不平行表面的晶面有无衍射产生?

实验 27　多普勒效应综合实验
（Doppler effect comprehensive experiment）

　　多普勒效应研究的是波源和接收器之间有相对运动时，接收器接收到的波的频率与波源发出的频率不同的现象。多普勒效应在工程技术、交通管理、医疗诊断等各方面都有十分广泛的应用，尤其在医学上可利用超声波的多普勒效应来检查人体内脏的活动情况、血液的流速等。本实验在研究超声波多普勒效应的基础上，可以将超声探头作为运动传感器，利用多普勒效应研究物体的运动状态。

【预习要求】

　　1. 理解波源不动、观察者相对介质运动时观察者接收的频率的表示形式。

　　2. 理解观察者不动、波源相对于介质运动时，观察着接收到的频率表示形式。

　　3. 理解波源和观察者同时相对于介质运动时观察者接收到的频率的表示形式。

　　4. 完成预习自测。

【实验目的】

　　1. 掌握多普勒效应波源频率与接收频率之间的关系，测量接收器的运动速度与接收频率，验证多普勒效应。

　　2. 了解多普勒效应在速度测量方面的应用，并通过实验测量声速。

　　3. 理解利用多普勒效应研究自由落体运动和简谐振动的原理和方法。

【实验器材】

　　多普勒效应综合实验仪、导轨、运动小车、支架、光电门、电磁铁、弹簧、滑轮、砝码级电机控制器。

【实验原理】

1. 超声的多普勒效应

根据声波的多普勒效应公式,当声源与接收器之间有相对运动时,接收器接收到的频率 f 为

$$f = f_0 \frac{u + v_1 \cos \alpha_1}{u - v_2 \cos \alpha_2} \qquad (27-1)$$

式中,f_0 为声源发射频率,u 为声速,v_1 为接收器运动速率,α_1 为声源与接收器连线与接收器运动方向之间的夹角,v_2 为声源运动速率,α_2 为声源与接收器连线与声源运动方向之间的夹角。

若声源保持不动,运动物体上的接收器沿声源与接收器连线方向以速度 v 运动,则从(27-1)式可得接收器接收到的频率为

$$f = f_0(1 + v/u) \qquad (27-2)$$

当接收器向着声源运动时,v 取正,反之取负。

若 f_0 保持不变,以光电门测量物体的运动速度,并由仪器对接收器接收到的频率自动计数,根据(27-2)式,作 f-v 关系图可直观验证多普勒效应,且由实验点作直线,其斜率应为 $k = f_0/u$,由此可计算出声速 $u = f_0/k$。

由(27-2)式可解出

$$v = u(f/f_0 - 1) \qquad (27-3)$$

若已知声速 u 及声源频率 f_0,通过设置使仪器以某种时间间隔对接收器接收到的频率 f 采样计数,由微处理器按(27-3)式计算出接收器运动速度,由显示屏显示 v-t 关系图,或调阅有关测量数据,即可得出物体在运动过程中的速度变化情况,进而对物体运动状况及规律进行研究。

2. 超声的红外调制与接收

在早期的实验产品中,接收器接收的超声信号由导线接入实验仪进行处理。由于超声接收器安装在运动物体上,导线的存在对运动状态有一定影响,导线的折断也给使用带来麻烦。本实验中的仪器接收到的超声信号采用无线的红外调制—发射—接收方式,即用超声接收器信号对红外线进行调制后发射,固定在运动导轨一端的红外接收端接收红外信号后,再将超声信号解调出来。由于红外发射/接收的过程中信号的传输以光速进行,速度远远大于声速,它引起的多普勒效应可忽略不计。采用此技术将实验中运动部分的导线去掉,使得测量更准确,操作更方便。信号的调制—发射—接收—解调,在信号的无线传输过程中是一种常用的技术。

【实验步骤】

1. 熟悉实验仪的基本操作

多普勒效应综合实验仪内置微处理器,带有液晶显示屏,图27-1为实验仪的面板图。

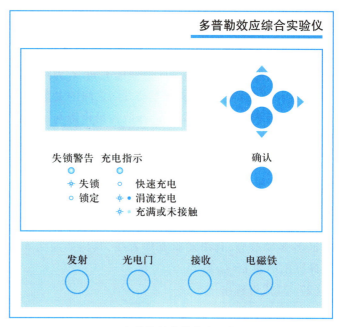

图 27-1 多普勒效应综合实验仪面板图

实验仪采用菜单式操作,显示屏显示菜单及操作提示,由▲▼◄►键选择菜单或修改参量,按"确认"键后仪器执行操作。可在"查询"页面查询到实验中已保存的实验的数据。操作者按每个实验的提示即可完成操作。

(1)仪器面板指示灯状态。① 失锁警告指示灯:灯亮表示频率失锁,即接收信号较弱,此时不能进行实验,需调整让该指示灯灭;灯灭表示频率锁定,即接收信号能够满足实验要求,可以进行正常实验。② 充电指示灯:灯灭表示正在进行快速充电;灯亮(绿色)表示正在进行涓流充电;亮(黄色),表示电已经充满;灯亮(红色)表示电已经充满或充电针未接触。

(2)实验仪开机后,首先按要求输入室温。因为计算物体运动速度时要代入声速,而声速是温度的函数。利用◄ ►将室温T调到实际值,按"确认"。然后仪器将进行自动检测调谐频率f_0,约几秒后将自动得到调谐频率,将此频率f_0记录下来,按下"确认"后进行后续测量。

2. 验证多普勒效应并由测量数据计算声速

让小车以不同速度通过光电门,仪器自动记录小车通过光电门时的平均运动速度及与之对应的平均接收频率。由仪器显示的 f-v 关系图可看出速度与频率的关系,若测量点成直线,符合(27-2)式描述的规律,即直观验证了多普勒效应。用作图法和线性回归法计算 f-v 直线的斜率 k,由 k 计算声速 u 并与声速的理论值比较,计算其百分误差。

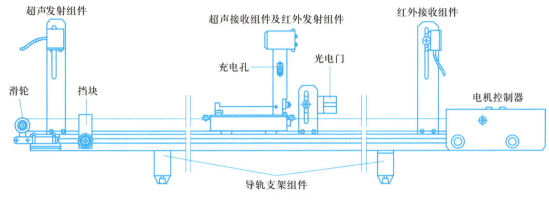

超声发射组件　　超声接收组件及红外发射组件　　红外接收组件

充电孔　　光电门

滑轮　　挡块　　电机控制器

导轨支架组件

图 27-2　实验装置示意图

（1）如图 27-2 所示,所有需固定的附件均安装在导轨上,将小车置于导轨上,使其能沿导轨自由滑动,此时,超声发射组件、超声接收组件(已固定在小车上)、红外接收组件在同一轴线上。将组件电缆接入实验仪的对应接口。安装完毕后,将电磁铁组件放在轨道旁边,通过连接线给小车上的传感器充电,第一次充电时间为 6~8 s,充满后(仪器面板充电灯变黄色或红色)可以持续使用 4~5 min。在充电完成后将连接线从小车上取下,以免影响小车运动。

（2）测量实验数据。① 在液晶显示屏上,用▼选中"多普勒效应验证实验",并按"确认";② 利用▶键修改测试总次数(选择范围为 5~10,一般选 5 次),选中"开始测试";③ 准备就绪后,按"确认",电磁铁释放,测试开始进行,仪器自动记录小车通过光电门时的平均运动速度及与之对应的平均接收频率,实验时可以用砝码牵引或人工施力推动两种方式改变小车速度;④ 每一次测试完成后,都有"存入"或"重测"的提示,可根据实际情况选择,"确认"后回到测试状态,并显示测试总次数及已完成的测试次数;⑤ 改变砝码质量(通过砝码牵引方式),并使小车退回至被磁铁吸住,按"开始",进行第二次测试;⑥完成设定的测量次数后,仪器自动存储数据,并显示 f-v 关系图及测量数据。

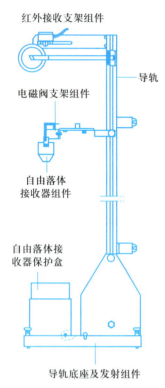

红外接收支架组件

导轨

电磁阀支架组件

自由落体
接收器组件

自由落体接
收器保护盒

导轨底座及发射组件

图 27-3　自由落体实验装置图

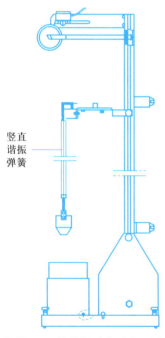

竖直
谐振
弹簧

图 27-4　简谐振动实验装置图

3. 研究自由落体运动，求自由落体加速度

让带有超声接收器的接收组件自由下落，利用多普勒效应测量物体运动过程中多个时间点的速度，查看 v-t 关系曲线，并调阅有关测量数据，即可得出物体在运动过程中的速度变化情况，进而计算自由落体加速度。

（1）按图 27-3 所示方式安装仪器。为保证超声发射组件与接收组件在一条垂线上，可用细绳拴住接收器，检查从电磁铁下垂时是否正对发射器。若不好对齐，可用底座螺钉加以调节。充电时，让电磁阀吸住自由落体接收器，并让该接收器上充电部分和电磁阀上的充电针接触良好。充满电后，使接收器脱离充电针，下移至悬挂在电磁铁上。

（2）测量实验数据。① 在液晶显示屏上，用▼选中"变速运动测量实验"，并按"确认"；② 利用▶键修改测量点总数，通常选 10~20 个点（选择范围为 8~150）；选择采样步距，通常选 10~30 ms（选择范围为 10~100 ms），选中"开始测试"；③ 按"确认"后，电磁铁被释放，接收器组件自由下落。测量完成后，显示屏上显示 v-t 图，用▶键选择"数据"，阅读并记录测量结果；④ 在结果显示界面中用▶键选择"返回"，"确认"后重新回到测量设置界面。⑤ 按需要依据以上程序进行新的测量。

4. 研究简谐振动

物体做简谐振动时，其位移和速度都随时间做周期变化，质量为 m 的小球接在弹性系数为 k 的轻质弹簧上，则其固有角频率的理论值为 $\omega_0 = (k/m)^{1/2}$。通过对小球最大速度的采样，记录达到最大速度的不同时间，可以实际测量出小球的运动周期 T 及角频率 ω，从而研究简谐振动。

（1）按图 27-4 所示的方式安装仪器。将弹簧悬挂于电磁铁上方的挂钩上，接收器组件的尾翼悬挂在弹簧上。接收器组件上悬挂弹簧后，测量弹簧长度。加挂质量为 m 的接收器组件，测量加挂接收器组件后弹簧的伸长量 Δx，可由此计算固有频率 ω_0，并与角频率的测量值 ω 比较。

（2）测量实验数据。① 在液晶显示屏上，用▼选中"变速运动测量实验"，并按下"确认"；② 利用▶键修改测量点总数为 150（选择范围为 8~150），▼选择采样步距，并修改为 100 ms（选择范围为 50~100 ms），选中"开始测试"；③ 将接收器从平衡位置竖直向下拉约 20 cm，松手让接收器自由振动，然后按"确认"，接收器组件开始做简谐振动。实验仪按设置的参量自动采样，测量完成后，显示屏上出现速度随时间变化关系的曲线；④ 在结果显示界面中用▶键选择"返回"，"确认"后重新回到测量设置界面；

⑤ 根据需要按照以上程序进行新的测量。

【实验结果】

室温：$T=$ _____ ℃，查附表知声速为 $u_0=$ _____ m·s^{-1}

表 27-1　多普勒效应的验证与声速的测量

谐振频率 $f_0=$ _____ Hz

次数 i	测量数据					直线斜率 $k/(1/m)$	声速测量值 $u(=f_0/k)/(m/s)$	相对误差 $(u-u_0)/u_0$
	1	2	3	4	5			
$v_i/(m/s)$								
f_i/Hz								

（1）用作图法或线性回归法计算 f-v 的直线斜率。

（2）由斜率计算声速 $u=f_0/k$。

（3）计算声速的相对误差。

表 27-2　自由落体运动的测量

编号	采样时间间隔 $t_i=0.05(i-1)$							
	0.05	0.10	0.15	0.20	0.25	0.30	0.35	g
1								
2								
3								
4								
5								
平均值 g								
理论值 g_0								
相对误差 $g-g_0/g_0$								

（4）绘制自由落体的 v-t 图。

（5）求出重力加速度并求出相对误差。

表 27-3　研究简谐运动的实验数据

$\Delta x/m$	$k=m'g/\Delta x/$ (kg/s^2)	$\omega_0[=(k/m')^{1/2}]/$ $(1/s)$	N_{1max}	N_{11max}	$T=0.01(N_{11max}-N_{1max})/s$	$\omega(=2\pi/T)/$ $(1/s)$	相对误差 $(\omega-\omega_0)/\omega_0$

（6）计算实际测量的运动周期 T 及角频率 ω。

（7）计算 ω_0 与 ω 的相对误差。

【注意事项】

1. 验证多普勒效应时，要尽量保证红外接收器、小车上的红外发射器和超声接收器、超声发射器在同一轴线上，以保证信号传输良好。

2. 安装时不可挤压连接电缆，以免导线折断。

3. 小车不使用时应立放，避免小车滚轮沾上污物，影响实验进行。

4. 测量重力加速度时，须将自由落体接收器保护盒套于发射器上，避免发射器在非正常操作时受到冲击而损坏；安装时切不可挤压电磁阀上的电缆。

5. 测量开始之前，需要给接收器充电。

【预习自测】

当波源或者观察者相对于传播介质运动时，观察者接收到的频率与波源振动的频率_____，这种现象被称为_____。定量分析时，设波源频率为 f_0，介质中的波速为 u。若波源不动，而观察者相对介质运动速度为 v，则观察者接收的频率的表达式为_____；若观察者不动，而波源朝向观察者运动速度为 v_s，则观察者接收到的频率表达式为_____；当波源和观察者相对于介质都在运动，速度分别为 v_s 和 v，且沿着同一方向，则观察者接收到的频率表达式为_____；如果波源和观察者做相对运动，则观察者接收到的频率表达式为_____。

【思考题】

1. 当波源与接收器运动方向之间存在夹角时，如何设计实验验证多普勒效应？

2. 利用多普勒效应综合实验仪还可以设计哪些方面的实验，用于对某些物理量的测量或者物理定律的验证？

实验 28　弗兰克－赫兹实验
（Frank–Hertz experiment）

　　1913 年,丹麦物理学家玻尔(N. Bohr)提出了氢原子理论,指出原子存在定态能级,原子光谱中的每根谱线表示原子从某一个较高能级向另一个较低能级跃迁时的辐射。1914 年,德国物理学家弗兰克(J. Franck)和赫兹(G. Hertz)采取慢电子(几电子伏到几十个电子伏)与单元素气体原子碰撞的方法发现:电子和原子碰撞时会交换某一定值的能量,且可以将原子从低能级激发到高能级。这个结果直接证明了原子发生跃迁时吸收和发射的能量是分立、不连续的,证实了原子能级的存在,从而证明了玻尔理论的正确性。由此,弗兰克和赫兹于 1925 年获得诺贝尔物理学奖。弗兰克－赫兹实验至今仍是探索原子结构的重要手段之一。

【预习要求】

　　1. 熟悉弗兰克－赫兹实验仪面板上各部分功能及各组工作电源线的连接。
　　2. 了解弗兰克－赫兹实验仪操作使用程序、步骤。
　　3. 了解数据记录与处理的基本要求。
　　4. 完成预习自测。

【实验目的】

　　1. 了解弗兰克－赫兹实验原理。
　　2. 理解弗兰克－赫兹管中电子与原子碰撞和能量交换的过程。
　　3. 掌握测定氩原子第一激发电势的方法。

【实验器材】

弗兰克－赫兹实验仪、数字示波器等。

【实验原理】

1. 第一激发电势
玻尔提出的氢原子理论指出:(1) 原子只能较长久地停留在

一系列不连续的稳定状态(简称定态)。原子处于这些状态时,既不发射也不吸收能量:每个定态对应一定的能量值 E_i($i=1,2,3,\cdots$),这些能量值是彼此分立的。原子的能量不论通过什么方式发生改变,只能从一个定态跃迁到另一个定态。(2)原子从一个定态跃迁到另一个定态时,会吸收或发射一定频率的电磁波。辐射的频率 ν 由两个定态之间的能量差所决定,并满足如下关系:

$$h\nu = E_m - E_n \qquad (28-1)$$

式中,普朗克常量 $h = 6.63 \times 10^{-34}$ J·s。

原子状态的改变可通过以下两种方法实现:一是原子本身吸收或发射一定能量的电磁辐射;二是原子与其他粒子发生碰撞而交换能量。本实验通过具有一定能量的电子与氩原子发生碰撞进行能量交换来实现原子状态的改变。设初速度为零的电子在电势差为 U_0 的加速电场作用下获得能量 eU_0,当具有这种能量的电子与氩原子发生碰撞时,会发生能量交换。若 E_1 代表氩原子的基态能量、E_2 代表氩原子的第一激发态能量,那么当氩原子吸收电子的能量恰好为

$$eU_0 = E_2 - E_1 \qquad (28-2)$$

时,氩原子就会从基态跃迁到第一激发态,U_0 称为氩的第一激发电势。测定出电势差 U_0,就可以求出氩原子基态和第一激发态之间的能量差。

2. 弗兰克-赫兹实验的基本原理

弗兰克-赫兹实验的原理如图 28-1 所示。在充氩气的弗兰克-赫兹管中,电子由热阴极 K 发出,阴极 K 和第二栅极 G_2 之间的加速电压 U_{G2K} 使电子加速。在板极 A 和第二栅极 G_2 之间加有反向拒斥电压 U_{G2A}。管内空间电势分布如图 28-2 所示。当电子通过 KG_2 空间进入 G_2A 空间时,如果其动能 $E \geqslant eU_{G2A}$,就能冲过反向拒斥电场到达板极 A 形成板极电流,并由电流计检出。如果电子在 KG_2 空间与氩原子碰撞,把一部分能量传递给氩原子使其被激发至高能级,则电子动能减小,在通过第二栅极 G_2 后剩余的动能若不足以克服反向拒斥电场就会被拉回到第二栅极,此时通过电流计的电流将显著减小。随着 U_{G2K} 电压继续增大,损失了部分动能的电子被再次加速,板极电流增加,直至电子与氩原子再次发生能量交换。此过程多次反复,则板极电流会出现周期性的变化。在慢电子情况下,每次碰撞能交换的能量为氩原子的第一激发电势。

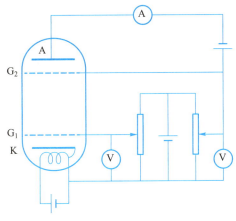

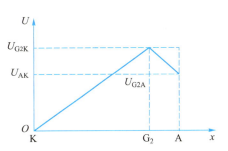

图 28-1 弗兰克-赫兹实验原理图

图 28-2 弗兰克-赫兹管内空间电势分布

实验时,使 U_{G2K} 电压逐渐增加,观察电流计的电流指示,如果原子能级存在,且基态和第一激发态之间有确定的能量差,就可以得到如图 28-3 所示的 I_A-U_{G2K} 曲线。

图 28-3 所示的曲线反映了氩原子在 KG_2 空间与电子进行能量交换的情况。当 KG_2 空间电压逐渐增加时,电子在 KG_2 空间被加速而取得越来越大的动能。起始阶段,由于电压较低,电子获得的能量较低,如果此时与氩原子碰撞,还不足以使氩原子产生跃迁,穿过第二栅极的电子所形成的板极电流 I_A 将随 U_{G2K} 的增加而增大(如图 28-3 的 Oa 段)。

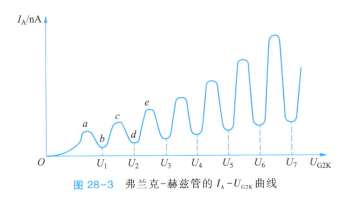

图 28-3 弗兰克-赫兹管的 I_A-U_{G2K} 曲线

当加速电压 U_{G2K} 达到氩原子的第一激发电势时,电子在第二栅极附近与氩原子碰撞,将几乎全部的能量传递给氩原子,使处于基态的氩原子跃迁到第一激发态,这些损失了能量的电子即使穿过了第二栅极也不能克服反向拒斥电场到达板极,即到达板极的电子数目减少,所以板极电流 I_A 开始下降(图 28-3 所示 ab段)。随着加速电压 U_{G2K} 继续增加,电子的能量也随之增加,这时电子即使与氩原子碰撞后损失大部分能量,还留有足够的能量可以克服反向拒斥电场而到达板极 A,因而板极电流 I_A 又开始回升(图 28-3 所示 bc 段)。当加速电压 U_{G2K} 是氩原子第一激发电势的二倍时,电子在 KG_2 空间可能会与氩原子发生两次非弹性碰撞而失去能量,因而板极电流 I_A 又会下降(图 28-3 所示 cd 段),同理,随着加速电压 U_{G2K} 继续增加,当

$$U_{G2K} = nU_0 \quad (n = 1,2,3,\cdots) \tag{28-3}$$

即加速电压等于氩原子第一激发电势的整数倍时,电子会在第二栅极 G_2 附近发生第三次、第四次……非弹性碰撞,板极电流 I_A 会相应下跌,形成规则起伏变化的 I_A-U_{G2K} 曲线。显然,相邻两个峰(谷)间的加速电势差就是氩原子的第一激发电势,由此可证明原子确实存在不连续的能级。

原子处于激发态时是不稳定的。在实验中被慢电子轰击到第一激发态的原子会跃迁回到基态,并以光子的形式将激发态能量 eU_0 向外辐射,这种光辐射的波长为

$$eU_0 = h\nu = h\frac{c}{\lambda} \tag{28-4}$$

其中,c 为光速,h 为普朗克常量,e 为电子电荷量的绝对值。对于氩原子

$$\lambda = \frac{hc}{eU_0} = \frac{6.63 \times 10^{-34} \times 3.00 \times 10^8}{1.6 \times 10^{-19} \times 11.5}\text{m} = 1\,081\,\text{Å}$$

如果弗兰克-赫兹管中充以其他元素原子气体,可得到它们的第一激发电势,见表 28-1。

表 28-1 几种元素的第一激发电势

元素	Na	K	Li	Mg	Hg	He	Ne
U_0/V	2.12	1.63	1.84	3.2	4.9	21.2	18.6
λ/Å	5 898 5 896	7 664 7 699	6 707.8	4 571	2 500	584.3	640.2

【实验步骤】

1. 实验准备

(1)熟悉实验仪各部分的功能及使用方法。

弗兰克-赫兹实验仪面板如图 28-4 所示,划分为八个功能区:

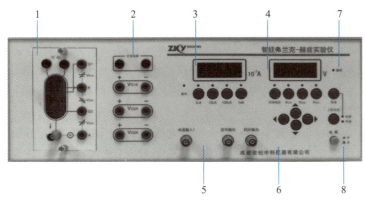

图 28-4　实验仪面板图

1—弗兰克-赫兹管各输入电压的连接插孔和板极电流输出插座。

2—弗兰克-赫兹管所需激励电压的输出连接插孔,其中左侧输出孔为正极,右侧为负极。

3—测试电流指示区:四位七段数码管指示电流值;四个电流量程挡位选择按键用于选择不同的电流量程挡,按下相应电流的量程按键,对应的量程指示灯点亮,同时电流指示的小数点位置随之改变,表明量程已变换。

4—测试电压指示区:四位七段数码管指示当前所选电压源的电压值;四个电压源选择按键用于选择不同的电压源,按下相应的电压源按键,对应的电压源指示灯随之点亮,表明电压源变换选择已完成,可以对选择的电压源进行电压值设定和修改。

5—测试信号输入输出区:电流输入插座可输入弗兰克-赫兹管板极电流,信号输出和同步输出插座可将信号送示波器显示。

6—调整按键区:改变当前电压源电压设定值,设置查询电压点。

7—工作状态指示区:通信指示灯指示实验仪与计算机的通信状态,启动按键与工作方式按键共同完成多种操作。

8—电源开关。

(2) 按要求连接好各组工作电源线,仔细检查,确定无误。

(3) 打开电源,将实验仪预热 20~30 min。

(4) 检查开机后的初始状态(如下),确认仪器工作正常:

① 实验仪的"1 mA"电流挡位指示灯亮,电流显示值为".0000"(10^{-7} A)。

② 实验仪的"灯丝电压"挡位指示灯亮,电压显示值为"000.0"(V)。

③ "手动"指示灯亮。

2. 氩元素第一激发电势的测量

（1）手动测试

① 按下"手动/自动"键，将仪器设置为"手动"工作状态。

② 按下相应电流量程键，设定电流量程（可参考机箱盖上提供的数据）。

③ 用电压调节键←/→选择电压源，↓/↑调节电压值的大小，设定电压源的电压值（可参考机箱盖上提供的数据），需设定的电压源有：灯丝电压 U_F、第一加速电压 U_{G1K}、拒斥电压 U_{G2A}。

④ 按下"启动"键和"U_{G2K}"挡位键，开始实验。

用↓/↑、←/→键完成 U_{G2K} 电压值的调节，从 0.0 V 起，按 1 V 的步长调节 U_{G2K} 值，同步记录 U_{G2K} 值和对应的 I_A 值，同时可用示波器观察板极电流 I_A 随电压 U_{G2K} 的变化情况。

注意：为保证实验数据的唯一性，U_{G2K} 电压必须从小到大单向调节，不可在过程中反复；记录完成最后一组数据后，立即将 U_{G2K} 电压快速归零。

⑤ 测试结束，依据记录下的数据作出 I_A-U_{G2K} 曲线。

建议：手动测试 I_A-U_{G2K}，进行一次或修改 U_F 值后再进行一次。

（2）自动测试

① 自动测试状态设置

按下"手动/自动"键，将仪器设置为"自动"工作状态。

设定电压源的电压值：灯丝电压 U_F、第一加速电压 U_{G1K}、拒斥电压 U_{G2A}，操作过程与手动测试相同。

② U_{G2K} 扫描终止电压的设定

自动测试时必须设置 U_{G2K} 终止值。按下 U_{G2K} 电压源选择键，U_{G2K} 电压源选择指示灯亮；用↓/↑、←/→键完成 U_{G2K} 电压值的具体设定。U_{G2K} 设定终止值建议不超过 85 V。

③ 启动自动测试

将电压源选择为 U_{G2K}，按下面板上的"启动"键，开始自动测试。

在自动测试过程中，观察板极电流 I_A 随扫描电压 U_{G2K} 的变化情况。（可通过示波器观察板极电流 I_A 随扫描电压 U_{G2K} 变化的输出波形）。

④ 自动测试过程正常结束

当加速电压 U_{G2K} 的值大于设定的测试终止值后，实验仪将自动结束本次自动测试过程，进入数据查询工作状态。

⑤ 自动测试后的数据查询

自动测试结束后，调节↓/↑，←/→键改变 U_{G2K} 的值，查阅并记录本次测试过程中 I_A 的峰值、谷值和对应的 U_{G2K} 值。（为便于作图，建议在 I_A 的峰值、谷值附近多取几个点。）

⑥ 结束查询过程，恢复初始状态

当需要中断自动测试过程或结束查询过程时，只要按下"手动/自动"键，手动测试指示灯将亮起，面板按键再次全部开启。原先设置的电压状态被清除，实验仪存储的测试数据也被清除，实验仪恢复到初始状态。

建议：自动测试中，应变化两次 U_F 值，测量两组 I_A - U_{G2K} 数据。若实验时间允许，还可变化 U_{G1K}、U_{G2A} 进行多次 I_A - U_{G2K} 测试。

【实验结果】

1. 记录手动测试中每间隔 1 V 测量的 I_A - U_{G2K} 数据（表 28-2），并在坐标纸上描绘 I_A - U_{G2K} 曲线。

表 28-2　I_A - U_{G2K} 实验点数据表							
U_{G2K}/V	1	2	3	4	5	⋯	70
I_A/μA							

2. 整理手动测试和自动测试时 I_A - U_{G2K} 数据中的电流峰值、谷值以及对应的电压，记录在表 28-3 中。

表 28-3　液晶光开关视角特性测量									
n		1	2	3	4	5	6	7	⋯
I_A/μA	峰								
	谷								
U_{G2K}/V	峰								
	谷								

3. 计算每两个相邻峰或谷所对应的 U_{G2K} 的差值 ΔU_{G2K}，并求出其平均值 $\overline{U_0}$，将实验值 $\overline{U_0}$ 与氩的第一激发电势 $U_0 = 11.61$ V 比较，计算相对误差。

【注意事项】

1. 实验前必须认真连接电路并反复检查，防止接错线路损坏弗兰克–赫兹管。

2. 灯丝电压不宜过高，否则会加快弗兰克–赫兹管老化。

3. U_{G2K} 不宜超过 85 V，否则弗兰克–赫兹管易被击穿。

【预习自测】

玻尔的氢原子理论指出原子从一个能级（E_m）跃迁到另一个能级（E_n）时，发射或吸收电磁波的频率应满足公式_____。弗兰克-赫兹实验进一步证明了原子内部能量是_____的，从而证实了_____的存在。原子从低能级跃迁到高能级，可以通过与具有一定能量的电子发生碰撞而_____。若电子能量小于临界能量，则发生_____碰撞；若电子能量大于临界能量，则发生_____碰撞。弗兰克-赫兹管中热阴极 K 和第二栅极 G_2 间施加_____电场，板极 A 与栅极 G_2 间施加_____电场。

【思考题】

1. 灯丝电压对测量第一激发电势有何影响？

2. I_A-U_{G2K} 曲线为什么呈周期性变化？

3. 为什么板极电流 I_A 无法下降为零？为什么 I_A 的下降不是陡然的？

实验 29　迈克耳孙干涉仪的调节和使用

（adjustment and application of Michelson interferometer）

迈克耳孙干涉仪是用分振幅的方法实现干涉的光学仪器,设计十分巧妙。迈克耳孙发明它后,最初用于著名的以太漂移实验。后来,他又首次将其用于系统研究光谱的精细结构以及镉（Cd）谱线波长与国际米原器的比较。迈克耳孙干涉仪在物理学中有十分广泛的应用,如可用于研究光源的时间相干性,测量气体、固体的折射率和进行微小长度测量等。基于迈克耳孙干涉测量法,20 世纪 90 年代逐步发展而成的光学相干断层成像（optical coherence tomography,OCT）是一种新的三维层析成像技术。OCT 的出现显著改变了眼科诊疗方式,让医生能够快速检查视网膜病变。此外,其也可整合到探头中,检查消化道和冠状动脉并指导治疗。

【预习要求】

1. 了解光的干涉现象及其形成条件。
2. 了解迈克耳孙干涉仪的结构。
3. 完成预习自测。

【实验目的】

1. 了解迈克耳孙干涉仪的结构、原理和调节方法。
2. 了解光的干涉现象及其形成条件。
3. 观察等倾干涉条纹,测量 He-Ne 激光器的波长。

【实验器材】

迈克耳孙干涉仪、He-Ne 激光器及电源、扩束镜（凸透镜）、挡光片、升降台、玻璃板、白光光源。

【实验原理】

1. 迈克耳孙干涉仪的构造

迈克耳孙干涉仪结构如图 29-1 所示,反射镜 M_1 由精密丝杆拉动可沿导轨前后移动,称为移动反射镜;反射镜 M_2 固定在仪器架上,称为固定反射镜;M_1 和 M_2 的镜架背后各有三个调节螺钉,用来调节反射镜的法线方向;与 M_2 镜架连接的有垂直方向和水平方向两个拉簧螺丝,利用拉簧的弹性可以比较精细地调节 M_2 镜面的方位。确定 M_1 位置的读数装置有三个,即导轨侧面的毫米刻度主尺和两个调节手轮上的百分度盘,10 为读数窗口;14 为微调手轮。迈克耳孙干涉仪上带有精密的读数装置,其读数方法与螺旋测微器相同,只是有两层嵌套而已。具体地说,读数装置由三部分组成:(1)主尺。是毫米刻度尺,装在导轨侧面,只读到毫米整数位(2 位),不估读。(2)粗调手轮。控制着刻度圆盘,从读数窗口可以看到刻度。旋转手轮使圆盘旋转一周,动镜 M_1 就移动 1 mm。而圆盘有 100 个分格,故圆盘转动一个分格时 M_1 就移动 0.01 mm。(3)微调手轮。其上又有 100 个分格。手轮旋转一周使 M_1 移动 0.01 mm,故它转一个分格使 M_1 移动 0.0001 mm。读数时还要估读一位。可见,每一级装置读数时只读出整数个分格数,不估读,其估读位由下一级给出;而最后一级则要估读。这样,一个读数由主尺读数(2 位)、正面窗口读数(2 位)和手轮读数(3 位)构成,共 7 位有效数字。

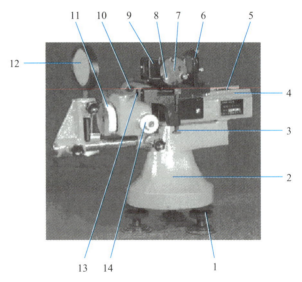

1—底角调平螺钉;2—底座;3—垂直方向的拉簧螺丝;4—导轨;5—精密丝杆;
6—反射镜 M_1;7—反射镜 M_2;8—反射镜调节螺钉;9—补偿板;10—读数窗口;
11—粗调手轮;12—毛玻璃屏;13—水平方向的拉簧螺丝;14—微调手轮。

图 29-1 迈克耳孙干涉仪结构图

由激光器光源产生的平行入射光,在 6 处用毛玻璃屏通过分光板可以看到光源的若干个像,利用 M_1、M_2 镜架背后的螺钉,细心调整镜面方位,使最亮的两个像重合,再在光源后加上扩束镜,就可以在屏上看到干涉条纹,然后用拉簧调整干涉条纹形状以满足实验要求。

2. 迈克耳孙干涉仪原理

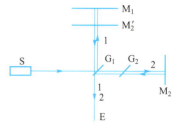

图 29-2　干涉原理图

迈克耳孙干涉仪的原理见图 29-2。光源 S 发出的光束射到分光板 G_1 上,G_1 的后面镀有半透膜,光束在半透膜上反射和透射,被分成光强接近相等并相互垂直的两束光。这两束光分别射向两平面镜 M_1 和 M_2,经它们反射后又会聚于分光板 G_1 处,再射到光屏 E 处,从而得到清晰的干涉条纹。平面镜 M_1 可在光线 1 的方向上平行移动。补偿板 G_2 的材料和厚度与 G_1 相同,也平行于 G_1,起到补偿光线 2 的光程的作用。如果没有 G_2,则光线 1 会经过玻璃板三次,而光线 2 只能经过玻璃板一次。G_2 的存在使得光线 1、2 由于经过玻璃板而导致的光程相等,从而使光线 1、2 的光程差只由其他几何路程决定。由于本实验采用相干性很好的激光,故补偿板 G_2 并不重要。但如果使用的是单色性不好、相干性较差的光源,如钠灯或汞灯,甚至白炽灯,G_2 就成为必须了。这是因为波长不同的光折射率不同,由分光板 G_1 的厚度所导致的光程就会各不一样。补偿板 G_2 能同时满足这些不同波长的光所需的不同光程补偿。

3. 等倾干涉与激光波长的测量

平面镜 M_2 通过 G_1 成虚像 M_2',故可认为两束相干光线是由 M_1 和 M_2' 反射得到的。用扩束镜会聚激光,可得到一个点光源。它经平面镜 M_1 和 M_2' 反射后的光线可视为由虚光源 S_1 和 S_2' 发出(图 29-3),其间距为 $2d$(d 为 M_1 和 M_2' 的间距)。这两个虚光源发射的球面波在相遇空间处处相干,故为非定域干涉。用屏观察干涉图样时,取不同的空间位置和空间取向,原则上可以观察到圆、椭圆、双曲线和直线条纹(但受实验仪器的实际限制,一般只能看到圆和椭圆)。通常使屏垂直于 S_1 和 S_2' 的连线,此时可观察到一组同心圆,圆心在 S_1 和 S_2' 的连线上。若使屏旋转一个角度,则得到一组椭圆。

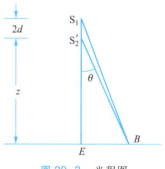

图 29-3　光程图

由 S_1、S_2' 到屏上任一点 B 的两光线的光程差为 $\delta = |S_1B| - |S_2'B|$。考虑到 $d \ll z$,且 θ 很小,从图中可以看出,

$$\delta = 2d\cos\theta \approx 2d\left(1 - \frac{1}{2}\theta^2\right) \qquad (29-1)$$

当

$$\delta = 2d\cos\theta = \begin{cases} k\lambda & （明纹中心） \\ (2k+1)\lambda/2 & （暗纹中心） \end{cases} \qquad (29-2)$$

时,在屏上就可以看到相应的明纹或暗纹。

由(29-1)式和(29-2)式可知:

(1) $\theta=0$ 时光程差最大,即圆心处的干涉级数最高。若盯住同一级圆条纹(δ 不变),移动平面镜 M_1 使 d 增加,则 θ 会增加,即条纹向外扩大。此时中心处 $\theta=0$,故光程差(干涉级数)将变大,表现为不断冒出圆环。反之,d 减小时,条纹内缩,最后在中心处消失。对于中心处,每冒出或缩进一个圆环,条纹级数就改变 1,相当于光程差 $\delta=2d=|S_1S_2'|$ 改变一个波长。设 M_1 移动了 $|\Delta d|$ 的距离,同时冒出或缩进的圆环个数为 N,则光波波长

$$\lambda=\frac{2|\Delta d|}{N} \qquad (29-3)$$

从仪器上读出 $|\Delta d|$,并数出相应的条纹变化条数 N,就可由上式测出光波的波长 λ。若将 λ 作为标准值,测出冒出或缩进 N 个圆环时 M_1 移动的距离,与由(29-3)式算出的理论值比较,可以校正仪器传动系统的误差。

(2) 上面的讨论都是 $d>0$,即 M_1 比 M_2' 靠外的情况。对于 $d<0$(M_1 比 M_2' 靠内)的情况,只要把上述讨论中的 δ 理解成为 $|\delta|$、d 理解成为 $|d|$ 就可以了。这意味着,不论平面镜 M_1 往哪个方向移动,只要是使距离 $|d|$ 增加,圆条纹都会不断从中心冒出来并扩大,同时条纹会变密、变细。反之,如果使距离 $|d|$ 减小,条纹都会缩小并消失在中心处,同时条纹会变疏、变粗。这表明 $d=0$(即两臂等长)是一个临界点。当往同一个方向不断地移动 M_1 时,只要经过这个临界点,看到的现象就会反过来(见图 29-4)。因此,在利用(29-3)式测波长时,最好先把两臂的长度调至有明显差别($|d|\gg0$),避免在移动 M_1 时不小心通过了临界点,造成计数上的麻烦。

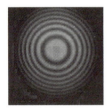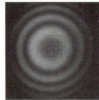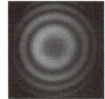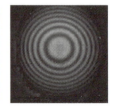

图 29-4　干涉图样

【实验步骤】

1. 迈克耳孙干涉仪的基本调节

(1) 点燃 He-Ne 激光器,调节其高度和方向,使激光束大致

照到两平面镜 M_1、M_2 及屏 E 的中部,并使从两平面镜反射回来的两束光能尽量原路返回,即尽可能回到激光器的出光口。

(2)屏上可以看到两排光点,都以最亮者居中。调节 M_1 和 M_2 后面的三个螺钉,使两个最亮点重合(此时 M_1 和 M_2 相互垂直)。此时要检查回到激光器的两束光是否仍照在出光口或附近。

2. 观察等倾干涉条纹,测量氦氖激光波长

(1)在 He-Ne 激光器前放置一个扩束镜(短焦距凸透镜),使平行光聚焦至一点并扩散开。此时在屏上可以看到圆形干涉条纹。然后双向转动 M_1 的微调手轮,观察条纹冒出和缩进现象,判定 M_1 和 M_2' 之间的距离 $|d|$ 是增大还是减小;观察条纹粗细、疏密情况,判断 $|d|$ 是较大还是较小。旋转光屏 E,使之不平行于 M_1 和 M_2',可以观察到椭圆条纹。如果干涉条纹很细,不利于随后的测量,可旋转粗调手轮使 $|d|$ 大幅度减小,从而使条纹变疏、变粗。

(2)沿一个固定方向转动微调手轮直至条纹变化稳定,然后记下此时的读数 d_1。继续向这个方向转动手轮,观察屏上的圆环冒出或缩进 $N=100$ 个,再记录一次读数 d_2。然后利用(29-3)式计算波长。

(3)重复上述过程两次,再次得到两个波长值。

(4)计算三个波长的平均值 $\bar{\lambda}$,将其与标准波长值 $\lambda_0 = 632.8\mathrm{nm}$ 比较,计算相对误差。

【**实验结果**】

测量氦氖激光波长(表 29-1)。

次数	d_1/mm	d_2/mm	λ/nm	$\bar{\lambda}/\mathrm{nm}$	$\dfrac{|\bar{\lambda}-\lambda_0|}{\lambda_0}$
1					
2					
3					

表 29-1

【**注意事项**】

1. 实验中,请勿正视激光光源,以免损伤眼睛。

2. 仪器上的光学元件精度极高,不要用手抚摸或沾上脏物。

3. 仪器传动机构相当精密,使用时要轻缓小心。

4. 测量过程中,由于仪器存在空程误差,一定要等到条纹的变化稳定后才能开始测量。而且,测量一旦开始,微调鼓轮的转动方向就不能中途改变。

【预习自测】

1. 迈克耳孙干涉仪的主要部件有 _____、_____ 和_____。

2. 迈克耳孙干涉仪的等倾干涉是同心圆环,这是由于_____相同。测定单色光的波长,数一定量的"吞"或"吐",再根据公式_____计算。

3. 总结迈克耳孙干涉仪的调节要点及规律。

【附录】

几种常用激光器的主要谱线波长(表29-2)

表 29-2			
激光器	谱线波长/nm	激光器	谱线波长/nm
He-Ne 激光	632.8	CO_2激光	10.6
Nd 玻璃激光	1.35　1.34 1.32　1.06 0.91	红宝石激光	694.3　693.4　510.0 360.0
He-Ge 激光	441.6　325.0	氩离子激光	528.7　514.5　501.7 496.5　488.0　476.5 472.7　465.8　457.9 454.5　437.1

【思考题】

1. 为什么不易观察到白光干涉?

2. 光的干涉形成的条件以及相关结论是什么?

3. 为什么在测量过程中,微调手轮的转动方向不能中途改变?

实验 30　偏振现象的观察和检验
(observation and analysis of polarization phenomenon)

光是特定频率范围内的电磁波,这种电磁波中起到光学作用的主要是电场矢量,因此电场矢量又被称为光矢量。光矢量的振动方向始终和光波的传播方向垂直,这一基本特性就是光的偏振。对偏振现象的研究在光学发展史中有着重要的地位,光的偏振不仅使人们对光的传播规律有了新的认识,还在光学计量、光学信息处理、晶体性质研究等方面有着广泛的应用,如在医学诊疗中,利用光的偏振性质研制的偏振光显微镜就在检测生物体内的组织结构和化学成分等方面发挥着重要作用。

【预习要求】

1. 了解偏振光的概念与分类、了解其产生和检测的方法。
2. 理解马吕斯定律和布儒斯特定律。
3. 完成预习自测。

【实验目的】

1. 了解偏振光的产生和检测方法。
2. 掌握并验证马吕斯定律和布儒斯特定律。

【实验器材】

光具座、光源、起偏器、检偏器、1/4 波片、光屏、聚光镜、光阑、滤色片、光功率计等。

【实验原理】

1. 偏振片的种类

偏振片是产生和检验偏振光的器件。一种叫起偏器,它的作用是产生偏振光。另一种叫检偏器,是用来检验偏振光是否存在的偏振片。一般实验室使用的偏振片是利用某些有机化合物晶体的二向色性人工制造的(让选择吸收性很强的微晶在透明胶质层中作有规则的排列;或用塑胶加以机械伸缩,使其分子按一定秩序排列)。在偏振片上能透过的振动方向称为偏振化方向(即光轴的方向）。

2. 偏振光的种类

按照光的电磁理论,光波也是电磁波,它的电矢量 E 和磁矢量 H 相互垂直,并且垂直于光的传播方向 v。通常用电矢量代表光矢量,并将光矢量和光的传播方向所构成的平面称为光的振动面,按光矢量的不同振动状态,把光分为五种振动态。一般的自然光,由于大量原子或分子的热运动和辐射的随机性,电矢量 E 的取向与大小随时间作无规则的变化,各方向的取向概率相同,且各取向上电矢量的时间平均值相等,没有哪个方向的光振动(以电矢量 E 表示)特别占优势,呈现一种平均状态。但是自然光经过起偏器后,出射光中只有振动方向和偏振片透光方向平行的分量,从而获得了完全偏振光或线偏振光。假如电矢量 E 的大小和方向随时间作有规则的周期性改变,其矢量的末端在垂直于光传播方向的平面内的运动轨迹呈椭圆形或圆形,这样的光称为椭圆偏振光或圆偏振光。假如电矢量 E 在有的方向上振动最强,而在有的方向振动最弱,且各方向的电振动无固定相位关系,则称为部分偏振光。

3. 完全偏振光和部分偏振光的检验

部分偏振光和完全偏振光可以通过图 30-1 检验。如果在起偏器 P 后面放置一个偏振片 A,让一束完全偏振光通过检偏器 A,当 A 和 P 的偏振化方向相同时,通过检偏器 A 的光最强;当 A 转过 90°时,线偏振光不能通过检偏器 A,我们就看不到光亮,视场完全变暗。假如我们不停地转动检偏器 A,就会发现通过检偏器的光由暗变亮,再从亮变到暗,这种光叫完全偏振光。当我们转动 A 时,尽管可以看到光强有明暗的变化,但是最暗的地方还是有部分光通过,不会变成黑暗的现象,那么这种光是部分偏振光。图 30-1(a)是 A 和 P 的偏振化方向相同时的情形,此时通过检偏器的光最强;图 30-1(b)表示检偏器转过一定角度后与起偏器的偏振化方向不一致,偏振光不能完全通过检偏器,在 A 的后面只看到一点光;图 30-1(c)是检偏器转过 90°或 270°后的情形,此时偏振光不能通过检偏器,在 A 的后面看不到光,变成黑暗。

4. 圆偏振光或椭圆偏振光的鉴别

圆偏振光或椭圆偏振光的鉴别可以利用波晶片的特性来进行。波晶片简称波片,是用云母片剥离成一定厚度或用石英晶体研磨成薄片而成的一块光轴平行于表面的单轴晶片。平面偏振光垂直入射到波片后,分解为振动方向与光轴方向平行的非寻常光(e 光)和与光轴方向垂直的寻常光(o 光)两部分。这两束光

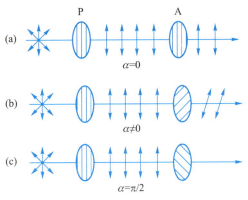

图 30-1　偏振光通过偏振片时的情形

在晶片内的传播方向虽然一致,但是它们在晶体内传播的速度不一样,e 光和 o 光通过波片后产生了固定的相位差 $\delta = \dfrac{2\pi}{\lambda}(n_e - n_o)l$。式中 λ 为入射光的波长,l 为波片的厚度,n_e 为 e 光的主折射率,n_o 为 o 光的主折射率。若某一单色光通过波片时能产生相位差 $\delta = (2k+1)\pi/2$,则称此波片为此单色光的 1/4 波片。如果晶片是由石英晶体制成,那么寻常光(o 光)在其内部传播的速度比非寻常光(e 光)的速度快,由于沿光轴方向振动的 e 光的传播速度慢,称此光轴为慢轴,与此垂直的方向为快轴。若入射光通过检偏器后,无论如何转动它,光的强度都不变,则入射光可能为圆偏振光或自然光,如果在检偏器之前加一块 1/4 波片,则光通过 1/4 波片后,使组成圆偏振光的两个分量的相位差再增加 $\pi/2$,则出射光变成线偏振光,再用检偏器来检验,转动检偏器 A,出现消光现象的肯定是圆偏振光,否则就是部分偏振光。如果在未加波片之前,转动检偏器,发现透过检偏器的光强虽然有变化,但是不出现消光现象(透射光强为 0 的现象),则入射光可能是椭圆偏振光或部分偏振光,当我们进一步将 1/4 波片插入检偏器之前,并且转动波片时,如果波片的慢轴(或快轴)与被检的椭圆偏振光的长轴或短轴平行,那么透射光为线偏振光,再转动检偏器,发生消光现象的就是椭圆偏振光,否则就是部分偏振光。

5. 马吕斯定律(Malus' law)

马吕斯定律告诉我们,在图 30-1(b)中,假如通过起偏器的线偏振光的强度为 I_0,通过检偏器后,透射光的强度变为 I,那么

$$I = I_0 \cos^2 \alpha \qquad (30-1)$$

由上式可知,通过检偏器的偏振光强度与检偏器透射轴的方向有关。如 $\alpha = 0°$ 或 $180°$ 时,A、P 的偏振化方向相同,透过检偏器

A 的光强最大,即 $I = I_0$;当检偏器转过一定角度如 $\alpha = 90°$ 或 270° 时,透过检偏器的光强最弱,$I = 0$,此时检偏器后面没有光射出。

6. 布儒斯特定律(Brewster's law)

综上所述,自然光通过偏振片后可以产生偏振光。在实际生活中,自然光在两种介质的分界面上反射也可以产生偏振光,如图 30-2 所示。不仅如此,自然光以一定角度 i_0 投射到平面玻璃堆上时,如图 30-3 所示,反射光变成部分偏振光,振动面垂直于入射面;逐渐增大入射角,当反射线与折射线的夹角达到某一特定值 $i_0 + r = \pi/2$ 时,反射光成为完全平面偏振光,它的振动面也垂直于入射面;而透射出的折射光以 γ 角经过多次折射后,接近完全偏振光,其振动方向在折射面内。i_0 称为布儒斯特角或起偏振角。根据布儒斯特定律有

$$\tan i_0 = n_2 / n_1 \quad 或 \tan i_0 = n_{21} \qquad (30-2)$$

式中,n_1 是空气的折射率,n_2 是玻璃的折射率。

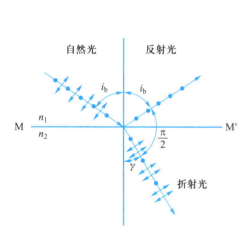

图 30-2 自然光通过介质分界面产生偏振光示意图

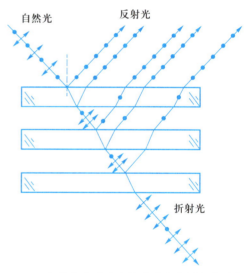

图 30-3 自然光通过玻璃堆片后产生偏振光示意图

由布儒斯特定律可知,通过测量布儒斯特角可以测量物质的折射率。

【实验步骤】

1. 验证马吕斯定律

(1)按图 30-4 将激光光源、准直透镜、起偏器 P 等按照等高同轴的原则安装在光具座上(先不放 1/4 波片)。

(2)将起偏器 P 的度数调到 0°。

（3）将检偏器 A 从 0°缓慢旋转至 360°,在旋转过程中记录光强出现最亮、最暗的次数,以及检偏器所对应的刻度。同时用光功率计或用微安表接上光电池,每转过 10°记录一次光功率或光电流。

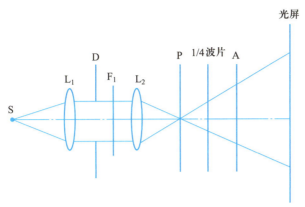

S—光源;L_1—聚光镜;D—光阑;F_1—滤色片;L_2—聚光镜;P—起偏器;A—检偏器。

图 30-4　验证马吕斯定律实验装置图

2. 观察反射光产生的偏振现象

（1）按图 30-5 安装仪器,光源用白炽灯。

（2）调节平面镜 M 和光屏的角度大致成 56°,照明灯的光轴和平面镜 M 大致成 34°方向,使入射角等于 56°。

（3）转动检偏器 A,从 0°转到 360°,观察出现的物理现象,并记录光强出现最亮和最暗的次数及所对应的刻度,与 1 的结果进行比较。

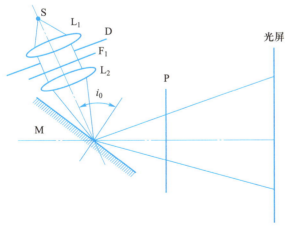

S—光源;L_1—聚光镜;D—光阑;F_1—滤色片;L_2—聚光镜;M—平面镜;A—检偏器。

图 30-5　验证布儒斯特定律实验装置图

3. 观察折射光产生的偏振现象

（1）按图 30-6 安装实验仪器。

（2）调节玻璃片堆 G 大致成 56°，即使 $i_0 = 45°$。

（3）将 A 转动 360°，观察出现的实验现象，记录每一次光强出现最亮、最暗所对应的 A 的刻度，并和 2 的结果进行比较，得出结论。

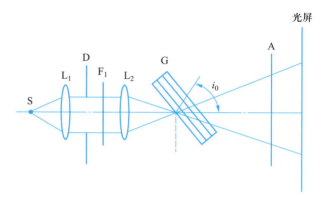

S—光源；L_1—聚光镜；D—光阑；F_1—滤光片；L_2—聚光镜；G—玻璃堆；A—检偏器。

图 30-6　自然光通过玻璃后产生偏振的实验装置示意图

4. 椭圆偏振光和圆偏振光的鉴别

按图 30-4 放上起偏器和检偏器，当出现消光现象时，在 A 和 P 之间插入 1/4 波片，转动 1/4 波片以改变快轴（或慢轴）与入射偏振光电矢量（检偏器的偏振化方向）之间的夹角 θ。当波片分别转过 15°、30°、45°、60°、90°时，相应地将检偏器转动 360°，观察光强的变化情况，记下两次出现最大值和最小值时 A 的位置。若出现两次的最大值和最小值都基本相等，而且 A 无论从极大到极小还是从极小转到极大，都转过约 90°，则判定入射光是椭圆偏振光；若出现的两个值相差不大，则判定入射光是近似圆偏振光；若出现极小值为 0，极大值很大，则判定入射光为线偏振光。将记录的数据填入表 30-4。

【实验结果】

1. 实验数据记录

实验日期：_____年_____月_____日

室温：$T = $_____℃，湿度：_____%

次数	物理现象		A 转过的角度/(°)
	亮	暗	

表 30-1　马吕斯定律实验记录数据

表 30-2　布儒斯特定律实验数据记录

次数	物理现象		A 对应的刻度/(°)
	亮	暗	

表 30-3　折射光产生偏振现象的实验记录

次数	物理现象		A 对应的刻度/(°)
	亮	暗	

表 30-4　椭圆偏振光和圆偏振光的鉴别测量结果

1/4 波片转过的角度/(°)	A 转过 360° 后功率计的读数/mW				光的偏振性质
	极大值	极小值	极大值	极小值	
15					
30					
45					
60					
75					
90					

2. 数据处理

（1）根据表 30-1 的数据，在直角坐标纸作 I-θ 的曲线。

（2）根据表 30-2 至表 30-4 的测量结果，总结光的偏振性质。

【注意事项】

1. 光学器件不能用手触摸光学表面，不能随意用布擦拭光学表面。

2. 光学元件是易碎元件，小心掉落。

3. 激光的亮度很高，不能长时间用眼对准观察，以免损伤眼睛。

【预习自测】

产生偏振光的器件被称为＿＿＿＿＿，检验偏振光的器件被称为＿＿＿＿＿。光按照偏振特性分类可以划分为＿＿＿＿＿、

_____、_____、_____、_____。当光强为 I_0 的自然光穿过两块叠加在一起的偏振片时,设两偏振片的偏振化方向的夹角分别为 $\alpha = 0°$、$30°$、$45°$、$60°$、$90°$,那么出射光的光强依次为_____、_____、_____、_____、_____。当自然光入射到两种介质分界面时,反射光和折射光都是_____,当入射角处于某一特定值时,反射光为偏振光,这个角被称为_____,此时的折射光是_____,反射光与折射光的夹角为_____。

【思考题】

1. 偏振光是如何产生的? 获得偏振光必须具备什么条件?
2. 什么是部分偏振光、完全偏振光、圆偏振光、椭圆偏振光?
3. 如何检验偏振光?

实验 31 铁磁材料磁滞回线的研究
（research on hysteresis loops of ferromagnetic materials）

磁性材料应用广泛,从常用的永久磁铁、变压器铁芯到录音、录像、计算机存储用的磁带、磁盘等都采用磁性材料,磁滞回线和基本磁化曲线反映了磁性材料的主要特征。通过用实验研究铁磁材料这些性质不仅能掌握用示波器观察磁滞回线以及基本磁化曲线的基本测绘方法,而且能从理论和实际应用上加深对材料磁特性的认识。

铁磁材料分为硬磁材料和软磁材料两大类,其根本区别在于矫顽磁力H_c的大小不同。硬磁材料的磁滞回线宽,剩磁和矫顽磁力大,因而磁化后,其磁感应强度可长久保持,适宜做永久磁铁。软磁材料的磁滞回线窄,矫顽磁力H_c较小,但其磁导率和饱和磁感应强度大,容易磁化和退磁,故广泛用于电机、电气和仪表制造等工业部门。磁化曲线和磁滞回线是铁磁材料的重要特性,本实验采用动态法测量磁滞回线。

【预习要求】

1. 了解磁滞回线的产生原理及过程,了解磁滞回线上剩磁B_r和矫顽力H_c等参量,理解磁化曲线的概念。

2. 了解利用线圈测量磁滞回线的原理及示波器显示B-H图的原理。

3. 完成预习自测。

【实验目的】

1. 了解铁磁材料在磁场中磁化的原理及其磁化规律。

2. 理解磁场强度和磁感应强度的关系,掌握磁滞回线、磁化曲线的概念。

3. 掌握测量样品磁滞回线、磁化曲线的方法,能够根据磁滞回线确定铁磁材料的饱和磁感应强度B_S、剩磁B_r和矫顽力H_c等参量。

【实验原理】

1. 磁化曲线

在通电线圈中放入铁磁材料,磁场将明显增强,铁磁材料内部的磁场强度 H 与磁感应强度 B 有如下的关系:$B = \mu H$,对于铁磁材料而言,磁导率 μ 并非常量,而是随 H 的变化而改变的物理量,即 $\mu = f(H)$,为非线性函数,因此 B 与 H 也是非线性关系。铁磁材料的磁化过程为:当铁磁材料未被磁化时,此时称为退磁状态,若给铁磁材料施加一个由小到大变化的磁场,则铁磁材料内部的磁场强度 H 与磁感应强度 B 也随之变大,其 B–H 变化曲线如图 31–1 所示。当 H 增加到一定值后,B 几乎不再随 H 的增加而增加,此时磁化已达饱和,从未磁化到饱和磁化的这段曲线称为材料的起始磁化曲线,如图 31–1 中的 oS 段曲线所示。

2. 磁滞回线

当铁磁材料的磁化达到饱和之后,如果将磁化场减小,则铁磁材料内部的 B 和 H 也随之减小,但其减少的过程并不沿着磁化时的 oS 段退回。从图 31–2 可知当磁化场撤销时,此时 $H = 0$,磁感应强度仍然保持一定数值,此时 $B = B_r$ 称为剩磁(剩余磁感应强度)。

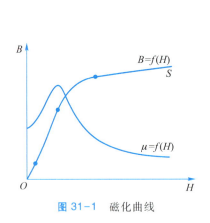

图 31–1 磁化曲线

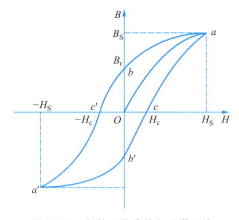

图 31–2 起始磁化曲线与磁滞回线

若要使被磁化的铁磁材料的磁感应强度 B 减小到 0,必须加上一个反向磁场并逐步增大。当铁磁材料内部反向磁场强度增加到 $H = -H_c$ 时(图 31–2 上的 c' 点),磁感应强度 B 才等于 0,达到退磁的状态。图 31–2 中的 H_c 为矫顽磁力。如图 31–2 所示,当 H 按 $O \to H_S \to O \to -H_c \to -H_S \to O \to H_c \to H_S$ 的顺序变化时,B 相应沿 $O \to B_S \to B_r \to O \to -B_S \to -B_r \to O \to B_S$ 顺序变化。图中的 oa 段曲线为起始磁化曲线,所形成的封闭曲线 $abc'a'b'ca$ 为磁滞回线。bc' 曲线段称为退磁曲线。由图 31-2 可知：

（1）当 $H=0$ 时，$B\neq 0$，这说明铁磁材料还残留一定值的磁感应强度 B_r，通常称 B_r 为铁磁物质的剩余磁感应强度（简称剩磁）。

（2）若要使铁磁物质完全退磁，即 $B=0$，必须加一个反方向磁场 $-H_c$。这个反向磁场强度 H_c，称为该铁磁材料的矫顽磁力。

（3）B 的变化始终落后于 H 的变化，这种现象称为磁滞现象。

（4）H 上升与下降到同一数值时，铁磁材料内的 B 值并不相同，退磁化过程与铁磁材料的磁化经历有关。

（5）当从初始状态 $H=0$，$B=0$ 开始周期性地改变磁场强度的幅值时，在磁场由弱到强地单调增加过程中，可以得到面积由大到小的一簇磁滞回线，如图 31-3 所示。其中最大面积的磁滞回线称为极限磁滞回线。

（6）由于铁磁材料磁化过程的不可逆性及具有剩磁的特点，在测定磁化曲线和磁滞回线时，首先必须将铁磁材料预先退磁，以保证外加磁场 $H=0$，$B=0$；其次，磁化电流在实验过程中只允许单调增加或减少，不能时增时减。在理论上，要消除剩磁 B_r，只需通入一反向磁化电流，使外加磁场正好等于铁磁材料的矫顽磁力即可。实际上，矫顽磁力的大小通常并不知道，因而无法确定反向磁化电流的大小。我们从磁滞回线中得到启示，如果使铁磁材料达到磁饱和，然后不断改变磁化电流的方向，与此同时逐渐减小磁化电流，直到其等于零，则该材料的磁化过程中就会出现一连串面积逐渐缩小而最终趋于原点的环状曲线，如图 31-4 所示。当 H 减小到零时，B 亦同时降为零，达到完全退磁。

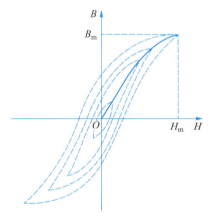

图 31-3　基本磁化曲线

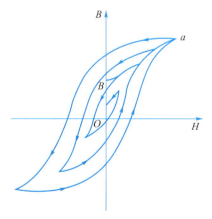

图 31-4　磁化电流减小的过程曲线

实验表明，经过多次反复磁化后，B-H 最终形成一条稳定的闭合"磁滞回线"。通常以这条曲线来表示该材料的磁化性质，这种反复磁化的过程称为"磁锻炼"。本实验使用交变电流,所以每个状态都经过充分的"磁锻炼",随时可以获得磁滞回线。

我们把图 31-3 中原点 O 和各个磁滞回线的顶点所连成的曲线,称为铁磁性材料的基本磁化曲线,不同的铁磁材料其基本磁化曲线是不相同的。为了使样品的磁特性可以重复出现,也就是指所测得的基本磁化曲线都是由原始状态($H=0,B=0$)开始,在测量前必须进行退磁,以消除样品中的剩余磁性。

在测量基本磁化曲线时,每个磁化状态都要经过充分的"磁锻炼"。否则,得到的 B-H 曲线即为开始介绍的起始磁化曲线,两者不可混淆。

3. 示波器显示 B-H 曲线的原理

示波器测量 B-H 曲线的实验线路如图 31-5 所示。

本实验研究的铁磁材料是"日"字形铁芯试样(如图 31-6 所示)。在试样上绕有励磁线圈(N_1 匝)和测量线圈(N_2 匝)。若在线圈 N_1 中通入磁化电流 I_1,此电流在试样内产生磁场,根据安培环路定理 $H \cdot L = N_1 \cdot I_1$,磁场强度的大小为

$$H = \frac{N_1 \cdot I_1}{L} \qquad (31-1)$$

式中,L 为"日"字形铁芯试样的平均磁路长度(在图 31-6 中用虚线表示)。

由图 31-5 可知示波器 CH1(X)轴偏转板输入电压为

$$U_x = I_1 \cdot R_1 \qquad (31-2)$$

由(31-1)式和(31-2)式得

$$U_x = \frac{L \cdot R_2}{N_1} \cdot H \qquad (31-3)$$

上式表明在交变磁场下,任一时刻电子束在 x 轴的偏转正比于磁场强度 H。

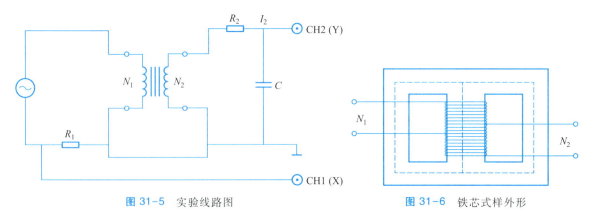

图 31-5   实验线路图   图 31-6   铁芯式样外形

为了测量磁感应强度 B，在次级线圈 N_2 上串联一个电阻 R_2，与电容 C 构成一个回路，同时 R_2 与 C 又构成一个积分电路。取电容 C 两端电压 U_C，输入至示波器 CH2（Y）轴，适当选择 R_2 和 C，使 $R_2 \gg \dfrac{1}{\omega \cdot C}$，则

$$I_2 = \frac{E_2}{\left[R_2^2 + \left(\dfrac{1}{\omega \cdot C} \right)^2 \right]^{\frac{1}{2}}} \approx \frac{E_2}{R_2}$$

式中，ω 为电源的角频率，E_2 为次级线圈的感应电动势。

因交变的磁场 H 在样品中产生交变的磁感应强度 B，则

$$E_2 = N_2 \cdot \frac{\mathrm{d}\varphi}{\mathrm{d}t} = N_2 \cdot S \cdot \frac{\mathrm{d}B}{\mathrm{d}t}$$

式中，$S = ab$ 为铁芯试样的截面积，设铁芯的宽度为 a，厚度为 b，则

$$U_y = U_C = \frac{Q}{C} = \frac{1}{C} \int I_2 \mathrm{d}t = \frac{1}{C \cdot R_2} \int E_2 \mathrm{d}t = \frac{N_2 \cdot S}{C \cdot R_2} \int \mathrm{d}B = \frac{N_2 \cdot S}{C \cdot R_2} \cdot B$$

$$(31 - 4)$$

上式表明，接在示波器 Y 轴输入的 U_y 正比于 B，$R_2 C$ 构成的电路在电子技术中称为积分电路，表示输出的电压 U_C 是感应电动势 E_2 对时间的积分。由于 U_C 的数值很小，为了能够绘出磁滞回线，需将 U_C 经过示波器 Y 轴放大器增幅后输至 Y 轴偏转板上。这就要求在实验磁场的频率范围内，放大器的放大系数必须稳定，这样不会带来较大的相位畸变。事实上示波器难以完全达到这个要求，因此在实验时经常会出现如图 31-7 所示的畸变。为避免出现这种畸变，观测时将 X 轴输入选择"AC"挡，Y 轴输入选择"DC"挡，并选择合适的 R_1 和 R_2 的阻值可得到最佳磁滞回线图形。这样在磁化电流变化的一个周期内，电子束的径迹描出一条完整的磁滞回线。适当调节示波器 X 和 Y 轴增益，再由小到大调节信号发生器的输出电压，即能在屏上观察到由小到大扩展的磁滞回线图形。逐次记录其正顶点的坐标，并在坐标纸上把它连成光滑的曲线，就得到样品的基本磁化曲线。

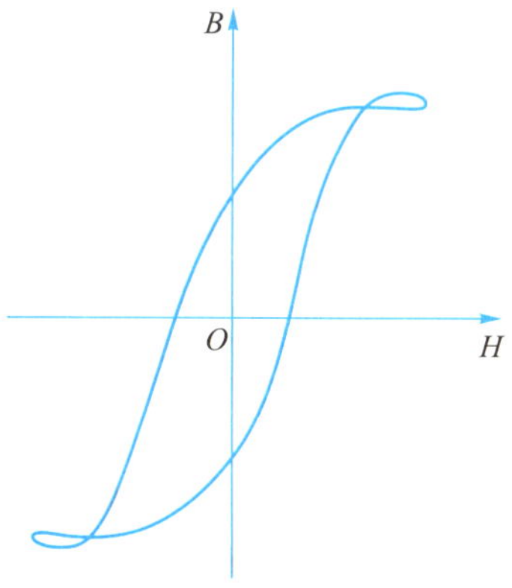

图 31-7　磁滞回线的畸变

【实验步骤】

注意：实验前先熟悉实验原理和仪器的构成，使用仪器前先将信号源输出幅度调至最小。

1. 显示和观察两种样品在 25 Hz、50 Hz、100 Hz、150 Hz 交流信号下的磁滞回线图形。

（1）按图 31-8 所示连接电路。

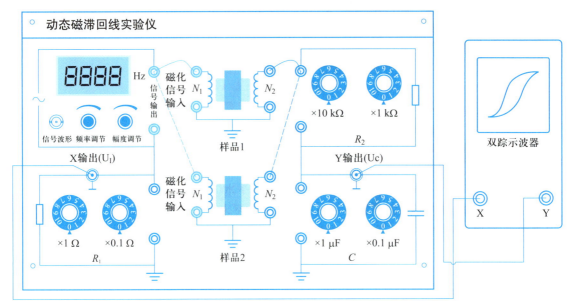

图 31-8   线路连接图

① 逆时针调节幅度调节旋钮到底,使信号输出最小。

② 调节示波器工作方式为 X-Y 方式。

③ 接通示波器和磁滞回线实验仪电源,适当调节示波器辉度,预热 10 min 后开始测量。

（2）将示波器光点调至显示屏中心,调节实验仪频率为 25.00 Hz。

（3）单调增加磁化电流,即缓慢顺时针调节幅度调节旋钮,使示波器显示的磁滞回线上 B 值增加缓慢,达到饱和。改变示波器上 X、Y 输入增益段开关并锁定增益电位器(一般为顺时针旋转到底),调节 R_1、R_2 的大小,使示波器显示出典型美观的磁滞回线图形。

（4）单调减小磁化电流,即缓慢逆时针旋转幅度调节旋钮,直到示波器最后显示为一点,该点位于显示屏的中心,如不在中间,可适当调节示波器的 X 和 Y 位移旋钮。

（5）增加磁化电流,使示波器显示出典型美观的磁滞回线图形,然后逆时针旋转幅度调节旋钮,使输出信号最小,调节实验仪频率调节旋钮,频率显示窗分别显示 20~200 Hz 连续可调,观察不同频率的磁滞回线之前须进行退磁操作[即(3)、(4)步骤],比较磁滞回线形状的变化。结果表明磁滞回线形状与信号频率有关,频率越高,磁滞回线包围面积越大,用于信号传输时磁滞损耗也大。

（6）更换实验样品，重复上述（2）~（5）步骤。

2. 测磁化曲线和动态磁滞回线。

（1）在实验仪样品架上插好实验样品，调节幅度调节旋钮，使信号输出最小，将示波器光点调至显示屏中心，调节实验仪频率调节旋钮，频率显示窗显示 50.00 Hz。

（2）退磁［重复第一部分（3）、（4）步骤］。

（3）磁化曲线测量。

单调增加磁化电流，使示波器显示典型美观的磁滞回线图形，记录磁化电流在 X 方向的读数、磁滞回线顶点在 Y 方向的读数。此后，保持示波器上的 X、Y 输入增益波段开关和 R_1、R_2 值固定不变，并锁定增益微调电位器。

（4）动态磁滞回线测量。

选取示波器显示的某一典型美观的磁滞回线图形，记录如图 31-2 中 a、b、c、a'、b'、c' 具有代表性的一些点的 U_X、U_Y。

【实验结果】

1. 磁化曲线测量（表 31-1）

序号	1	2	3	4	5	6
X（A/m）						
Y/T						

表 31-1　硬磁（或软磁）材料

测试条件：$f =$ ＿＿＿＿＿＿ Hz，$R_1 =$ ＿＿＿＿＿＿ Ω，$R_2 =$ ＿＿＿＿＿＿ kΩ。

2. 动态磁滞回线测量

按照 $U_x = \dfrac{L \cdot R_2}{N_1} \cdot H$　$U_y = \dfrac{N_2 \cdot S}{C \cdot R_2} \cdot B$ 计算出对应的 H、B 值，作出 B-H 磁滞回线，并求出样品的 H_c、H_S、B_r、B_S 等参量。

记录测试条件：$f =$ ＿＿＿＿＿＿ Hz，$R_1 =$ ＿＿＿＿＿＿ Ω，$R_2 =$ ＿＿＿＿＿＿ kΩ。

本实验需要的用于计算的主要参量包括铁芯试样的磁路长度 L、截面积 S、初级线圈匝数 N_1、次级线圈匝数 N_2、RC 电路的电容 C，具体数值由实验器材确定。

【注意事项】

1. 测绘磁化曲线或磁滞回线时，必须将材料预先退磁，以保证 $H=0$，$B=0$。

2. 为了避免样品磁化后温度过高，初级线圈通电时间应尽量缩短,通电电流不可过大。

3. 接通电源前,将幅度调节旋钮逆时针旋到底,使信号输出最小。

4. 更换样品时,关闭仪器电源。

【预习自测】

铁磁材料分为_____和_____,根本区别在于_____。对于铁磁材料,其_____和_____是非线性的,其关系式可表示为_____。铁磁材料的磁化过程为:其未被磁化的状态称为_____,此时加上一个由小到大的磁化场,磁感应强度 B 随着磁场强度 H 变大而_____,当 B 不随 H 增加时,磁化达到_____状态。

【思考题】

1. 如果不退磁,会对实验结果产生什么影响?

2. 示波器显示的磁滞回线是真实的 $H\text{-}B$ 曲线吗? 如果不是,为什么可以用它来描绘磁滞回线?

3. 常用的永久磁铁是怎样制成的,有没有办法让永久磁铁失去磁性?

4. 如何通过磁滞回线区分硬磁和软磁?

【附录】

热传导方程的求解

在理想模型中,以试样中心为坐标原点,温度 t 随位置 x 和时间 τ 的变化关系 $t(x,\tau)$ 可用如下的热传导方程及边界条件、初始条件描述:

$$\begin{cases} \dfrac{\partial t(x,\tau)}{\partial \tau} = a\,\dfrac{\partial^2 t(x,\tau)}{\partial x^2} \\[2mm] \dfrac{\partial t(R,\tau)}{\partial x} = \dfrac{q_c}{\lambda} \\[2mm] \dfrac{\partial t(0,\tau)}{\partial x} = 0 \\[2mm] t(x,0) = t_0 \end{cases} \qquad (31-5)$$

式中,$a = \lambda/\rho c$,λ 为材料的导热系数,ρ 为材料的密度,c 为材料的比热容,q_c 为从边界向中间施加的热流密度,t_0 为初始温度。

为求解方程(31-5),应先作变量代换,将(31-5)式的边界条件换为齐次的,同时使新变量的方程尽量简洁,故此设

$$t(x,\tau) = u(x,\tau) + \frac{aq_c}{\lambda R}\tau + \frac{q_c}{2\lambda R}x^2 \qquad (31-6)$$

将(31-6)式代入(31-1)式,得到 $u(x,\tau)$ 满足的方程及边界、初始条件

$$\begin{cases} \dfrac{\partial u(x,\tau)}{\partial \tau} = a\dfrac{\partial^2 u(x,\tau)}{\partial x^2} \\[2mm] \dfrac{\partial u(R,\tau)}{\partial x} = 0 \\[2mm] \dfrac{\partial u(0,\tau)}{\partial x} = 0 \\[2mm] u(x,0) = t_0 - \dfrac{q_c}{2\lambda R}x^2 \end{cases} \qquad (31-7)$$

用分离变量法解方程(31-7),设

$$u(x,\tau) = X(x)T(\tau) \qquad (31-8)$$

代入(31-7)式中第一个方程后得出变量分离的方程

$$T'(\tau) + \alpha\beta^2 T(\tau) = 0 \qquad (31-9)$$

$$X''(x) + \beta^2 X(x) = 0 \qquad (31-10)$$

方程(31-9)的解为

$$T(\tau) = e^{-\alpha\beta^2\tau} \qquad (31-11)$$

方程(31-10)的通解为

$$X(x) = c\cos\beta x + c'\sin\beta x \qquad (31-12)$$

为使(31-8)式是方程(31-7)的解,(31-12)式中的 c、c'、β 的取值必须使 $X(x)$ 满足方程(31-7)的边界条件,即必须有 $c'=0$,$\beta = n\pi/R$。

由此得到 $u(x,\tau)$ 满足边界条件的一组特解:

$$u_n(x,\tau) = c_n\cos\frac{n\pi}{R}x \cdot e^{-\frac{an^2\pi^2}{R^2}\tau} \qquad (31-13)$$

将所有特解求和,并代入初始条件,得

$$\sum_{n=0}^{\infty} c_n\cos\frac{n\pi}{R}x = t_0 - \frac{q_c}{2\lambda R}x^2 \qquad (31-14)$$

为满足初始条件,令 c_n 为 $t_0 - \dfrac{q_c}{2\lambda R}x^2$ 的傅里叶余弦展开式的系数:

$$c_0 = \frac{1}{R}\int_0^R \left(t_0 - \frac{q_c}{2\lambda R}x^2 \right)\mathrm{d}x$$

$$= t_0 - \frac{q_c R}{6\lambda} \tag{31 - 15}$$

$$c_n = \frac{2}{R} \int_0^R \left(t_0 - \frac{q_c}{2\lambda R} x^2 \right) \cos \frac{n\pi}{R} x \mathrm{d}x$$

$$= (-1)^{n+1} \frac{2q_c R}{\lambda n^2 \pi^2} \tag{31 - 16}$$

将 C_0、C_n 的值代入(31-13)式,并将所有特解求和,得到满足方程 (31-7)条件的解为

$$u(x,\tau) = t_0 - \frac{q_c R}{6\lambda} + \frac{2q_c R}{\lambda \pi^2} \sum_{n=1}^{\infty} \frac{(-1)^{n+1}}{n^2} \cos \frac{n\pi}{R} x \cdot \mathrm{e}^{-\frac{an^2\pi^2}{R^2}\tau}$$

$$\tag{31 - 17}$$

将(31-17)式代入(31-6)式可得

$$t(x,\tau) = t_0 + \frac{q_c}{\lambda} \left(\frac{a}{R}\tau + \frac{1}{2R}x^2 - \frac{R}{6} + \frac{2R}{\pi^2} \sum_{n=1}^{\infty} \frac{(-1)^{n+1}}{n^2} \cos \frac{n\pi}{R} x \cdot \mathrm{e}^{-\frac{an^2\pi^2}{R^2}\tau} \right)$$

上式即为本实验中的(31-1)式。

实验 32　压力传感器特性及人体心率血压测量

(characteristics of pressure sensor and measurement of human heart rate and blood pressure)

　　压力(压强)是一种非电学物理量,传统的水银压强计与指针式压力表结合柯氏音法可用于人体血压的测量。而气体压力传感器可将气体压强信号转换成电信号,实现压强测量的数字显示和监控,并在医学上用于测量人体血压。

　　脉搏波是心脏的搏动(振动)沿动脉血管和血流向外周传播而形成的,因此其传播速度取决于传播介质的物理和几何性质——动脉的弹性、管腔的大小、血液的密度和黏性等,特别是与动脉管壁的弹性、口径和厚度密切相关。脉搏波最基本的应用之一是检测脉搏的跳动次数,即测量人体的心率。红外脉搏传感器在医学领域应用相对频繁,主要应用于临床上心率的测量、监测和脉搏波的病理分析。其原理是利用红外线检测由于心脏跳动而引起的手指尖内微血管容积发生的变化,经过信号放大、调制、整形输出完整的脉搏波电压信号。

【预习要求】

1. 了解传感器的概念。
2. 了解气体压力传感器的工作原理。
3. 了解人体心率测量的原理。

【实验目的】

　　1. 了解气体压力传感器的工作原理,理解测量气体压力传感器的特性的原理和方法。

　　2. 掌握用气体压力传感器和放大器组装数字式压力表,并用水银压强计对其进行定标的方法。

　　3. 了解柯氏音法,用自行组装的数字压力表测量人体血压。

　　4. 了解人体心率的测量原理,掌握利用红外脉搏传感器测量心跳频率。

5. 掌握用示波器观察人体脉搏波形、分析心脏跳动情况的方法(选做)。

【实验器材】

示波器、FD-HRBP-B 型压力传感器特性及人体心率血压测量实验仪。实验仪主要由实验主机、水银压强计、充气袖带、充气球、医用听诊器、注射器、红外脉搏传感器等组成。

【实验原理】

压力(压强)是一种非电学物理量,气体压强的测量一般用传统的水银压强计或指针式压力表。其中,水银压强计结合柯氏音法通常用于人体血压的测量。而气体压力传感器可将气体压强信号转换成电信号,实现对压强测量的数字显示和监控,在医学上用于测量人体血压。本仪器所用气体压力传感器型号为 MPS3100,它是一种由压阻元件组成的惠斯通电桥,其电路原理如图 32-1 所示。

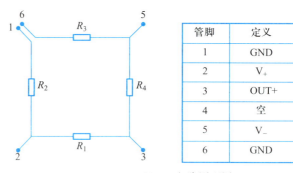

管脚	定义
1	GND
2	V_+
3	OUT+
4	空
5	V_-
6	GND

图 32-1 MPS3100 电路原理图

给气体压力传感器加上 +5 V 的工作电压,气体压强范围为 0～40 kPa,则它随着气体压强的变化能输出 0～75 mV 的电压。由于制造技术的关系,传感器在 0 kPa 时,其输出不为零(典型值为 ±25 mV),故可以通过在 1、6 脚串联小电阻来进行调整。MPS3100 传感器的线性度极好(典型值为 0.3%F.S.)。

血压和心率的测量:人体的血压、心率是重要生理参量,血压的高低、心跳的频率和脉搏的波形是判断人身体健康的重要依据。故测量人体的血压、心率也是医学院学生必须掌握的重要内容。

压阻式压力传感器是利用单晶硅的压阻效应而制成的。采用单晶硅片为弹性元件,在单晶硅膜片上利用集成电路的工艺,在单晶硅的特定方向扩散一组等值电阻,并将电阻接成桥路,将单晶硅片置于传感器腔内。当压力发生变化时,单晶硅产生应变,使直接扩散在上面的应变电阻产生与被测压力成正比的变化,再由桥式电路获相应的电压输出信号。

压阻式压力传感器采用集成工艺将电阻条集成在单晶硅膜片上,制成硅压阻芯片,并将此芯片的周边固定封装于外壳之内,引出电极引线。压阻式压力传感器又称为固态压力传感器,它不同于粘贴式应变计需通过弹性敏感元件间接感受外力,而是直接通过硅膜片感受被测压力的。

硅膜片的一面是与被测压力连通的高压腔,另一面是与大气连通的低压腔。硅膜片一般设计成周边固支的圆形,直径与厚度比为 20~60。在圆形硅膜片定域扩散 4 条掺磷杂质的电阻条,并接成全桥,其中两条位于压应力区,另两条处于拉应力区,相对于膜片中心对称。

此外,也有采用方形硅膜片和硅柱形敏感元件的。硅柱形敏感元件也是在硅柱面某一晶面的一定方向上扩散制作电阻条,两条受拉应力的电阻条与另两条受压应力的电阻条构成全桥。

压阻式传感器是根据半导体材料的压阻效应在半导体材料的基片上经扩散电阻而制成的器件。其基片可直接作为测量传感元件,扩散电阻在基片内接成电桥形式。

当基片受到外力作用而产生形变时,各电阻值将发生变化,电桥就会产生相应的不平衡输出。用作压阻式传感器的基片(或称膜片)材料主要为硅片和锗片,以硅片为敏感材料制成的硅压阻式传感器越来越受到人们的重视,尤其是以测量压力和速度的固态压阻式传感器应用最为普遍。

压阻式压力传感器工作原理(图 32-2):当传感器处在压力介质中时,介质压力作用于波纹膜片上,其中的硅油受压,硅油将膜片的压力传感给半导体芯体。受压后其电阻值发生变

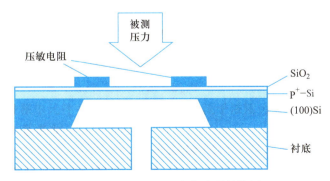

图 32-2　压阻式压力传感器结构图

化,电阻信号通过引线引出。不锈钢波纹膜片壳体感受压力并保护芯体,因而压阻式压力传感器能在腐蚀性的介质中感应压力信号。

压阻式压力传感器一般通过引线接入惠斯通电桥中,如图32-3所示。平时敏感芯体没有外加压力作用,电桥处于平衡状态(称为零位),当传感器受压后芯片电阻发生变化,电桥将失去平衡。若给电桥加一个恒定电流或电压电源,电桥将输出与压力对应的电压信号,这样传感器的电阻变化通过电桥转换成压力信号输出。大部分压力传感器采用制造集成电路的方法,形成四个电阻值相等的电阻条,并将它们连接刻制成惠斯通电桥。惠斯通电桥采用恒流供电,这样电桥的输出不受温度的影响,惠斯通电桥检测出电阻值的变化,经过差分一化放大器,输出放大器放大后,再经过电压电流的转换,变换成相应的电流信号,该电流信号通过非线性校正环路的补偿,即产生了输入电压成线性对应关系的 4~20 mA 的标准输出信号。

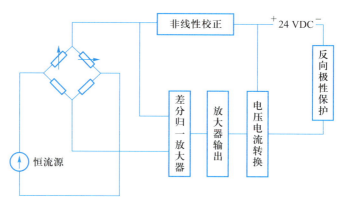

图32-3 压阻式压力传感器电路图

压阻式压力传感器特点如下:

1. 压阻式压力传感器优点

(1) 频率响应高,f_0 可达 1.5 MHz。

(2) 体积小、耗电少。

(3) 灵敏度高、精度好,可测量到 0.1% 的精确度。

(4) 无运动部件(敏感元件与转换元件一体)。

2. 压阻式压力传感器缺点

(1) 温度特性差。

(2) 工艺复杂。

血压的测量。人体血压指的是动脉血管中脉动的血流对血管壁产生的侧向垂直于血管壁的压力。主动脉血管中垂直于管壁的压强的峰值为收缩压,谷值为舒张压。血压是反映心血管系统状态的重要的生理参量。特别是近年来,高血压在中老年人群中的发病率不断上升(据统计已达 15% ~ 20%),而且常常是引起心血管系统一些疾病的重要因素,因此血压的准确检测在临床和保健工作中变得越来越重要。临床上血压测量技术可分为直接法和间接法两种。间接法测量血压不需要外科手术,测量简便,因此在临床上得到广泛的应用。血压间接测量方法中,目前常用的有两种,即听诊法(柯氏音法,Auscultatory method)和示波法(oscillometric method)。听诊法由俄国医生 Kopotkoc 在 1905 年提出,迄今仍在临床中广泛应用。但听诊法存在其固有的缺点:一是在舒张压对应于第四相还是第五相问题上一直存在争论,由此引起的判别误差很大。二是通过听柯氏声来判别收缩压、舒张压,其读数受使用者听力影响,易引入主观误差,难以标准化。近年来许多血压监测仪和自动电子血压计大都采用了示波法间接测量血压。示波法测量血压的过程与柯氏音法是一致的。都是将袖带加压至阻断动脉血流,然后缓慢减压,其间手臂中会传出声音及压力小脉冲。柯氏音法是靠人工识别手臂中传出的声音判读出收缩压和舒张压。而示波法则是靠传感器识别从手臂中传到袖带中的小脉冲,并加以差别,从而得出血压值。考虑到目前医院常规血压测量还是用柯氏音法,因此本实验要求掌握的也是用柯氏音法测量人体血压。

　　心率、脉搏波的测量:心脏跳动的频率称为心率(次/分钟),心脏在周期性波动中挤压血管引起动脉管壁的弹性形变,在血管处测量此应力波得到的就是脉搏波。因为心脏通过动脉血管,毛细血管向全身供血,所以离心脏越近测得的脉搏波强度越大,反之则相反。在脉搏波强的血管处,用手指在体外就能感应到脉搏波。随着电子技术与计算机技术的发展,脉搏测量不再局限于传统的人工测量法或听诊器测量法。利用红外线检测由心脏跳动引起的手指尖内微血管容积发生的变化,经过信号放大、调理、整形输出完整的脉搏波电压信号,即可通过示波器对检测到的脉搏波进行观察,并通过脉搏波形的对比来进行心脏的健康诊断。这种技术具有先进性、实用性和稳定性,同时也是生物医学工程领域的发展方向。但考虑到脉搏波(PPG)不仅有脉搏频率参量,其中更有间接的血压、血氧饱和度等等参量,所以脉搏波的观察在医学诊断中非常重要。

光体积变化描记图法（photoplethysmography，PPG）是借光电手段在活体组织中检测血液容积变化的一种无创检测方法（图32-4）。当一定波长的光束照射到指端皮肤表面，每次心跳时，血管的收缩和扩张都会影响光的透射（例如在透射PPG中，通过指尖的光线）或是光的反射（例如在反射PPG中，来自手腕表面附近的光线）。当光线透过皮肤组织然后再反射到光敏传感器时，光照会有一定的衰减。像肌肉、骨骼、静脉和其他连接组织对光的吸收是基本不变的（前提是测量部位没有大幅度的运动），但是动脉会不同，由于动脉里有血液的脉动，那么对光的吸收自然也会有所变化。当我们把光转换成电信号时，正是由于动脉对光的吸收有变化而其他组织对光的吸收基本不变，得到的信号就可以分为直流DC信号和交流AC信号。提取其中的AC信号，就能反映出血液流动的特点。

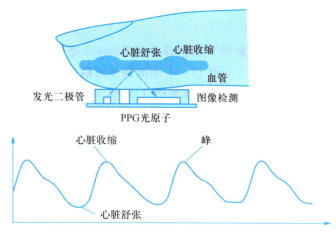

图32-4　光体积变化描记图法示意图

【实验步骤】

1. 气体压力传感器的特性测量

（1）利用实验电源为气体压力传感器提供+5 V的工作电压，传感器的正负输出端"OUT+""OUT-"分别与测量端的"IN""GND"相连，从而直接测量传感器的输出电压。

（2）进出气口一端通过软管与水银压强计相连接，另一端与注射器相连接；

（3）利用功能按键在液晶显示模块中进入"压力传感器输出"测量模式，此时液晶显示模块中显示的是测量端"IN"与"GND"两个端口间的电压值，单位为mV。

（4）利用注射器的推拉改变压强，同时记录气体压力传感器的输出电压 U 与水银压强计的示数 p（注意测量范围限定在 4～32 kPa 之间）。

（5）画出气体压力传感器的压强 p 与输出电压 U 的关系图，并用最小二乘法进行线性拟合，计算出气体压力传感器的灵敏度及相关系数。

2. 数字式压力表的组装及定标

（1）将气体压力传感器的正负输出端"OUT+""OUT-"分别与定标放大电路的"IN+""IN-"相连，再将定标放大电路的输出端"OUT"、接地端"GND"分别与测量端的"IN""GND"相连；

（2）利用功能按键在液晶显示模块中进入"数字式压力表定标"模式，此时液晶显示模块中的单位改变为 kPa。

（3）仍然利用注射器的推拉改变压强，以水银压强计的示数为基准，在气体压强为 4 kPa 时，旋转"调零"旋钮使液晶显示模块中的示值亦为"4 kPa"，在气体压强为 32 kPa 时，旋转"增益"旋钮使液晶显示模块中的示值亦为"32 kPa"，通过反复调节使数字式压力表的示数在 4 kPa 与 32 kPa 时均与水银压强计一致。

（4）将定标放大电路的零点与增益调整好后，组装且定标好的数字式压力表即可用于人体血压或气体压强的测量及数字显示。

3. 血压的测量

（1）采用典型柯氏音法测量血压，将充气袖带绑在上手臂脉搏处，并把医用听诊器插在袖套内脉搏处。

（2）充气袖带上有两个进出气口，一个与充气球相连，另一个通过软管与仪器主机上原本连接注射器的进出气口相连。

（3）用充气球向袖套压气至 20 kPa，打开排气阀缓慢排气，同时用听诊器听脉搏音（柯氏音），当听到第一次柯氏音时，以压力表的读数为收缩压，若排气到听不到柯氏音时，那最后一次听到柯氏音时所对应的压力表读数为舒张压。

（4）如果舒张压读数不太肯定时，可以用充气球补气至读数高于舒张压，再次缓慢排气来读出舒张压。

4. 心率的测量

（1）利用实验电源为脉搏传感器提供+5 V 的工作电压，传感器的输出端"OUT"与电压比较器的"IN"相连，电压比较器的输出端"OUT"、接地端"GND"与计数器的"IN""GND"相连，"波形输出"端通过同轴电缆与示波器相连。

（2）将脉搏传感器的插头插入仪器主机脉搏传感器的插座，

传感器的夹子夹在指尖上,并注意指尖不能太靠外,要位于传感器的发射器与接收器(两个透明小窗口)之间,并静置该手。

(3)调节"波形调整"旋钮,使示波器能看到清晰脉搏波形为准(建议示波器横轴档位放在"200 ms"或"500 ms"),而后调节电压比较器的"基准调节"旋钮,使"触发指示"LED 灯随心跳频率闪烁。

(4)利用功能按键在液晶显示模块中进入"心率测量"模式,然后选择"计次",仪器主机将会在预设的一分钟内自动测量并显示每分钟脉搏次数,然后选择"保存"会自动记录该组测量数据,并可通过"查阅"功能及"向上""向下"按键翻页查询已记录的数据。

5. 观察并分析脉搏波形(选做,研究性自学课题),把脉搏波形信号送到示波器观察,并结合医学知识分析脉搏波形。

【实验结果】

气体压力传感器的特性测量(表 32-1)。

表 32-1　气体压力传感器的输出电压与压强的数据关系表									
p/kPa	4.0	8.0		12.0	16.0	20.0	24.0	28.0	32.0
U/mV									

利用最小二乘法线性拟合,可以求得气体压力传感器的灵敏度:A = _____ mV/kPa

血压:_____

心率:_____

【注意事项】

1. 压力传感器的进气口和出气口等蓝色接头容易漏气,连接时需要用力压紧。

2. 测血压时视线应当与液面平齐。

【预习自测】

在利用柯氏音原理测血压时,听到第一声响时刚好记录_____,这是因为此时血流刚能够流过狭窄的血管,而发生_____。当声音刚刚消失时,记录_____,是因为此时血流接近_____。

【思考题】

1. 水银式血压计和数字式血压计分别有哪些优点？
2. 电压比较器的作用是什么？

实验 33 液晶电光效应综合实验
（electro-optical effect of liquid crystal）

液晶是介于液体与晶体之间的一种物质状态。一般的液体内部分子排列是无序的,而液晶既具有液体的流动性,其分子又按一定规律有序排列,使它呈现晶体的各向异性。当光通过液晶时,会产生偏振面旋转、双折射等效应。液晶分子是含有极性基团的极性分子,在电场作用下,偶极子会按电场方向取向,导致分子原有的排列方式发生变化,从而液晶的光学性质也随之发生改变,这种因外电场引起的液晶光学性质的改变称为液晶的电光效应。液晶由于其功耗低、体积小、寿命长、环保、无辐射等优点,已广泛应用于各种显示器件中,在物理学、化学、生物学、医药等领域也有着广泛应用,可用于光调制器,光导液晶光阀,传感器,微量毒气监测,夜视仿生等。

【预习要求】

1. 学习液晶的分子结构,理解液晶的旋光原理。
2. 理解液晶电光效应的静态和动态特征。
3. 完成预习自测。

【实验目的】

1. 了解液晶的结构特点和物理性质。
2. 掌握液晶电光效应及液晶光开关的基本工作原理。
3. 掌握液晶电光特性与时间响应曲线的观测方法。
4. 了解液晶显示器构成文字和图形的显示模式。

【实验器材】

液晶电光效应综合实验仪、数字存储示波器。

【实验原理】

1. 液晶光开关的工作原理

液晶的种类很多,下面仅以常用的 TN（扭曲向列）型液晶为例,说明其工作原理。

TN 型光开关的结构如图 33-1 所示。在两块玻璃板之间夹有正性向列相液晶,液晶分子的形状如同火柴一样,为棍状。棍的长度在十几埃(Å),直径为 4~6 Å,液晶层厚度一般为 5~8 μm。玻璃板的内表面涂有透明电极,电极的表面预先作了定向处理,这样,液晶分子在透明电极表面就会躺倒在摩擦所形成的微沟槽里;电极表面的液晶分子按一定方向排列,且上下电极上的定向方向相互垂直。上下电极之间的那些液晶分子因范德瓦尔斯力的作用,趋向于平行排列。然而由于上下电极上液晶的定向方向相互垂直,所以从俯视方向看,液晶分子的排列从上电极的沿 -45° 方向排列逐步地、均匀地扭曲到下电极的沿 +45° 方向排列,整个扭曲了 90°。如图 33-1 左图所示。

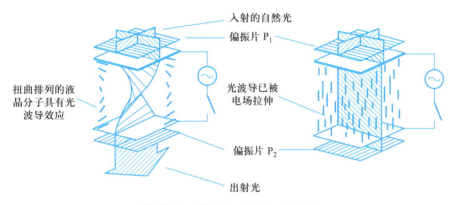

入射的自然光

偏振片 P₁

扭曲排列的液晶分子具有光波导效应

光波导已被电场拉伸

偏振片 P₂

出射光

图 33-1　液晶光开关的工作原理

理论和实验都证明,上述均匀扭曲排列起来的结构具有光波导的性质,即偏振光从上电极表面透过扭曲排列起来的液晶传播到下电极表面时,偏振方向会旋转 90°。偏振片 P₁、P₂ 的透光轴分别与上电极和下电极的定向方向相同,于是 P₁ 和 P₂ 的透光轴相互正交。

在未加驱动电压的情况下,来自光源的自然光经过偏振片 P₁ 后只剩下平行于透光轴的线偏振光,该线偏振光到达输出面时,其偏振面旋转了 90°。这时光的偏振面与 P₂ 的透光轴平行,因而有光通过(相当于旋光性)。

在施加足够电压情况下(一般为 1~2 V),在静电场的作用下,除了基片附近的液晶分子被基片"锚定"以外,其他液晶分子趋于平行于电场方向排列。于是原来的扭曲结构被破坏,成了均匀结构,如图 33-1 右图所示。从 P₁ 透射出来的偏振光的偏振方向在液晶中传播时不再旋转,保持原来的偏振方向到达下电极。这时光的偏振方向与 P₂ 正交,因而光被关断。

由于上述光开关在没有电场的情况下让光透过,加上电场时光被关断,因此称为常开型光开关,又称为常白模式。若 P_1 和 P_2 的透光轴相互平行,则构成常黑模式。

2. 液晶光开关的电光特性

图 33-2 为光线垂直液晶面入射时,液晶的相对透射率(以不加电场时的透射率为 100%)与外加电压的关系。其透射率随外加电压的升高而逐渐降低,在一定电压下达到最低点,此后略有变化。根据电光特性曲线可以得出液晶的阈值电压和关断电压。

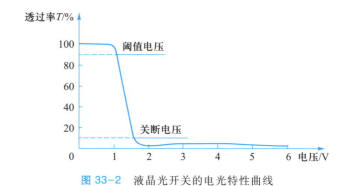

图 33-2　液晶光开关的电光特性曲线

阈值电压:透过率为 90% 时的驱动电压。

关断电压:透过率为 10% 时的驱动电压。

液晶的电光特性曲线越陡,即阈值电压与关断电压的差值越小,由液晶开关单元构成的显示器件允许的驱动路数就越多。TN 型液晶最多允许 16 路驱动,故常用于数码显示。在计算机、电视等需要高分辨率的显示器件中,常采用 STN(超扭曲向列)型液晶,以改善电光特性曲线的陡度,增加驱动路数。

3. 液晶光开关的时间响应特性

加上(或去掉)驱动电压能使液晶的开关状态发生改变,是因为液晶的分子排序发生了改变,这种重新排序需要一定时间,反映在时间响应曲线上,用上升时间 τ_r 和下降时间 τ_d 描述。给液晶光开关加上一个周期性变化的电压(图 33-3 上图),就可以得到液晶的时间响应曲线、上升时间和下降时间(图 33-3 下图)。

上升时间:透过率由 10% 升到 90% 所需的时间。

下降时间:透过率由 90% 降到 10% 所需的时间。

液晶的响应时间越短,显示动态图像的效果越好,这是液晶显示器的重要指标。早期的液晶显示器在这方面逊色于其他显示器,现在通过结构方面的技术改进,已达到很好的效果。

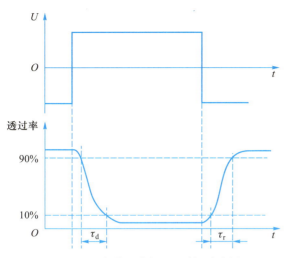

图 33-3　液晶驱动电压和时间响应图

4. 液晶光开关的视角特性

液晶光开关的视角特性表示对比度与视角的关系。对比度定义为光开关打开和关断时透射光强度之比。对比度大于 5 时，可以获得满意的图像；对比度小于 2，图像就模糊不清了。液晶的对比度与垂直与水平视角都有关，而且具有非对称性。

5. 液晶光开关构成图像显示矩阵的方法

矩阵显示方式，是把图 33-4(a)所示的横条形状的透明电极安排在一块玻璃片上，称为行驱动电极，简称行电极（常用 X_i 表示），而把竖条形状的电极安排在另一块玻璃片上，称为列驱动电极，简称列电极（常用 S_i 表示）。把这两块玻璃片面对面组合起来，把液晶灌注在这两片玻璃之间构成液晶盒。为了画面简洁，通常将横条形状和竖条形状的 ITO 电极抽象为横线和竖线，分别代表扫描电极和信号电极，如图 33-4(b)所示。

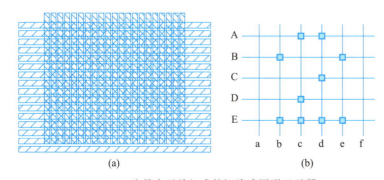

图 33-4　液晶光开关组成的矩阵式图形显示器

欲显示图 33-4(b)上那些有方块的像素，首先在第 A 行加上高电平,其余行加上低电平,同时在列电极的对应电极 c、d 上加上低电平,于是 A 行的那些带有方块的像素就被显示出来。然后第 B 行加上高电平,其余行加上低电平,同时在列电极的对应电极 b、e 上加上低电平,因而 B 行的那些带有方块的像素被显示出来了。然后是第 C 行、第 D 行……以此类推,最后显示出一整场的图像。这种工作方式称为扫描方式。

【实验步骤】

1. 熟悉实验仪各部分功能和开关按键的作用

本实验所用仪器为液晶光开关电光特性综合实验仪,其外部结构如图 33-5 所示。

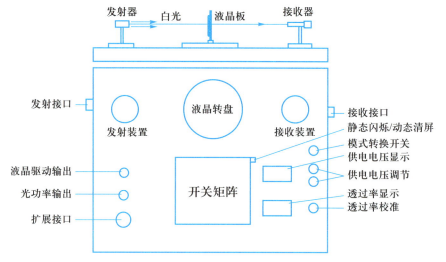

图 33-5 液晶光开关电光特性综合实验仪

模式转换开关:切换液晶的静态和动态(图像显示)两种工作模式,在静态时,所有的液晶单元所加电压相同,在(动态)图像显示时,每个单元所加的电压由开关矩阵控制,同时,当开关处于静态时打开激光发射器,当开关处于动态时关闭激光发射器。

静态闪烁/动态清屏切换开关:当仪器工作在静态的时候,此开关可以切换到闪烁和静止两种方式;当仪器工作在动态的时候,此开关可以清除液晶屏幕因按动开关矩阵而产生的斑点。

供电电压显示:显示加在液晶板上的电压,范围在 0.00 ~ 7.60 V 之间。

供电电压调节按键:改变加在液晶板上的电压,调节范围在 0~7.6 V 之间。其中单击"+"按键(或"-"按键)可以增大(或减小)0.01 V。一直按住"+"按键(或"-"按键)2 s 以上可以快速增大(或减小)供电电压,但当电压大于或小于一定范围时需要单击按键才可以改变电压。

透过率显示:显示光透过液晶板后光强的相对百分比。

透过率校准按键:在激光接收端处于最大接收的时候(即供电电压为 0 V 时),如果显示值大于"250",则按住该键 3 s 可以将透过率校准为 100%;如果供电电压不为 0,或显示小于"250",则该按键无效,不能校准透过率。

液晶驱动输出:接存储示波器,显示液晶的驱动电压。

光功率输出:接存储示波器,显示液晶的时间响应曲线,可以根据此曲线来得到液晶响应时间的上升时间和下降时间。

扩展接口:连接 LCDEO 信号适配器的接口,通过信号适配器可以使用普通示波器观测液晶光开关特性的响应时间曲线。

激光发射器:为仪器提供较强的光源。

液晶板:本实验仪器的测量样品。

激光接收器:将透过液晶板的激光转换为电压输入到透过率显示表。

开关矩阵:此为 16×16 的按键矩阵,用于液晶的显示功能实验。

液晶转盘:承载液晶板一起转动,用于液晶的视角特性实验。

电源开关:仪器的总电源开关。

2. 测试前的准备

将液晶板金手指 1(图 33-6)插入转盘上的插槽,液晶凸起面必须正对激光发射方向。打开电源开关,点亮激光器,使激光器预热 10~20 min。

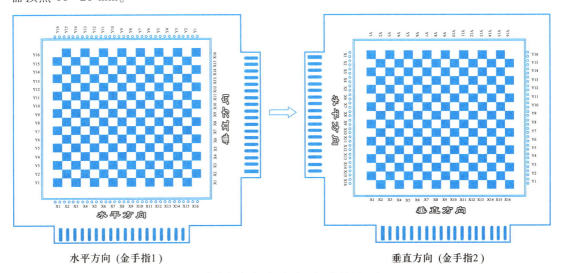

水平方向(金手指1)　　　　　垂直方向(金手指2)

图 33-6 液晶板方向(视角为正视液晶屏凸起面)

在正式进行实验前,首先需要检查仪器的初始状态,看发射器光线是否垂直入射到接收器;在静态 0 V 供电电压条件下,透过率显示经校准(按住透过率校准按键 3 s 以上,透过率可校准为 100%)。

3. 液晶光开关电光特性测量

将模式转换开关置于静态模式,将透过率显示校准为 100%,按表 33-1 的数据改变电压,使得电压值从 0 V 到 6 V 变化,记录不同电压下的透过率数值。重复 3 次,将数据记录到表 33-1 中。计算相应电压下透射率的平均值,依据实验数据绘制电光特性曲线,得出阈值电压和关断电压。

4. 液晶的时间响应的测量

将模式转换开关置于静态模式,透过率显示调到 100%,然后将液晶供电电压调到 2.00 V,在液晶静态闪烁状态下,用存储示波器观察此光开关时间响应特性曲线,根据此曲线得到液晶的上升时间 τ_r 和下降时间 τ_d。

5. 液晶光开关视角特性的测量

(1)水平方向视角特性的测量

将模式转换开关置于静态模式。首先将透过率显示调到 100%,然后再进行如下操作。

将金手指 1(水平方向)插入转盘插槽[如图 33-6(a)所示]。在供电电压为 0 V 时,按照表 33-2,调节液晶屏与入射激光的角度,每一角度下测量光强透过率最大值 T_{max},并记录在表 33-2 中。然后将供电电压设置为 0°时透过率为 10%时的电压值,再次调节液晶屏角度,测量光强透过率最小值 T_{min},并计算其对比度。以角度为横坐标,对比度为纵坐标,绘制水平方向对比度随入射光入射角而变化的曲线。

(2)垂直方向视角特性的测量

关断总电源后,取下液晶显示屏,将液晶板旋转 90°,将金手指 2(垂直方向)插入转盘插槽[如图 33-6(b)所示]。重新通电,将模式转换开关置于静态模式。按照与(1)相同的方法和步骤,测量垂直方向的视角特性,并记录在表 33-2 中。

6. 液晶显示器显示原理

将模式转换开关置于动态(图像显示)模式。液晶供电电压调到 5 V 左右。

此时矩阵开关板上的每个按键位置对应一个液晶光开关像素。初始时各像素都处于开通状态,按一次矩阵开光板上的某一按键,可改变相应液晶像素的通断状态,所以可以利用点阵输入关断(或点亮)对应的像素,使暗像素(或点亮像素)组合成一个字符或文字。矩阵开关板右上角的按键为清屏键,用以清除已输入在显示屏上的图形。

实验完成后,关闭电源开关,取下液晶板妥善保存。

【实验结果】

1. 测量不同电压所对应的透过率数值(表 33-1),计算相应电压下透过率的平均值,在坐标纸上绘制电光特性曲线,得出阈值电压和关断电压。

表 33-1　液晶光开关电光特性测量

电压/V		0	0.5	0.8	1.0	1.2	1.3	1.4	1.5	1.6	1.7	2.0	3.0	4.0	5.0	6.0
透过率/%	1															
	2															
	3															
	平均															

2. 在存储示波器上观察光开关时间响应特性曲线,得到液晶的上升时间 τ_r 和下降时间 τ_d。

3. 测量水平方向和垂直方向的视角特性(表 33-2),以角度为横坐标,对比度为纵坐标,在坐标纸上绘制对比度随入射角变化的曲线。

表 33-2　液晶光开关视角特性测量

角度/%		−80	…	−10	−5	0	5	10	…	80
水平方向视角特性	T_{max}/%									
	T_{min}/%									
	T_{max}/T_{min}									
垂直方向视角特性	T_{max}/%									
	T_{min}/%									
	T_{max}/T_{min}									

【注意事项】

1. 禁止用光束照射他人眼睛或直视光束本身,以防伤害眼睛。

2. 在液晶视角特性实验中,在更换液晶板方向时,务必断开总电源后再进行插取,否则将会损坏液晶板。

3. 液晶板凸起面必须要朝向激光发射方向,否则实验记录的数据为错误数据。

4. 在调节透过率 100% 时,如果透过率显示不稳定,则很有可能是光路没有对准,或者激光发射器偏振没有调节好,需要仔细检查,调节好光路。

5. 在透过率被校准至 100% 前,必须将液晶供电电压显示调到 0.00 V 或显示大于"250",否则无法将透过率校准为 100%。在实验中,电压为 0.00 V 时,不要长时间按住"透过率校准"按键,否则透过率显示将进入非工作状态,本组测试的数据为错误数据,需要重新进行本组实验数据记录。

【预习自测】

液晶是介于_____和_____之间的一种物质状态。因_____作用引起的液晶_____性质的改变称为液晶电光效应。不加电压时,入射光经过透振方向相互垂直的偏振片 P_1、P_2 后,有光通过,体现了_____。施加电压后,光通过液晶后光偏振化方向不变,与偏振片 P_2 透振方向_____,因此光不能通过。根据液晶电光特性曲线可以得出液晶的_____ 和_____。液晶对外电场的响应速度是液晶显示的一个重要参量,用_____ 和_____ 时间来衡量,液晶响应的时间越_____,显示动态图像的效果越好。

【思考题】

1. 相比电子显像管,液晶显示有何优点和缺点?
2. 液晶有哪些应用领域? 试举例说明。

第 三 篇

创新设计性实验

医用物理设计性实验的基础知识

1. 医用物理设计性实验的目的

医用物理设计性实验是医用物理学实验教学改革中出现的一种新的实验类型。它既不同于以掌握基本知识、基本方法和基本技能为目的的传统物理实验,也不同于在工程实践中以解决生产、科研中的具体问题为目的的设计性实验。与传统物理实验相比,医用物理设计性实验偏重于运用医用物理学(或相关学科)的基本理论,综合医用物理学的基本方法和技能,去解决实验中遇到的某些新问题或生活中需解决的实际问题。它要求学生抛开书本的束缚,既当"演员",又当"导演",自主选题、自主设计、自主完成实验并撰写实验报告,亲历提出问题到解决问题的全过程,目的是进一步调动医学专业学生的学习主动性和积极性,开阔学生视野,培养学生分析问题和解决问题的能力,激发创新设计的意识和才能。

2. 医用物理设计性实验的基本方法

物理学的理论发展和实验设计中蕴含着大量令人拍案叫绝的创新方法。

(1)善于观察,捕捉新知

发现来自观察,观察要深入细致,特别要对意料之外的现象有所准备,只有将实验现象与内在原因相联系,才能产生新发现。1895 年德国物理学家伦琴(Wilhelm Konrad Röntgen)在研究阴极射线时偶然发现涂有亚铂氰化钡的荧光屏发出了微弱的荧光,他对这意料之外的现象格外重视,连续六个星期吃住在实验室,废寝忘食地进行实验研究,这便是造福人类的 X 射线被发现的过程。伦琴也因此荣获首届诺贝尔物理学奖。然而,在伦琴发现 X 射线之前,克鲁克斯、莱纳德等其他一些人都曾观察到相同的实验现象,但他们都没有像伦琴那样仔细地研究这个奇怪的现象而失去了"机遇"。

(2)敏于实验,创造新知

物理学是一门以实验为基础的自然科学,许多新的科学理论是建立在实验基础上的。要带着问题做实验,"实践是检验真理的唯一标准";也要在实验中善于观察,敏于实验,勤于思考,这可能就是"发明"或"发现"的基础。如 1911 年物理学家卢瑟福（E. Rutherford）依据自己所做的α粒子散射实验，提出了原子核式结构模型，从而否定了物理学家汤姆孙（J. J. Thomson）最早提出的原子镶嵌模型。又如德国物理学家克莱斯特（Ewald Georgvon Kleist）和荷兰莱顿大学的物理学家穆欣布罗克（Pieter van Musschenbrock）做实验时被电击。在深入研究后，他们几乎同时发明了储电仪器——莱顿瓶。当然，要想创造"新知"，必须对"旧知"有深入全面的把握，即根据"旧知"应该观察到哪些现象，以及之所以出现这些新现象的原因。只有如此，才有可能在新现象出现时引起注意、产生兴奋，不至于习以为常，熟视无睹。

（3）科学抽象，勇于创新

运用独特的思维方式，透过事物的现象看本质，提出新概念。如爱因斯坦早在 1917 年研究热辐射时就从理论上预言：在热辐射过程中，除自发辐射外，同时还存在另一种辐射即"受激辐射"。在"受激辐射"概念提出四十多年后，世界上第一台激光器诞生了。又如杰出的青年物理学家麦克斯韦（James Clerk Maxwell）在实验物理学家法拉第（Michael Faraday）工作的基础上，提出了有旋场和位移电流的概念，建立了经典电磁理论，并预言了以光速传播的电磁波的存在，为无线电技术和现代电子通信技术发展开辟了广阔前景。

创新方法有归纳法、假说演绎法、巧借灵感法、联想法、移植法、逆向法、类比法和组合法等。同学们在设计性实验中要体会和运用这些方法，这对于启迪科学思维方法、增强创新能力十分有利。

3. 医用物理设计性实验的基本程序

医用物理设计性实验是在医学生完成了一定数量的医用物理学基本实验后，在学生自愿的基础上进行的与医用物理相关的创新设计性实验。组织形式可以是第二课堂，也可以是课外兴趣小组，小组人数以 2~4 人为宜。

设计性实验的基本程序有：

（1）提出问题

问题可以来自课内，也可以来自课外，可以是基础研究，也可以是应用研究，甚至是某项技术（方法）的改进或小制作等。基本要求是独特新颖，科学可行。如有同学做液体黏度测定实验后会想到研究磁化水黏度的变化；有同学做刚体转动惯量测量实验后发现处理近百个数据的工作量太大，想到编制一套计算程序；还有同学研究了一种多用型耳机并申请了专利。

（2）查阅资料

查阅资料有两个目的，一是检验你所提出的问题是否有创新性和进一步研究的价值;二是寻求解决问题的理论依据或技术支持,这是解决一切问题的基本途径。

（3）制订方案

在充分查阅资料和走访调研的基础上,制定出切实可行的实验方案,实验方案的基本内容应包括以下五个方面。

① 背景和意义

选择该实验的原始动机（受何启发）和发展过程（如观察到新现象想进一步研究清楚,研究某一理论与实际是否一致,通过实验研究未知问题,验证所学理论知识等）,分析他人研究该问题的方法及优缺点评价、自己的发展和创新。

② 实验设计

（a）实验器材:包括仪器型号、元件参量、数量等,尽可能详细。

（b）实验原理及内容:包括原理图示、公式推导、详细的文字说明、实验参量及依据（或估算过程）。

（c）实验步骤。

③ 数据记录

设计待测的实验数据,设计待测数据表。

④ 预期结果

包括出现什么现象、符合什么规律、解决什么问题等。

⑤ 参考文献

（4）答辩论证

由老师和同学共同组成评审组,通过答辩的形式,从创新性、科学性、可行性等方面,对设计方案进行全面审查,提出修改意见。

（5）实验实施

依据修改好的设计方案进行实验。

（6）整理分析

收集整理实验数据,综合分析实验结果,与预期结果进行比较,得出正确结论。

（7）撰写论文

论文通常应包括立题依据、实验方法、仪器装置、实验结果（包括误差分析）、讨论评估（突出自己的创新思想或成果）、参考文献等。标准格式可参考《物理实验》期刊。

4. 设计性实验选题

我们这里讲的设计性实验特指自主设计性实验,从选题到完成完全由学员自己做主。以往的经验告诉我们,学员设计的原动力可能来自期待已久的梦想,可能来自对美好生活的向往,还可能来自物理实验中的挫折……研究结果有的申请了专利,有的进一步申请了学校的创新基金,甚至是国家创新基金,有的发表了研究论文,有的参加了校级、省级、军队级的比赛,有的完成了小制作。大学一年级的学生常常苦于找不到合适的题目,也常常在"创新"面前一筹莫展。其实医用物理设计性实验这块园地并不是成就辉煌的比赛场地,而只是学员们成就未来的起跳台。我们为学员们开辟这块园地,犹如为学员们搭建一个起跳台,凡是愿意练练起跳的学员都可以在这里有所收获。为此我们选编了几个设计性实验方向,同时摘录了两篇学长们的优秀论文呈献给大家,帮助大家现在能有一个良好的起跳,以便将来跳得更高更远,期待着大家用更好的成果来启迪你们的学弟学妹们。

实验 34　物理因子对液体力学性质的调控研究

（experimental research for properties of liquid in physical factor）

液态是物质的一种形态，广泛存在于自然界，也是生命体中重要的物质形态。液体的主要性质是易流动性，流动的快慢除受外界因素影响外，还由液体本身的力学性质决定。

液体的力学特性主要包括液体的黏性和表面张力，而对于血液来讲，由于血液中含有大量的红细胞和白细胞，所以流变性成为决定血液流动性的重要力学性质。液体的力学性质主要由液体的黏度和液体的表面张力系数表征，而血液的流变性则由血浆黏度、红细胞变形指数、聚集指数、血细胞比容等表征。

液体的力学性质由液体本身的性质（液体成分、纯度等）和外界环境（环境物质、温度等）共同决定。因此掌握液体力学特性指标检测技术，研究对液体力学特性的调控技术，不仅可以加深学生对生物流体力学和液体表面性质等知识的理解，对某些疾病的诊断、治疗以及药物使用疗效评价等更是具有极为重要的意义。

【供选择的课题】

1. 激光照射对液体力学特性的调控研究。
2. 电磁辐射（红外线、紫外线、微波）对液体力学特性的调控研究。
3. 放射性高能 γ 射线照射对液体力学特性的调控研究。
4. 超声波（不同频率或能量）对液体力学特性的调控研究。

【供选择的仪器】

奥氏黏度计、变温黏度测量仪或锥板黏度计、表面张力系数测量仪、比重仪、游标卡尺、温度计、He−Ne 激光器、超声波发生器、辐射源（红外线、紫外线、微波、γ 射线）、离心机、光纤、激光功率计、红细胞变形仪、超声波能量检测仪、微波能量检测仪、γ 射线能量检测仪等。

【设计要求】

1. 给出实验设计方案(含实验目的、实验原理和装置图)及主要测量参量。

2. 列出实验所需仪器(含测量精度、测量范围),设计测量数据记录表格。

3. 给出实验的具体步骤。

【参考文献】

见书后参考文献。

实验 35　光学仪器的设计与组装
（the design and assembly of optical equipments）

　　光学成像仪器极大地延伸了人的视觉,望远镜和显微镜从远和小两方面拓宽了人的视野。通过对它们的组装,我们不但可以加深对几何光学知识的理解,而且对角放大率的物理意义和测量方法也会有更深刻的认识。在实际装配过程中满足透镜"共轴"条件是本实验成功的关键。

【供选择的课题】

1. 开普勒望远镜的设计与组装。
2. 显微镜的设计与组装。

【供选择的仪器】

凸透镜、凹透镜、光源、光具座、物屏、标尺、像屏、支架、透明标尺、玻璃片(作为半透半反镜)、读数显微镜。

【设计要求】

1. 设计所装光学仪器参量(如目镜焦距、物镜焦距、角放大率等)的测量(或计算)原理(含光路图),并设计测量数据记录表。
2. 设计光学仪器组装步骤。

【简要提示】

1. 望远镜的角放大率 M 的定义

光学仪器的角放大率定义为物和像对人眼的张角比。望远镜是用于观察远物的,通常规定物和像都在无穷远。由图 35-1 可知

$$\tan \omega = \frac{y'}{f'_{o}}, \quad \tan \omega' = \frac{y'}{f_{e}}$$

$$M = \frac{\tan \omega'}{\tan \omega} = \frac{f'_{o}}{f_{e}}$$

显然,想通过测量物和像对人眼的张角或测量物镜和目镜的

焦距来测量望远镜的角放大率,是比较困难的,如果能转化成测量物和像的高度就比较方便。

2. 测望远镜的角放大率 M

方法一:如图 35-1 所示,当望远镜物镜的像方焦点与目镜的物方焦点重合时,物点发出的平行于光轴的光线通过望远镜后,出射光线一定也平行于光轴,而且通过像点。就是说,大小为 y 的物体处于近处(而不是望远时的远处)不同位置时,经望远镜所成实像成像的位置虽然不同,但像的大小总是相同的。所以望远镜的角放大率为

$$M = \frac{\tan \omega'}{\tan \omega} = \frac{f'_o}{f_e} = \frac{y}{y''} = \frac{1}{m}$$

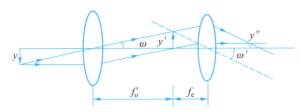

图 35-1 用实像法测望远镜的角放大率

式中 $m = \dfrac{y''}{y}$ 为望远镜系统对近物成像的线放大率,只要分别测出望远镜前方物和后方像的大小,就可以计算出望远镜的角放大率。

方法二:如图 35-2 所示,让像 y'' 与物 y 共面。则

$$\tan \omega = \frac{y}{L}, \quad \tan \omega' = \frac{y''}{L}$$

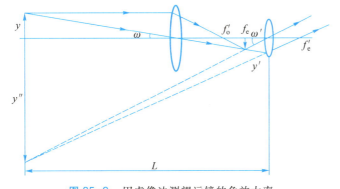

图 35-2 用虚像法测望远镜的角放大率

L 为远处物体到目镜的距离。则望远镜的角放大率为

$$M = \frac{\tan \omega'}{\tan \omega} = \frac{y''}{y} = m$$

此时,望远镜的角放大率等于其线放大率。当然,此时望远镜的角放大率与物和像都在无穷远处的角放大率是有差别的。但是,当物离望远镜的距离大于 10 倍物镜焦距时,两者的差别不大。当然,判断物和像共面的准确性是设计的关键。

3. 请自己查阅显微镜相关资料,也可借鉴望远镜的方法,但必须注意两者的区别。

【参考文献】

见书后参考文献。

实验 36　CD-R 光盘轨道密度的测定

（determination of track density of CD-R disk）

　　CD-R 盘片上有连续的槽沟,并组成螺旋状的轨道,轨道之间的宽度非常小,不可以用一般的测量方法去测量。由于 CD-R 具有光栅的特性,且 CD-R 的轨道密度是光栅常量的倒数,所以可以将 CD-R 视为一个光栅,采用测定光栅常量的方法可间接计算出 CD-R 的光盘轨道密度。

【供选择的课题】

　　1. 通过测定反射光栅光波波长计算光盘轨道密度。

　　2. 利用平面反射光栅反射光的衍射现象计算得到 CD 光盘轨道密度。

【供选择的仪器】

　　CD-R 光盘(自备)、尺(10 m/0.005 m、3 m/0.001 m、30 cm/0.1 cm)、光源(汞灯、钠灯、激光器)、分光计、自制光屏等,也可以自制其他辅助器件。

【设计要求】

　　1. 选择上述所列仪器(也可以另选他法),自制一个与实验设计相应的光栅。

　　2. 绘制测量光路图,根据光栅方程和待测物理量的关系推导出计算公式,写出该实验的实验原理。

　　3. 设计出实验方法和实验步骤,要具有可操作性。

　　4. 实验结果用标准形式表达。

【简要提示】

　　1. 分光计检测法。用一张废旧的 CD-R 光盘制作一个平面反射(透射)光栅,规格尺寸约为 10 mm×20 mm,固定在光栅座上,根据光栅衍射原理,利用分光计和光源(汞灯、钠灯或激光器任选),参照用透射光栅测定光波波长实验,计算出 CD-R 的光盘轨道密度。

2. 反射光栅衍射法。用一张废旧的 CD-R 光盘,利用粘贴遮盖的方法制作一个平面反射光栅(制作时不用把光盘损坏,用黑纸把不需要的部分遮住即可),根据光源的已知光谱(如激光器光源),利用平面反射光栅反射光的衍射现象,分析光屏上的衍射花样,找出规律,计算出 CD-R 的光盘轨道密度(此法不用分光计测量)。

3. 先到实验室观察实验现象,通过对实验现象的观察,绘制出光路图,分析论证,找出光栅方程与光路图中哪些物理量(即待测物理量)有关,写出该实验的实验原理。

4. 由误差理论分析测量时哪些物理量可以只测量一次,哪些物理量必须多次测量,说明原理。

5. 该实验有多种方法,可以根据上面的提示来设计,也可以根据自己的设想和方法来设计。

【参考文献】

见书后参考文献。

实验 37　人体电特性研究
（research of electric characteristics on human）

　　人体电学是运用电磁学的理论方法研究人体电特性的学科，其研究内容主要分为三大部分，即生物组织自身电的结构特点、生物体表的电学量与生物体内组织间的关系和外界电场对生物体的作用效果。

　　由于组成生物组织的基本单元（细胞）及其内外环境中的水和生物分子都具有一定的电特性，那么生物组织、器官以至整个生物体必然也具有一定的宏观电学特征。一般电器元件可分为电感性、电容性和电阻性。人体虽然复杂，但人体内的组织基本不包含与电感相对应的成分，只有可等效为电阻和电容的成分。人体作为一个整体，其外层是导电能力很差的皮肤，里面有导电能力很强的体液，给人体的某两个部位加上电极，则人体可视为一个电容器。由于有电流进入人体，电容器漏电，因此，从电学角度出发，可将人体等效为容抗与阻抗的并联。在具体研究中，根据组织的不同特点，容抗与阻抗的等效连接方式有很多。

　　人体电学的研究既涉及生物物理，又涉及生命科学和生物医学工程等学科的知识、方法和技术，属于交叉特点明显的领域。大家熟知的心电、肌电、脑电等都能从某一个方面反映不同器官的状态。研究人体的电特性，对于评估人体的健康状况及诊断和治疗疾病等都大有帮助。

【供选择的课题】

1. 生物膜电势的测量。
2. 人体阻抗频率特性研究。
3. 心电图的模拟。

【供选择的仪器】

　　箱式电势差计、半透膜、水槽、电解质溶液、电极和温度计等；直流稳压电源、音频信号发生器、多用电表、晶体管毫伏表、电阻和电极等；探针、检流计、导电纸、厚橡胶板、图钉、米尺和滑动变阻器等。

【设计要求】

1. 写出实验设计方案,包括实验目的和实验原理,画出连接框图。

2. 列出所需实验仪器和材料清单,要尽量详细。

3. 写出具体的实验步骤,列出记录数据的表格,给出处理实验数据的方法。

【参考文献】

见书后参考文献。

实验38　医用传感器应用研究
（research on application of medical sensor）

各种人体信息虽然是表征生物体各部分的结构、功能和状态的特殊数据，但它们都可用物理量和化学量表示。作为有生命的生物体，其信息是极其丰富、相互联系的，它们随个体、时间和空间的不同而变化，也受到周围环境的影响。因此，必须对生物体与被检测信息、物理变化与化学变化、电子技术与工程技术都有足够的了解，这样才能准确、客观地表征生物信息。

医用传感器是把人体的生理信息转换成与之有确定函数关系的电信息的转换装置，是专用于生物医学领域的传感器。作为拾取生命体征信息的"感官"，医用传感器延伸了医生的感觉器官，把定性的感觉提升为定量的检测，是医用仪器、设备的关键部件。按照传感器的原理可分成化学传感器、生物传感器、物理传感器与生物电极传感器等。

对于医疗诊断型设备，需要解决的是如何从生物体内获得有用信息，这些信息可以是生物电信号、压力信号、图像信息或者是对某种能量的吸收程度等，而这些信息需要用专用的传感器获取，并转换为相应的电信号。在有些情况下还需要外加能量来获取信号，如超声成像、CT 成像、MRI 成像、电阻抗成像等，通过考察这些能量经过被测物的衰减或所引发的一些物理效应进行诊断。通常情况下，经过传感器获取的信号都十分微弱，且可能是非线性的并带有较强的噪声。为此，必须对这些信号进行预处理，如放大、滤波、线性化处理等。预处理之后的信号经过模拟信号转换电路转换成数字信号，送入计算机进行处理，然后将信息送往显示器、记录设备或数据库进行显示或存储。除此之外，还可以利用计算机的强大功能实现人机交互与参量调整，其基本结构如图 38-1 所示。

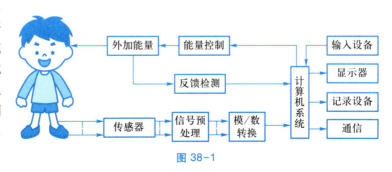

图 38-1

【供选择的课题】

1. 人体温度的检测与处理。

2. 人体脉搏信号的检测。

3. 呼吸信号的检测与处理。

4. 医用输液报警器的设计与研制。

5. 磁场场强仪的设计与调试。

【供选择的仪器】

热敏电阻、光敏电阻、光敏三极管、压力传感器、霍尔元件、集成运算放大器、蜂鸣器、单片计算机开发系统、擦除器、导线、电路元件、面包板、电源、示波器等。

【设计要求】

1. 检索资料,确定所选传感器的参量以及使用方法。

2. 制定设计方案,包括放大电路、滤波电路、显示电路、控制电路、集成电路、显示器件、电阻、电容等元件以及相关调试所用设备。

3. 画出翔实的实验电学原理图,包括所有元件参量等。

4. 制定出周密的实验方案与实验步骤。

【参考文献】

见书后参考文献。

实验 39 固体介电常量的测量
（determination of the dielectric constant of solid）

物质的介电常量是物质宏观介电性质的反映,是静电学、电磁学和电工学中经常使用的重要物理量。由于物质的宏观介电性质和分子的微观极化性质之间有着密切的联系,人们常通过测量物质的介电常量来研究物质的结构。在工程技术上,介电常量也是反映各种材料电特性的重要参量之一。

【供选择的课题】

利用本实验所提供的仪器,自拟实验方案,用多种方法测量平行板电容器的电容,根据平行板电容公式,计算介质的介电常量。

【供选择的仪器】

万能电桥、平行板电容器、待测介质样品、钢板尺、螺旋测微器、信号发生器、电阻板、万用电表 2 只、标准电容箱。

【设计要求】

1. 将待测介质样品放入平行铜板之间,组成一个平行板电容器。

2. 利用本实验所提供的仪器,自拟实验方案,用多种方法测量平行板电容器的电容。

3. 要求在电容测量时,采用合适的方法,消除平行板电容器的边缘效应和引线等的分布电容的影响。

4. 根据平行板电容公式,计算介质的介电常量。

5. 在可能的情况下,分析哪种方法测量效果最好(不确定度最小)。

【简要提示】

1. 电容器是一个储存电荷量和电能的器件,在交变电压的作用下,它对电流的阻碍作用可用容抗来反映,单位也是欧姆:

$$Z_c = \frac{\tilde{U}}{\tilde{I}} = \frac{1}{\omega C}$$

式中 $\tilde{U}$、$\tilde{I}$ 分别代表交流电压和交流电流,用有效值表示,$\omega = 2\pi f$ 是外加交流信号的角频率,C 是电容。

2. 在电容与电阻串联的电路中,电流是同一电流。在正弦交变信号作用下,电容器上的电压信号滞后于电流信号 90°(四分之一周期),而纯电阻器件上的电压与电流信号同相位。

3. 万能电桥的使用参见仪器说明书,也可参见参考文献[32]。

【参考文献】

见书后参考文献。

实验 40　生物驻极体制备与生物效应研究

（preparation and biological reaction research of bio-electret）

驻极体（electret）是永磁体的类比词，是指那些具有长期储存空间（真实）电荷或极化电荷能力的功能电介质材料。驻极体内所储存的电荷可以是由外界注入的单极性电荷，也可以是极性电介质材料中偶极子有序取向而形成的偶极电荷，或者两类电荷同时兼备。

驻极体材料主要包括无机驻极体材料、有机驻极体材料、生物驻极体材料、复合驻极体材料和纳米驻极体材料等。生物驻极体材料涉及天然生物驻极体材料和人工生物驻极体材料两大部分。驻极体材料的主要特性表现为静电效应、微电流效应、压电效应、热释电效应、铁电效应、非线性光学效应和生物效应等。

生物驻极体材料中存在的电行为（又称驻极态）是生命现象的基本属性。不仅蛋白质、聚糖、多肽、核酸、DNA 和生物酶等生物大分子中存在明显的驻极态，而且细胞膜、细胞、神经、骨、皮肤、毛发、血液、血管、纤维素和甲壳等组织与细胞中也储存有大量电荷与分子偶极子。因此，驻极态存在于生命的全过程，生物体中驻极态的调节和变化有效地控制着神经信号传导、思维过程、生物记忆再生、组织细胞电解调节、疾病发生和康复等生命现象。

驻极体产生的静电场和微电流在促进骨折愈合、改善皮肤微循环、诱导神经再生、促进创面愈合、促进细胞生长、抑制肿瘤细胞再生、控制瘢痕生长、促进药物透皮吸收和抑制细菌生长等方面具有显著作用。因此，掌握驻极体的制备技术及其物理参量的检测方法，对深入研究生物驻极体的基本特性及驻极体的生物效应具有重要意义，对进一步明确驻极体生物效应对相关疾病的调控机制具有重要作用。

【供选择的课题】

1. 人工生物驻极体材料的制备及其主要参量测定。
2. 生物驻极体材料驻极态与生物特性的关系研究。
3. 驻极体透皮给药系统的研制及其透皮给药研究。
4. 驻极体对肿瘤组织和细胞驻极态的影响研究。
5. 驻极体生物效应研究。
6. 纳米驻极体材料的电荷储存特性研究。

【供选择的仪器】

电晕充电系统、等离子放电系统、热极化系统、液体接触充电系统、光极化系统、表面电势差计、热刺激放电测量系统、介电常量测量仪、真空镀膜仪、高效液相谱仪、细胞培养室、荧光显微镜、生物显微镜、紫外分光光度仪、激光共聚焦显微镜、电泳仪、各类生物实验配套设备等。

【供选择实验材料、动物和细胞】

可用于制备生物驻极体的材料、小鼠、大鼠、常用的正常细胞株和肿瘤细胞株等。

【设计要求】

1. 给出实验设计方案(含实验目的、实验原理和装置图)及主要测量参量。
2. 提出实验所需仪器(含测量精度、测量范围),设计测量数据记录表格。
3. 给出实验所需的实验动物和细胞(含种类和数量)。
4. 给出具体的实验步骤。

【参考文献】

见书后参考文献。

实验 41　含糖量对溶液物理特性影响的研究

（study on the influence of sugar content on the physical properties of solution）

血糖指血液中的葡萄糖含量,是机体的主要供能物质之一。其主要来源于食物中的碳水化合物以及肝脏中糖原的分泌异生产物。血糖对机体相当重要,是机体正常运作的必要条件之一。

血糖水平超过正常值称为高血糖。持续性高血糖易对身体造成多种负面影响,如:引起糖、脂肪、蛋白质等代谢紊乱;对微血管、肾脏、肝脏等器官造成损害;诱发糖尿病、心血管疾病甚至癌症等并发症。研究结果表明,部分病毒感染会显著提升高血糖症的并发概率。因此,及时的血糖检测和早期高血糖的干预对个人健康管理具有十分重要的意义。

相较于传统的病理检测,基于物理测量的生理检测技术,以其无创、便携、可穿戴等特点,与当前移动医疗、数字医疗、家庭医疗的发展需求十分契合。研究并建立生命体生理特征与物理特征参量之间的关联模型,可以提升检测的准确性和可靠性。

因此,针对溶液的含糖量对其物理特性的影响开展研究,对构建血糖检测的物理分析模型,提升血糖物理检测的准确性、可靠性和实时性,研究新型血糖检测系统具有十分重要的指导意义。

【供选择的课题】

1. 含糖量对溶液电阻抗特性的影响研究。
2. 含糖量对溶液黏性强弱的影响研究。
3. 含糖量对溶液表面张力的影响研究。

【供选择的仪器】

矢量网络分析仪、示波器、终端开路同轴探头、温度计、表面张力系数测量仪、毛细管黏度计、刻度移液管、铁架台。

【设计要求】

1. 写出所选课题的实验设计方案,包括实验目的、实验原理与检测参量。

2. 列出所需的实验仪器和材料清单,尽可能完整详尽。

3. 写出具体实验步骤,拟出检测参量的记录数据表格。

4. 写出实验数据处理过程和误差分析。

5. 讨论实验过程中存在的问题和待改进之处。

【简要提示】

1. 对于溶液电阻抗特性参量,可基于终端开路同轴法进行测量,具体基本原理可查阅相关文献资料。

2. 溶液的黏性强弱研究可以参照液体的黏度测量实验展开,但此时需要获取待测液体的密度等相关参量,也可以查阅文献寻找其他测量方法。

3. 溶液表面张力研究可以参照液体表面张力系数测量实验展开,也可以查阅文献寻找其他测量方法。

【参考文献】

见书后参考文献。

实验 42　马兰戈尼效应探索性实验研究

（exploratory experimental study of Marangoni effect）

当两种液体相互接触时,表面张力弱的液体会向表面张力强的液体中渗透;同一种溶液会因为浓度高而增强表面张力,因此稀溶液也会向浓溶液中渗透。詹姆斯·汤姆森于 1855 年首次发现该现象。随后意大利物理学家卡罗·马兰戈尼对这一现象开展了研究并于 1865 年发表了研究结果。此后,人们就把这种现象称为马兰戈尼效应。

对马兰戈尼效应的研究是液体界面行为研究的重要组成部分,对于深入理解液体表面张力的性质、界面传质现象以及流体动力学等具有重要意义。在物理学与化学领域,基于马兰戈尼效应可研究开发新型的物理水凝胶薄膜等材料;在生物学领域,基于马兰戈尼效应可深入研究生物体(如菌丝体和细胞)在外部条件梯度或脉动作用下产生的自主运动现象。这对于理解细胞和组织的运输和排除功能,以及生物体对外部环境的感知和适应等方面有重要作用。马兰戈尼效应也被广泛应用于人工微流控技术中,通过模拟生物体内的微环境,实现对微小流体的精确操控和检测。该技术可广泛应用于呼吸道药物输送等医学领域。此外,马兰戈尼效应在污水处理和油水分离等环保领域和工业制造领域也有较高的应用价值。

马兰戈尼效应产生的主要因素是液体的表面张力梯度。根据表面张力梯度成因的不同,马兰戈尼效应又可以分为热马兰戈尼效应和溶质马兰戈尼效应。此外,外因(诸如电磁场、激光等)诱导也会形成马兰戈尼效应。针对不同条件下的马兰戈尼效应开展研究,对深入理解马兰戈尼效应的现象及其形成机理具有十分重要的意义,对其实践应用具有较高的指导作用。

【供选择的课题】

1. 温度对马兰戈尼效应影响的研究。
2. 溶质浓度对马兰戈尼效应影响的研究。
3. 多场耦合驱动对马兰戈尼效应影响的研究。

【供选择的仪器】

温度计、表面张力系数测量仪、稳压源、铁架台、滴管、培养皿、表面活性剂。

【设计要求】

1. 根据所选课题,查阅资料文献,选定一种马兰戈尼效应现象作为研究对象。

2. 写出所选课题的实验设计方案,包括实验目的、实验原理与检测参量。

3. 列出所需实验仪器和材料清单,尽可能完整详尽。

4. 写出具体实验步骤,列出检测参量的记录数据表格。

5. 写出实验数据处理过程和误差分析。

6. 讨论实验过程中存在的问题和待改进之处。

【参考文献】

见书后参考文献。

实验 43 分光计创新实验
（innovative experiment based on spectrometers）

在大学物理光学实验中,分光计是一种精确测量光线偏折角度的常用光学仪器,经常用来测量材料的折射率、色散率、光波波长和进行光谱观测等。在实验中,通过对各类角度(诸如反射角、折射角、最小偏向角、光栅的衍射角等)的直接或间接观测,可以得出与之相关的物理量(光波波长、色散率和折射率等)及化学量(质量分数、摩尔质量等)。通过对现有分光计的改装升级,可以拓展学员的思维,加深对几何光学知识的理解,在仪器装置调节过程中也会提高学员的动手能力。现已有以下课题对分光计实验进行了拓展。

【供选择的课题】

1. 牛顿环。
2. 溶液质量分数。
3. 测定凹透镜焦距。
4. 测量玻璃折射率。

【供选择的仪器】

1. 多功能型分光计、牛顿环相关装置(图 43-1)。

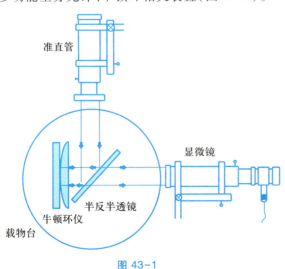

图 43-1

2. 激光分光检测仪(用激光代替钠灯,并加入计算机处理技术)、等边容器等(图 43-2)。

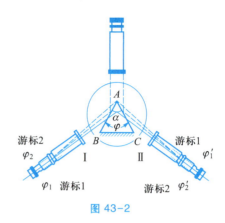

图 43-2

3. 凹透镜、JJY 型分光计。

4. 分光计、玻璃三棱镜(图 43-3)。

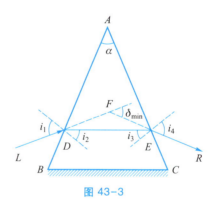

图 43-3

【设计要求】

给出实验设计方案(包含实验目的、实验原理和实验装置图)以及主要测量参量,列出设计光学仪器组装步骤,设计测量数据记录表格。

【参考文献】

见书后参考文献。

实验 44 智能手机应用研究
（research on application of smartphone）

近年来,传感器实验在大学物理课堂中应用越来越广泛,而智能手机作为科技发展在生活中最广泛的应用之一,其内部众多的传感器技术为现代化物理实验教学提供了新的方法和思路。手机中集合的加速度传感器、磁传感器、压力传感器、光传感器、声音传感器等(图 44-1),结合手机软件,可以实现对多种物理量的测量。

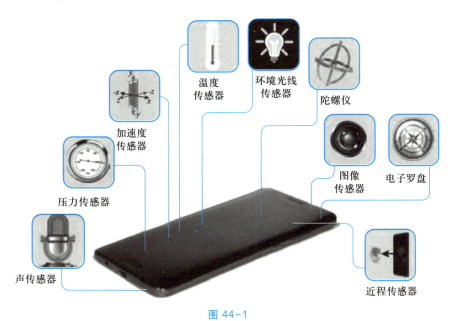

图 44-1

一般的智能手机中所包含的传感器种类、工作原理、在智能手机中的应用以及在物理实验中的应用如表 44-1 所示。

表 44-1			
传感器种类	工作原理	在智能手机中的应用	在物理实验中的应用
重力传感器	利用压电效应实现,通过测量内部一片重物(重物和压电片一体化设计)重力的相互正交的两个方向的分力大小,来判定水平方向。水平方向是通过测量内部重物(由压电片制成)的重力分量来确定的。	当手机变化位置时,重心变化,选择功能是通过使手机光标的位置发生变化而实现的。	探究自由落体运动的规律,测量重力加速度。

续表

传感器种类	工作原理	在智能手机中的应用	在物理实验中的应用
加速度传感器	作用原理与重力传感器相同,可以测量三个方向的加速度,通过三个维度来确定加速度的方向。	手机中的计步器;判断手机朝向;当手机下落时,感应到加速度,就会自动关闭手机,以保护手机。	从三个方向测量物体运动的加速度,可用于测量自由落体加速度、匀变速物体的运动规律研究、单摆运动等实验。
陀螺仪传感器	测量偏转、倾斜时的转动角速度,通过小幅度的倾斜等动作感应控制操作。	摇一摇,体感技术,拍照时防抖保证图像稳定。	测量速度的方向和大小。
压力传感器	利用单金硅材料的压阻效应和集成电路技术制成。	触屏操控。	电子天平测量物体的质量。
气压传感器	通过使用对压力非常敏感的薄膜元件,将该薄膜连接到柔性电阻,当大气压强发生变化时,柔性电阻值也会发生变化。	测量海拔高度、确定天气状况、测量大气压强。	测量不同地方的大气压强,用于研究大气压强和纬度、海拔高度的关系。
磁力传感器	可测量 x、y、z 三轴的环境磁场数据,磁力数据一般由电子罗盘传感器提供。	手机 GPS 定位系统、地图导航等。	测量磁场的具体大小,探究楞次定律。
距离传感器	手机内部有 LED 灯,可以发射红外线,发出的红外线照射到外界物体时,手机红外线探测器接受物理反射回的光,以此计算距离。	用于听筒附近,当用户听电话时实现自动黑屏。	测量距离。
光线传感器	手机内部存在感光器,由光敏电阻制成,外界的光强变化时,光敏电阻的阻值也会发生改变。	手机自动调节屏幕的亮暗程度,以保护人眼和节约手机电量。	测量光照强度、研究光现象。

【手机应用】

手机物理工坊(Phyphox)。

【实验仪器】

智能手机作为测量仪器,其余实验装置按照传统实验所需准备。

【设计要求】

自主选择实验课题,根据实验课题写出实验原理,推导出计算公式,给出实验设计方案(包含实验目的、实验原理和实验装置图,具有可操作性)以及主要测量参量,设计实验结果记录表格,用标准形式表示实验结果。

【参考文献】

见书后参考文献。

第 四 篇

虚拟仿真实验

实验 45 放射性活度统计测量仿真实验

【实验目的】

1. 知识目标
（1）验证核衰变所服从的统计规律。
（2）熟悉放射性测量误差的表示方法。
（3）了解测量时间对准确度的影响。
（4）学会根据准确度的要求选择测量时间。

2. 素质目标
（1）了解解析法和统计法的方法论差异。
（2）熟悉统计测量的结果可信度评价方法。

【实验器材】

计算机、放射测量仿真系统软件。

【实验原理】

实验证明，在对长寿命放射性物质活度进行多次重复测量时，即使周围条件相同，每次测量的结果仍不相同。由于放射性衰变并不是均匀地进行，所以在相同的时间间隔内作重复的测量时测量的放射性粒子数并不严格保持一致，而是在某平均值附近起伏。通常把平均值 $\bar{n}$ 看作是测量结果的概率值，并用它来表示放射性活度，而把起伏带来的误差称为测量的统计误差，习惯用标准误差 $\pm\sqrt{\bar{n}}$ 来表示。可将一次测量的结果当作平均值，并作类似的处理后计为 $N\pm\sqrt{N}$。

对测量数据进行高斯拟合，可得到实测值和理论值的吻合情况（图 45-1）。高斯拟合曲线定义为：$P(n)=ae^{-(N-\mu)}/2\,\sigma^2$，拟合结果中均值 μ 为 N，方差 σ 为 $\sqrt{N}$。

计数的相对标准误差为

$$\pm\frac{\sqrt{N}}{N}=\pm\frac{1}{\sqrt{N}}$$

用于说明测量的准确度。当 N 大时，相对标准误差小，因而准确度高。反之，则相对标准误差大，准确度低。为了得到足够计数 N 来保证准确度，就需要延长测量时间 t 或增加相同测量的次数 m（本仿真实验平台默认每次测量时间为 10 s，可以通过调整测量次数实现测量计数增加）。可知，时间 t 内测得结果得计数率标准误差为

$$\pm \frac{\sqrt{N}}{t} = \pm \sqrt{\frac{N}{t^2}} = \pm \sqrt{\frac{n}{t}}$$

计数率的相对标准误差 E 表示为

$$E = \pm \frac{\sqrt{\dfrac{n}{t}}}{n} = \pm \frac{1}{\sqrt{nt}}$$

若实验重复进行 m 次，则平均计数率的标准误差等于

$$\pm \sqrt{\frac{n}{mt}}$$

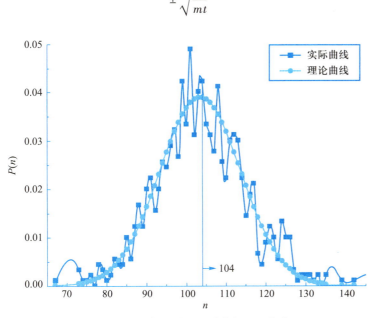

图 45-1 　放射统计测量计数与理论曲线

在相同的测量时间和测量次数情况下，不同活度的同种放射源测量得到的统计平均值与其活度成正比。

【软件介绍】

放射测量仿真系统软件主界面如图 45-2 所示。

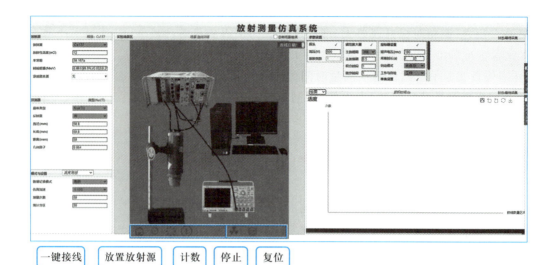

图 45-2 放射统计测量模块主界面

【实验步骤】

1. 打开浏览器,输入相应实验平台网址进入实验资源登录界面,输入用户名和密码后进入实验资源选择界面,选择"放射测量仿真实验",进入仿真系统后,在"模式与设置"中选择"活度测量",进入放射统计测量模块。

2. 选择"一键接线",也可点击"实验场景区"中相应的链接端口,实现手动线路链接。

3. 在"放射源"下拉列表中选择 Cs137 放射源,注意此时默认活度为 4 nCi,然后点击界面下方"放置放射源"按钮。

4. 在"模式与设置"参量区,采用默认的测量次数为 50,统计分区为 50,点击计数按钮,开始测量计数,可看到右侧统计表中在依次增加测量次数与测量值,如图所示。也可选择用绘图刷新显示测量数据。测量结束后,点击工具栏的 ◠ "高斯拟合"按钮,对测量结果进行拟合,如图 45-3 所示。

5. 根据统计测量原理,当测量时间和测量次数较少时,单个统计分区的计数较少,拟合结果误差较大。为了减小误差,可以增加测量次数,也可以减少统计分区数。图 45-4 所示为测量次数为 1 000,统计分区为 20 的测量和拟合结果。记录拟合结果 $\mu = 468.80$。

6. 将放射源选为自定义,源半衰期默认是 30.167 a,说明仍为 Cs137 源,自定义放射性活度为 9 nCi。采用与步骤 5 完全相同的测量设置,进行测量拟合,结果如图 45-5 所示。记录其拟合结果 $\mu = 962.57$。注意,测量条件必须完全相同。基于步骤 6 和

步骤 7 的测量均值和活度之间的关系,可以得出活度–计数关系
直线 $y = kx + b$。

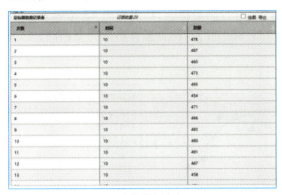

(a) 计数列表显示

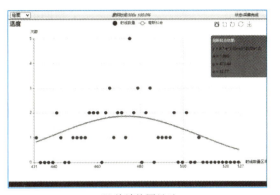

(b) 统计绘图显示

图 45-3　统计测量计数和统计显示

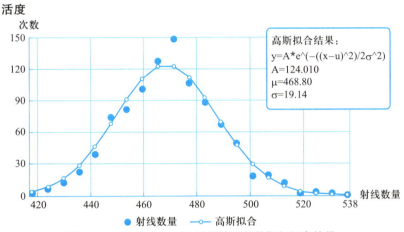

图 45-4　4 nCi 的 Cs137 源统计测量数据与拟合结果

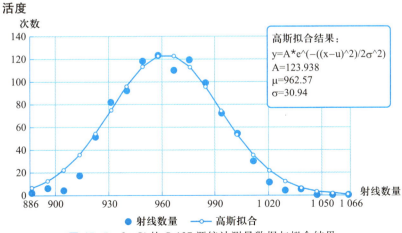

图 45-5　9 nCi 的 Cs137 源统计测量数据与拟合结果

7. 将放射源选为活度未知源,设定源半衰期 30.167 a,说明仍为 Cs137 源,但活度未知(系统随机设置某活度)。采用与步骤 5 完全相同的测量设置,进行测量拟合,结果如图 45-6 所示。记录其拟合结果 $\mu = 1\ 147.86$。注意,测量条件必须完全相同。

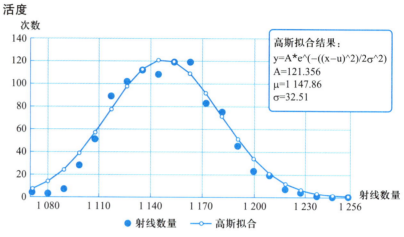

图 45-6 未知活度 Cs137 源统计测量数据与拟合结果

8. 将均值 $\mu = 1\ 147.86$ 代入步骤 6 得出关系直线(图 45-7),可计算得出未知源的活度值。

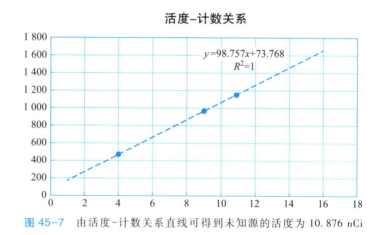

图 45-7 由活度-计数关系直线可得到未知源的活度为 10.876 nCi

9. 自行设置不同的放射源、测量次数等,重复上述实验步骤,并探索相应结果,评估其测量准确性。

【思考题】

1. 步骤 5、6、7 中测量得到的数据,其相对误差分别为多少?

2. 如采用 6nCi 的 Cs137 放射源,希望测量结果的准确性不低于 1/1 000。系统测量的效率为 70%,那么单次测量的时间长度不少于多少秒?

3. 如采用 6nCi 的 Cs137 放射源,测量一段时间,经高斯拟合均值为 1 400。另外一个未知活度的 Cs137 放射源,测量条件和时间均相同,高斯拟合均值为 2 500。则未知放射源活度为多少? 其精确度为多少?

实验 46　γ 能谱及 γ 射线的吸收

原子核能级间的跃迁产生 γ 射线，γ 射线强度按能量的分布即 γ 射线能谱，简称 γ 能谱。研究 γ 能谱可确定原子核激发态的能级等，对放射性分析、同位素应用及鉴定核素等方面都有重要的意义。测量 γ 能谱最常用的仪器是闪烁 γ 能谱仪，它在核物理、高能粒子物理和空间辐射物理的探测中应用非常广泛。临床核医学诊断中，准确测量 γ 射线能谱意义重大，可以避免康普顿散射 γ 射线及其他 γ 射线的干扰，提高诊断结果的准确性。

【预习要求】

1. 了解 ^{137}Cs 和 ^{60}Co 的 γ 射线能谱的物理意义。
2. 了解 γ 射线在放射治疗中的应用。
3. 完成预习自测。

【实验目的】

1. 了解闪烁探测器的结构、工作原理。
2. 了解核电子学仪器的数据采集、记录方法和数据处理原理。
3. 观测及分析 γ 全能谱。
4. 掌握闪烁 γ 能谱仪的几个性能指标和测试方法。

【实验器材】

电离隔离箱、^{137}Cs 放射源、^{60}Co 放射源、闪烁探头、紫铜片、直流电源、光电倍增管、高压显示器、多道分析仪软件等。

【实验原理】

1. γ 射线与物质的相互作用

γ 射线光子与物质原子相互作用的机制主要有以下三种方式，如图 46-1 所示。

（1）光电效应

当能量为 E_γ 的入射 γ 光子与物质中原子的束缚电子相互作用时，光子可以把全部能量转移给某个束缚电子，使电子脱离原

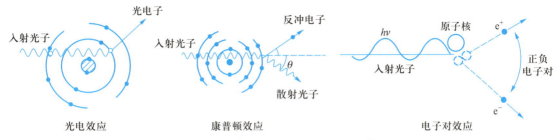

图 46-1 γ射线光子与物质原子相互作用

子束缚而发射出去,光子本身消失。发射出去的电子称为光电子,这种过程称为光电效应。发射光电子的动能为

$$E_e = E_\gamma - B_i \qquad (46-1)$$

B_i为束缚电子所在壳层的结合能。原子内层电子脱离原子后留下空位形成激发原子,其外部壳层的电子会填补空位并放出特征X射线。这种X射线在闪烁体内很容易再一次产生新的光电效应,将能量又转移给光电子,因此闪烁体得到的能量是两次光电效应产生的光电子能量之和。

(2)康普顿效应

γ光子与自由静止的电子发生碰撞,将一部分能量转移给电子,使电子成为反冲电子,γ光子被散射,改变了原来的能量和方向。反冲电子的动能为

$$E_e = \frac{E_\gamma}{1 + \dfrac{m_0 c^2}{E_\gamma(1 - \cos\theta)}} \qquad (46-2)$$

式中,$m_0 c^2$为电子的静止能量,约为 0.5 MeV;角度 θ 是散射光子的散射角。当 $\theta = 180°$ 时(即光子向后散射,又称为反散射),反冲电子的动能有最大值,此时

$$E_{max} = \frac{E_\gamma}{1 + \dfrac{m_0 c^2}{2E_\gamma}} \qquad (46-3)$$

这说明康普顿效应产生的反冲电子的能量有一个上限,称为康普顿边界。

(3)电子对效应

当 γ 光子能量大于 $2m_0 c^2$ 时,γ 光子从原子核旁经过并受到核的库仑场作用,可能转变为一个正电子和一个负电子,称为电子对效应。此时光子能量可表示为两个电子的动能与静止能量之和。

$$E_\gamma = E_e^+ + E_e^- + 2m_0 c^2 \qquad (46-4)$$

综上所述,γ光子与物质相遇时,通过与物质原子发生光电效应、康普顿效应或电子对效应而损失能量,其结果是产生次级带电粒子,如光电子、反冲电子或正负电子对。次级带电粒子的能量与入射γ光子的能量直接相关,因此,可通过测量次级带电粒子的能量求得γ光子的能量。

2. 闪烁谱仪的结构框图及各部分的功能

闪烁谱仪的结构框图如图 46-2 所示,它可分为闪烁探头、供电与信号放大模块、计算机数据采集系统等三部分。

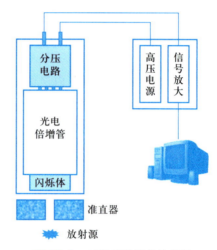

图 46-2　闪烁能谱仪结构框图

（1）闪烁探头

闪烁探头包括闪烁体、光电倍增管、分压电路以及屏蔽外壳。实验中测量γ能谱多使用无机闪烁体如 NaI(Tl) 晶体。闪烁体的功能是在次级带电粒子的作用下产生数目与入射γ光子能量相关的荧光光子。这些荧光光子被光导层引向光电倍增管,并在其光敏阴极再次发生光电效应而产生光电子,这些光电子经过一系列倍增极的倍增放大,从而使光电子的数目大大增加,最后在光电倍增管的阳极上形成脉冲信号。脉冲数目是和进入闪烁体γ光子数目相对应的。而脉冲的幅度与在闪烁体中产生的荧光光子数目成正比,从而和γ射线在闪烁体中损失的能量成正比。

（2）供电与信号放大模块

高压电源通过分压电路为光电倍增管阳极和各倍增极提供工作电压。由于探头输出的脉冲信号幅度很小,需要经过线性放大器将信号幅度按线性比例进行放大,一般输入脉冲的极性正负均可,输出脉冲均为正极性,放大倍数可通过十圈电位器连续调节。

（3）计算机数据采集系统

数据采集系统包括多道脉冲幅度分析器及其软件。多道脉冲幅度分析器的功能是将输入的脉冲按其幅度不同分别送入相对应的道址（即不同的存贮单元）中，通过软件可直接给出各道址（对应不同的脉冲幅度）中所记录的脉冲数目，因此测量能谱就非常方便。

闪烁 γ 能谱仪正是利用 γ 光子与闪烁体相互作用时产生次级带电粒子，进而由次级带电粒子引起闪烁体发射荧光光子，通过这些荧光光子的数目来推出次级带电粒子的能量，再推出 γ 光子的能量，以达到测量 γ 射线能谱的目的。

3. γ 能谱的形状

闪烁 γ 能谱仪可测得 γ 能谱的形状，图 46-3 所示是典型 ^{137}Cs 的 γ 射线能谱图。图的纵轴代表各道址中的脉冲数目，横轴为道址，对应于脉冲幅度或 γ 射线的能量。

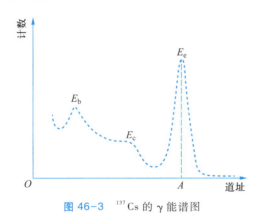

图 46-3　^{137}Cs 的 γ 能谱图

从能谱图上看，有几个较为明显的峰，光电峰 E_e 又称全能峰，其能量就对应 γ 射线的能量 E_γ。这是由于 γ 射线进入闪烁体后，由于光电效应产生光电子，能量关系见（46-1）式，其全部能量被闪烁体吸收。光电子逸出原子会留下空位，必然有外壳层上的电子跃入填充，同时放出能量为 $E_z = B_i$ 的 X 射线，一般来说，闪烁体对低能 X 射线有很强的吸收作用，这样闪烁体就吸收了 $E_e + E_z$ 的全部能量，因此光电峰的能量就代表了 γ 射线的能量，对 ^{137}Cs，此能量为 0.661 MeV。E_c 即为康普顿边界，对应于反冲电子的最大能量。背散射峰 E_b 是由射线与闪烁体屏蔽层等物质发生反向散射后进入闪烁体内而形成的光电峰，一般背散射峰很小。

【实验步骤】

1. 详细阅读说明书，熟悉仪器及软件的使用方法。

2. 将 ^{137}Cs 放射源横放在探头旁边，在探头另一侧放置紫铜片作为散射体，开启直流电源。

3. 测量 ^{137}Cs 的 γ 能谱 500 s，观察能谱形状，在能谱图上指出光电峰、康普顿边界、电子对峰（若有）、背散射峰等峰位，记录能谱的计数率备用。

4. 利用 ^{137}Cs 的光电峰、背散射峰的能量与峰位对谱仪进行能量刻度，并利用测得的 FWHM 确定 ^{137}Cs 光电峰的能量分辨率（不扣本底）。

5. 将 ^{137}Cs 放射源放在探头正下方，对准准直孔，测量紫铜片对 ^{137}Cs 发射的 γ 射线的吸收曲线。分别测量 ^{137}Cs 放射源的上方没有铜片、有一块铜片、两块铜片……十块铜片的吸收曲线，每个点测 3 min。在半对数坐标纸上作图，求出线性吸收系数和半吸收厚度（实验中每块紫铜片的厚度均为 3 mm）。

6. 将 ^{60}Co 置于探头下方，对准准直孔，测量 ^{60}Co 的能谱，确定 ^{60}Co 光电峰的能量，测 30 min。

7. 实验结束后，将放射源放回隔离箱，关闭直流电源。

【注意事项】

软件系统的操作按说明书进行。

【预习自测】

1. γ 射线与物质的相互作用是 γ 射线能量测量的基础。γ 射线光子与物质原子相互作用主要有三种效应 _____、_____ 和 _____。

2. ^{137}Cs 的 γ 能谱的光电峰是 _____ MeV。^{60}Co 的 γ 能谱的光电峰位是 ____ 个，能量分别为 _____ MeV 和 _____ MeV。

3. ^{137}Cs（0.661 MeV）的 γ 射线在紫铜材料中的吸收系数为 _____ cm^{-1}。

【思考题】

1. 简单描述单晶 γ 闪烁能谱仪的工作原理。

2. 用闪烁谱仪测量 γ 射线能谱时，要求在多道分析器的道址范围内能同时测量出 ^{137}Cs 和 ^{60}Co 的光电峰，应如何选择合适的工作条件？在测量过程中该工作条件可否改变？

3. 反散射峰是如何形成的？

4. 有一枚 ^{60}Co 放射源活度较大，周围的辐射水平为自然本底的 1 000 倍。如果用紫铜作为屏蔽材料，根据你的实验结果，需要用多厚的紫铜？

实验 47　核磁共振现象的观察及共振频率的测量

（experiment of nuclear magnetic resonance）

核磁共振（nuclear magnetic resonance, NMR）是非零自旋的原子核在外磁场作用下，吸收特定频率电磁波而发生能级跃迁的现象。

1946 年，以美国哈佛大学的珀赛尔和斯坦福大学的布洛赫为首的两个研究小组分别观测到石蜡、水中质子的核磁共振信号。由于这一发现在物理学、化学上的重大意义，他们两人荣获 1952 年的诺贝尔物理学奖。由于核磁共振的方法和技术可以深入物质内部而不破坏样品，且具有迅速、准确、分辨率高等优点，所以它得到了迅速发展和广泛应用，现今已从物理学渗透到化学、生物学、地质学、医疗以及材料等领域，成为确定物质分子结构、组成和性质的重要实验方法。在医学中，核磁共振已广泛用于临床诊断。

核磁共振的基本原理是：当处于静磁场中的非零自旋的原子核受到射频电磁波的激励时，若射频电磁波的频率与静磁场强度满足拉莫尔方程，原子核会发生共振，即发生核磁共振。原子核吸收射频电磁波的能量，当射频电磁波撤掉后，吸收了能量的原子核又会把这部分能量释放出来，发射核磁共振信号。通过测量和分析这种共振信号，可以得到物质结构中的许多化学和物理信息。

【预习要求】

1. 了解核磁共振的基本概念和原理。
2. 了解核磁共振的用途。
3. 完成预习自测。

【实验目的】

1. 理解核磁共振的基本原理。
2. 掌握利用核磁共振现象测量旋磁比 γ 的方法。

核磁共振实验仪、磁铁、频率计、示波器、样品水和聚四氟乙烯等。

具有核磁矩的原子核在恒定外磁场中将发生能级分裂,各能级对应的能量大小不一样,原子核在获取合适的能量后,可以由低能级跃迁到高能级。由于高能级不稳定,原子核也将自发地从高能级向外传递能量,最终回到低能级的稳定状态。

下面以氢核为例,具体介绍核磁共振的基本原理和观测方法。虽然氢核是最简单的原子核,但它是目前在核磁共振应用中最常见和最有用的核。由量子力学理论可知,氢核在恒定外磁场中分裂的两个能级为

$$E_1 = -\frac{1}{2}g\mu_N B_0 = -\frac{1}{2}\gamma\hbar B_0, \quad E_2 = \frac{1}{2}g\mu_N B_0 = \frac{1}{2}\gamma\hbar B_0$$

式中 g 是一个与原子核本身特点有关的无量纲常量,称为 g 因子;B_0 为外磁场的磁感应强度;$\mu_N = eh/4\pi m_p$,称为核磁矩,核磁矩的数值为 $5.051\times10^{-27}\mathrm{J\cdot T^{-1}}$;$\gamma$ 称为旋磁比;$\hbar = \dfrac{h}{2\pi}$。

在与外磁场垂直的方向上施加一交变电磁场,当某频率的交变电磁场的量子能量 $h\nu_0$ 与氢核分裂后两能级间的能量差相等,即

$$h\nu_0 = g\mu_N B_0 = \gamma\hbar B_0 \qquad (47-1)$$

时,处于低能级的氢原子核吸收能量而跃迁到高能级。由于该交变电磁场的频率在射频范围,故也常称为射频场。

由(47-1)式可知,产生核磁共振的频率要求为

$$\nu_0 = \frac{\gamma B_0}{2\pi} \qquad (47-2)$$

如果用角频率 $\omega_0 = 2\pi\nu_0$ 表示,则共振条件亦可以表示为

$$\omega_0 = \gamma B_0 \qquad (47-3)$$

由此,对某确定的原子核,旋磁比 γ 一定,频率 ν_0 和磁场 B_0 满足(47-3)式产生共振。但由于两能级的能量差是一个精确、稳定的量,而实验用的高频振荡器的频率只能稳定在 $10^3\,\mathrm{Hz}$ 量级,其能量 $h\nu_0$ 很难固定在 $\gamma\hbar B_0$ 这一值上,所以实际上等式 $h\nu_0 = \gamma\hbar B_0$ 在实验中很难成立。

为了观察到核磁共振现象,可以采用两种方法。一种称为扫频法,即恒定的磁场 B_0 固定不变,连续改变射频场角频率 ω,在

ω 变化的区域内,若满足 $\omega_0 = \omega$,便产生共振峰。另一种称为扫场法,即射频场角频率 ω 固定不变,连续改变磁场 B_0,B_0 在变化的区域内,若满足 $\omega_0 = \omega$,便产生共振峰。本实验采用扫场法,通过示波器,连续观察共振信号。

在恒定磁场 B_0 上叠加一个低频调制磁场 $B_m \sin \omega' t$,此时样品所在区域的实际磁场为 $B_0 + B_m \sin \omega' t$。调制磁场的幅值 B_m 很小,合磁场的方向保持不变,只是磁场的幅值按调制频率发生周期性变化,使核两能级能量差的值 $\gamma \hbar (B_0 + B_m \sin \omega' t)$ 有一个变化的区域。此时调节射频场的频率 ν,使射频场的能量 $h\nu$ 进入这个区域,这样在某一瞬间等式 $h\nu = \gamma \hbar (B_0 + B_m \sin \omega' t)$ 总能成立。在调制场的一个周期内,有两个点满足共振条件。在示波器上显示的共振吸收峰如图 47-1(a)所示。调节射频场的频率,共振吸收峰将左右移动。当这些吸收峰的间距相等时,如图 47-1(b)所示,表明在这个频率下的合磁场为 B_0。

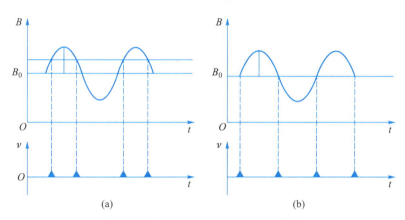

图 47-1　用扫场法检测共振吸收信号

探测装置工作原理(图 47-2):绕在样品上的线圈是边限振荡器电路的一部分,在非磁共振状态下,它处在边限振荡状态(即似振非振的状态)。当磁共振发生时,样品中的粒子吸收能量,使振荡电路的 Q 值发生变化,振荡电路产生显著的振荡,进而在示波器上产生共振信号。

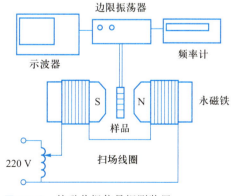

图 47-2　核磁共振信号探测装置

【实验步骤】

1. 测量 ^{1}H 的旋磁比 γ 和 g 因子

(1)将边限振荡器盒上的样品水从永磁铁上的插槽放入永磁铁中。

(2)将边限振荡器的"检波输出"接示波器的

"CH₁"端,置示波器的"方式"于 CH₁。

（3）将边限振荡器的"频率测试"端与多功能计数器的"输入 A"相连接。

（4）将调压变压器与永磁铁相连接,输出设为 50~150 V。

（5）打开边限振荡器电源开关,调节"频率调节"旋钮,使示波器上出现共振信号。

（6）将样品放入永磁铁的磁场最强处（左右移动边限振荡器盒,观察示波器上共振信号的波形,当幅值最强波形尾波最多时样品即在磁场最强处）记下此时盒边所对标尺的刻度值。

（7）调节边限振荡器的"频率调节"旋钮使共振信号等间距。记录此时频率值。将信号调离等间距,重复以上两步骤 5 次,求出频率的平均值。

（8）记录永磁铁上的磁感应强度 B_0 值。

2. 测量 ^{19}F 的旋磁比 γ 和 g 因子

（1）将样品换成 ^{19}F,并放在磁场最强处（放在上次记下的标尺刻度值处）。

（2）重复第 1 项（2）—（8）各步骤。

【实验结果】

1. 调节并观察各样品的核磁共振信号。
2. 计算旋磁比 γ 与 g 因子。

【注意事项】

1. 调节旋钮时应尽量缓慢,因为共振范围非常小,很容易跳过。

2. 调节扫场幅度的可调变压器的调节范围为 50~150 V。

3. 样品在磁场的位置很重要,应尽量使其处在磁场最强处。

【预习自测】

外磁场使_____不为零的原子核能级因_____不同的取向而_____,在射频电磁波作用下,原子核吸收电磁波的能量,从而产生核能级的_____,这种现象称为核磁共振。交变电磁场的频率与恒定外磁场满足_____时发生核磁共振。在本实验中样品所在区域的实际磁场为_____,低频调制磁场的主要作用_____。边限振荡器探头内线圈的作用是_____和_____。当观察到共振吸收信号时调节射频场的频率,吸收曲线上的吸收峰将_____,当共振吸收信号等间距时调制磁场瞬时值为_____。

【思考题】

1. 产生核磁共振需要哪些条件？

2. 为什么用核磁共振方法测磁感应强度 B 的精确度取决于共振频率的测量精度？

3. NMR 实验中共用了几种磁场？各起到什么作用？

实验48　X射线半价层测量仿真实验

【实验目的】

1. 掌握X射线半价层的物理意义。
2. 掌握X射线半价层的测量方法（作图法、内插法、曲线拟合法）。
3. 掌握作图法、内插法、曲线拟合法三种测量方法的优缺点。

【实验器材】

计算机、DR原理仿真实验软件。

【实验原理】

1. 半价层概念

X射线是连续能谱的光子，X射线的能谱用X射线质表示，用于描述X射线穿透物质本领的大小。X射线发生器的管电压（加载在X射线管阴极和阳极之间的偏压），决定了所产生X射线的最大能量，管电压越高则光子的能量越高、穿透力越强，因此以往常用管电压表示X射线的质。由于X射线机的结构设计、电子学参量、靶材料等的差异，即使管电压相同，其X射线的质也会有差异，为此现在以半价层来描述X射线的质。X射线的半价层（half value layer, HVL）是指X射线强度减弱到其初始值一半时所需的吸收物质的厚度，它直观反映了X射线束的穿透能力，是表征X线机性能最重要的参量之一，是JJG 744-2004《医用诊断X射线辐射源》检定规程规定的检定项目之一。

2. 积累因子

当光子与吸收物质发生电子对效应或光电效应时，光子（能量）被全部吸收，而在发生康普顿效应时，光子的一部分能量转移给吸收物质原子的核外电子，光子的运动方向和能量发生改变，成为散射光子。对于X射线，未经散射作用的射线束被称为"窄束"，含散射光子的射线束其能谱发散变宽，故称为"宽束"。

在物质中发生散射后射线束通常为宽束,一部分散射 X 射线可穿透物质并被探测到,因此对于宽束 X 射线有必要引入修正因子 B,则有

$$K = B K_0 e^{-\mu d} \qquad (48-1)$$

其中 B 被称为积累因子,是指同一检测条件下,真正测量到的某一剂量的大小,同用窄束减弱规律算得的该点同一剂量大小的比值;K_0 为未加吸收片的空气比释动能(率);μ 为线性吸收系数;d 为射线穿过物质的厚度。B 的大小与多种因素有关,X 射线能量、介质材料种类、介质厚度和测量系统几何条件等均会对其产生影响,但 B 应大于 1。只考虑射束能量对积累因子的影响时,B 为常量;受射束能量、介质特性等多种因素影响时,根据伯杰公式 B 可以表示为

$$B = 1 + Dde^{td} \qquad (48-2)$$

其中 D、t_2 为拟合参量。

3. 测量方法

（1）作图法

JJG 744-2004 规定,半价层的检定测量可采用作图法。按照规定中的测量条件,分别测量未加吸收片的空气比释动能(率)K_0 和加不同厚度吸收片的空气比释动能(率)K,以吸收片厚度为横坐标,测得的空气比释动能(率)为纵坐标。根据测量结果在直角坐标系中作图,各坐标点用曲线连接。图 48-1 为作图法示意图,在图中作直线 $y = K_0/2$,该直线与各测量点连接线交点的横坐标即为所测半价层 $d_{1/2}$。

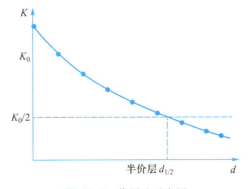

图 48-1　作图法示意图

（2）内插法

内插法（直线内插）是根据等比关系,用一组已知的未知函

数的自变量的值和与它对应的函数值来求未知函数其他值的近似计算方法。用内插法求解半价层的原理如图48-2所示,根据内插法的原理,可得内插公式

$$d_{1/2} = \frac{d_1 \ln\left(\dfrac{2K_2}{K_0}\right) - d_2 \ln\left(\dfrac{2K_1}{K_0}\right)}{\ln\left(\dfrac{K_2}{K_1}\right)} \tag{48-3}$$

式中,d_1、d_2分别为相同材料内插片的厚度;K_1、K_2是相应厚度下测得的空气比释动能(率),K_0为未加吸收片的空气比释动能(率)。从图48-2可知,所使用的内插片厚度与待测定的半价层越接近,则所测得的结果越准确。

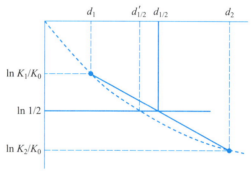

图 48-2 内插法原理示意图

(3)曲线拟合法

将吸收片厚度作为自变量,空气比释动能(率)之比K/K_0(衰减率)作为因变量进行曲线拟合,由(48-1)式和(48-2)式拟合函数可以采用以下公式:

$$y = (1 + Dde^{td})e^{-\mu d} \tag{48-4}$$

得到拟合函数后,可将$y=1/2$代入上式,计算此时的物质厚度d,所得结果即为$d_{1/2}$,该方法无法直接求出解析解表达式,需要通过相关软件(如Matlab)调用函数进行拟合,然后求得数值解,因此该方法在实验内容中作为选作内容。

【软件介绍】

采用数字X射线机虚拟仿真实验软件(如图48-3所示)可模拟添加Al(铝)、Pb(铅)、Cu(铜)和H_2O(水)四种物质(不同厚度附加滤过),通过勾选相应物质前方的复选框后,通过调节相应材料的厚度,模拟附加滤过对剂量测量的影响,相应空气比释

动能的测量介绍见实验 X 射线机输出量（照射量与比释动能）的
测量中的介绍。

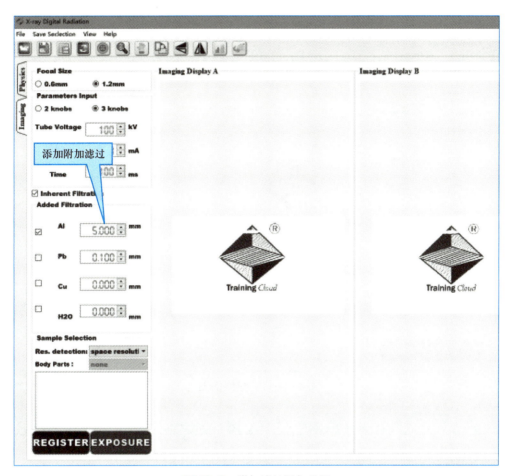

添加附加滤过

图 48-3　附加滤过添加界面

【实验内容】

1. 用作图法测量半价层

（1）打开数字 X 射线机（DR）仿真实验软件。

（2）分别点击"DR Radiography Body-position"和"DR Radio-graphy"按钮，打开 DR 场景和原理模块。

（3）在场景模块中，球管机位选择"水平检查"，探测选择"水平探测器"并置入，检查部位选择"其他""线对卡"，并将 SID 初始值调节为 100 cm。

（4）如图 48-4 所示，勾选 Al（铝），固定一组曝光参量，调整不同厚度进行空气比释动能 K 的测量，将测得的数据记录于表 48-1 中，并根据作图法求出铝的半价层大小。

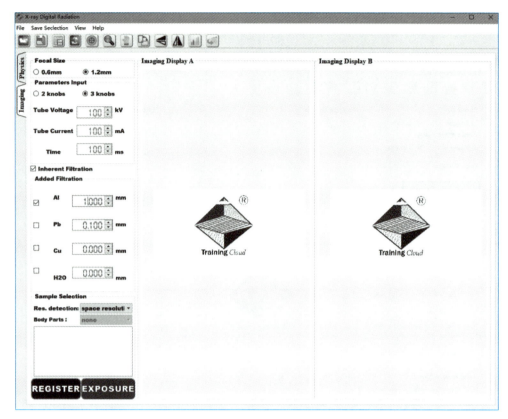

图 48-4　添加附加滤过

表 48-1

物质类型	曝光参量	测量点序数	1	2	3	4	5	6	7	8	9	10
	(　)kV (　)mA (　)ms	厚度 d /mm										
		$K/\mu Gy$										

2. 曝光参量对半价层的影像

（1）固定管电流、曝光时间，在不同管电压下（可自行设计），重复第 1（4）步，求得不同管电压情况下的半价层大小。

（2）固定管电压、曝光时间，在不同管电流下（可自行设计），重复第 1（4）步，求得不同管电流情况下的半价层大小。（分析与讨论:曝光参量对半价层的测量结果是否有影响?）可单独勾选其他材料，重复第 1（4）步，进行再次测量，比较不同物质的半价层大小。

（3）可同时勾选 Al（铝）、Cu（铜）两种材料（也可以选择其他组合），将 Cu（铜）的厚度调整为 0.5mm，在一组相同的曝光参量下，再次按照第 1（4）步用作图法测量此时半价层。（分析与讨论：比较第 1（4）步与第 3（1）步半价层的测量结果是否有变化？可以得出怎样的结论？）

3. 内插法测量半价层

基于第（4）步测得的半价层结果，根据内插法原理，选择不同厚度的内插片进行组合，进行测量，将测量结果记录于表 48-2 中。

表 48-2

物质类型	测量点序数	1	2	3	4	5	6
	厚度 d_1/mm						
	厚度 d_2/mm						
	K_1/μGy						
	K_2/μGy						
	$d_{1/2}$						

比较不同内插厚度对测量结果的影响，并分析其原因。

4. 曲线拟合法测量半价层

（选做）将第（4）步的测量结果输入到 Matlab 中（或其他可以进行拟合的软件，如 Excel、Origin 等），使用曲线拟合法，采用（48-4）式对曲线进行拟合，拟合后，根据曲线拟合法的提示，求出此时半价层的数值解。

【思考题】

1. 同一物质的半价层大小与 X 射线曝光参量的关系如何？分析其原因。

2. 比较作图法、内插法和曲线拟合法（如选做）的优缺点。

附　　录

附录 1 本科学生物理创新研究论文摘要选

基于低温等离子体技术的小型手部消毒器的研制

摘要：手部消毒对减少交叉感染具有重要作用，是预防疾病的重要手段，而低温等离子体技术可提供一种简单、快速、高效、环保的手部消毒途径，特别适用于餐厅、机场、洗手间等公共场所。

目的：研究低温等离子体技术的消毒杀菌作用，针对性地设计一款小型实用的等离子体手部消毒杀菌装置。

方法：利用介质阻挡放电的原理和 ZVS 振荡升压电路设计低温等离子体发生器，并结合单片机设计人机交互功能，实现消毒设备的智能化。

结果：研制了具有自动感应开关的低温等离子手部消毒装置，并进行了初步杀菌效应实验，针对大肠杆菌和金黄色葡萄球菌作用 3 min 后，灭菌率均达到 95% 以上，达到快速高效杀菌的要求。

本课题获 2012 年国家大学生创新创业训练计划项目资助，课题编号：201290035028；同时获评 2012 年校级本科学员创新实验优秀设计方案。研制作品参加首届"八一杯"军队院校大学生物理科技创新竞赛，获制作组一等奖。

驻极体环孢菌素 A 贴剂的压电性研究

摘要：驻极体透皮给药系统（或贴剂）是以驻极体产生的外静电场和微电流为驱动源，使药物以接近恒定的速率通过皮肤各层，经毛细血管吸收进入体循环，产生全身或局部治疗作用的新型给药系统。在驻极体透皮给药系统的研究过程中，探索驻极体对模型药物的极化和可控释放规律至关重要。环孢菌素 A 是用于器官移植和组织移植后排斥反应的首选药物，为了提高环孢菌素 A 的生物利用率和用药稳定性，驻极体环孢菌素 A 贴剂的研制及其药物动力学规律研究是近期物理药剂学的研究热点之一。

目的：本文主要研究驻极体环孢菌素 A 贴剂的制备方法及其压电性，探讨驻极体对模型药物的极化及其可控释放的物理机制。

方法：利用药剂学实验技术和电晕充电技术制备不同表面电势负极性驻极体环孢菌素 A 贴剂。借助等温表面电势衰减和 d_{33} 压电系数测量研究驻极体环孢菌素 A 贴剂的极化及其压电特性。

结果：(1) 各种类型环孢菌素 A 贴剂的 d_{33} 系数接近零，且对外不显压电性；(2) 驻极体产生的外静电场可引起环孢菌素 A 的极化，药物的极化程度随驻极体作用时间的延长和药物浓度的增加，按指数规律下降；(3) 含不同浓度油酸乙酯的驻极体环孢菌素 A 贴剂的压电性与贴剂内化学促渗剂的浓度成正比，化学促渗剂的浓度越高，贴剂的压电性越强；(4) 驻极体的外静电场可诱导环孢菌素 A 和油酸乙酯的极化,驻极体环孢菌素 A 贴剂的压电活性随驻极体表面电势的升高而增大。

结论:油酸乙酯的浓度和环孢菌素 A 的含量均可影响驻极体环孢菌素 A 贴剂压电性,合理调整化学促渗剂和模型药物的含量可有效提高驻极体对模型药物可释放的速率和药物释放量。

本课题获国家自然科学基金资助,课题编号:50977089。本课题同时获上海市自然科学基金资助,课题编号:10ZR1437600。研究成果获国家实用新型专利,专利号:201220467207.6。研究论文参加首届"八一杯"军队院校大学生物理科技创新竞赛,获论文组二等奖。

附录 2　常用物理参量和常量

名称	符号	数值	单位	相对标准不确定度
真空中的光速	c	299 792 458	$m \cdot s^{-1}$	精确
普朗克常量	h	$6.626\ 070\ 15 \times 10^{-34}$	$J \cdot s$	精确
约化普朗克常量	$h/2\pi$	$1.054\ 571\ 817 \cdots \times 10^{-34}$	$J \cdot s$	精确
元电荷	e	$1.602\ 176\ 634 \times 10^{-19}$	C	精确
阿伏伽德罗常量	N_A	$6.022\ 140\ 76 \times 10^{23}$	mol^{-1}	精确
玻耳兹曼常量	k	$1.380\ 649 \times 10^{-23}$	$J \cdot K^{-1}$	精确
摩尔气体常量	R	$8.314\ 462\ 618 \cdots$	$J \cdot mol^{-1} \cdot K^{-1}$	精确
理想气体的摩尔体积(标准状况下)	V_m	$22.413\ 969\ 54 \cdots \times 10^{-3}$	$m^3 \cdot mol^{-1}$	精确
洛施密特常量	n_0	$2.686\ 780\ 111 \cdots \times 10^{25}$	m^{-3}	精确
斯特藩-玻耳兹曼常量	σ	$5.670\ 374\ 419 \cdots \times 10^{-8}$	$W \cdot m^{-2} \cdot K^{-4}$	精确
维恩位移定律常量	b	$2.897\ 771\ 955 \cdots \times 10^{-3}$	$m \cdot K$	精确
引力常量	G	$6.674\ 30(15) \times 10^{-11}$	$m^3 \cdot kg^{-1} \cdot s^{-2}$	2.2×10^{-5}
真空磁导率	μ_0	$1.256\ 637\ 061\ 27(20) \times 10^{-6}$	$N \cdot A^{-2}$	1.6×10^{-10}
真空电容率	ε_0	$8.854\ 187\ 818\ 8(14) \times 10^{-12}$	$F \cdot m^{-1}$	1.6×10^{-10}
电子质量	m_e	$9.109\ 383\ 713\ 9(28) \times 10^{-31}$	kg	3.1×10^{-10}
质子质量	m_p	$1.672\ 621\ 925\ 95(52) \times 10^{-27}$	kg	3.1×10^{-10}
中子质量	m_n	$1.674\ 927\ 500\ 56(85) \times 10^{-27}$	kg	5.1×10^{-10}
氘核质量	m_d	$3.343\ 583\ 776\ 8(10) \times 10^{-27}$	kg	3.1×10^{-10}
氚核质量	m_t	$5.007\ 356\ 751\ 2(16) \times 10^{-27}$	kg	3.1×10^{-10}
玻尔磁子	μ_B	$9.274\ 010\ 065\ 7(29) \times 10^{-24}$	$J \cdot T^{-1}$	3.1×10^{-10}
核磁子	μ_N	$5.050\ 783\ 739\ 3(16) \times 10^{-27}$	$J \cdot T^{-1}$	3.1×10^{-10}
里德伯常量	R_∞	$1.097\ 373\ 156\ 815\ 7(12) \times 10^{7}$	m^{-1}	1.1×10^{-12}
精细结构常数	α	$7.297\ 352\ 564\ 3(11) \times 10^{-3}$		1.6×10^{-10}
玻尔半径	a_0	$5.291\ 772\ 105\ 44(82) \times 10^{-11}$	m	1.6×10^{-10}
康普顿波长	λ_C	$2.426\ 310\ 235\ 38(76) \times 10^{-12}$	m	3.1×10^{-10}
原子质量常量	m_u	$1.660\ 539\ 068\ 92(52) \times 10^{-27}$	kg	3.1×10^{-10}

注:① 表中数据为国际科学理事会(ISC)国际数据委员会(CODATA)2022 年的国际推荐值。

② 标准状况是指 $T = 273.15$ K,$p = 101\ 325$ Pa。

<div style="text-align:center">附表 2 **一些单位的换算**</div>	
常用	换算单位
1 厘米	10^{-2} 米（m）
1 埃（Å）	10^{-10} 米（m）
1 玻尔半径	$5.291\ 77\times10^{-11}$ 米
1 英尺	$0.304\ 79$ 米
1 英寸	0.254 米
1 码	$0.914\ 38$ 米
1 英里	$1\ 609.34$ 米
1 海里	$1\ 852$ 米
1 微米	10^{-6} 米
1 纳米	10^{-9} 米
1 光年	$9.460\ 7\times10^{15}$ 米
1 皮米	10^{-12} 米
1 微升	10^{-9} 立方米
1 毫升	10^{-6} 立方米 = 1 立方厘米
1 加仑	$4.546\ 09\times10^{-3}$ 立方米
1 平方厘米	10^{-4} 平方米
1 立方厘米	10^{-6} 立方米（10^{-3} 升）
1 升	10^{-3} 立方米
1 厘米水柱	98 帕斯卡
1 帕斯卡	7.5×10^{-3} 毫米汞柱 = 9.869×10^{-7} 标准大气压
1 微法	10^{-6} 法拉
1 纳法	10^{-9} 法拉
1 皮法	10^{-12} 法拉
1 桶	$0.589\ 9$ 米^3
1 牛顿	10^{5} 达因（$0.101\ 971\ 6$ 千克力）
1 兆克	$1\ 000$ 千克
1 微克	10^{-9} 千克
1 巴（0.986 92 标准大气压）	10^{5} 帕斯卡（10^{6} 达因每平方厘米）
1 厘米汞柱	$1\ 333$ 帕斯卡
1 毫巴	100 帕斯卡
1 厘泊	10^{-3} 帕斯卡秒
1 泊	0.1 帕斯卡秒
1 焦耳	2.8×10^{-7} 千瓦时
1 达因厘米	10^{-7} 焦耳
1 马力	745.7 瓦特
1 卡路里	4.18 焦耳

<table>
<tr><th colspan="6">附表3 各种温度下酒精的黏度 η 和密度 ρ 值</th></tr>
<tr><th>$t/℃$</th><th>$\eta/(10^{-3}\ Pa \cdot s)$</th><th>$\rho/(10^2\ kg \cdot m^{-3})$</th><th>$t/℃$</th><th>$\eta/(10^{-3}\ Pa \cdot s)$</th><th>$\rho/(10^2\ kg \cdot m^{-3})$</th></tr>
<tr><td>0.0</td><td>1.785 0</td><td>8.062 5</td><td>19.5</td><td>1.202 5</td><td>7.898 7</td></tr>
<tr><td>0.5</td><td>1.766 3</td><td>8.058 5</td><td>20.0</td><td>1.191 0</td><td>7.894 5</td></tr>
<tr><td>1.0</td><td>1.747 8</td><td>8.054 1</td><td>20.5</td><td>1.179 6</td><td>7.890 3</td></tr>
<tr><td>1.5</td><td>1.729 5</td><td>8.049 9</td><td>21.0</td><td>1.168 4</td><td>7.886 0</td></tr>
<tr><td>2.0</td><td>1.711 5</td><td>8.045 7</td><td>21.5</td><td>1.157 3</td><td>7.881 7</td></tr>
<tr><td>2.5</td><td>1.693 6</td><td>8.041 6</td><td>22.0</td><td>1.146 3</td><td>7.877 5</td></tr>
<tr><td>3.0</td><td>1.676 0</td><td>8.037 4</td><td>22.5</td><td>1.135 5</td><td>7.873 3</td></tr>
<tr><td>3.5</td><td>1.658 6</td><td>8.033 2</td><td>23.0</td><td>1.124 9</td><td>7.869 1</td></tr>
<tr><td>4.0</td><td>1.641 4</td><td>8.029 0</td><td>23.5</td><td>1.114 3</td><td>7.864 9</td></tr>
<tr><td>4.5</td><td>1.622 4</td><td>8.024 9</td><td>24.0</td><td>1.103 9</td><td>7.860 6</td></tr>
<tr><td>5.0</td><td>1.607 7</td><td>8.020 7</td><td>24.5</td><td>1.093 6</td><td>7.856 4</td></tr>
<tr><td>5.5</td><td>1.591 1</td><td>8.016 5</td><td>25.0</td><td>1.083 5</td><td>7.852 2</td></tr>
<tr><td>6.0</td><td>1.574 8</td><td>8.012 3</td><td>25.5</td><td>1.073 4</td><td>7.848 0</td></tr>
<tr><td>6.5</td><td>1.558 6</td><td>8.008 1</td><td>26.0</td><td>1.063 5</td><td>7.843 7</td></tr>
<tr><td>7.0</td><td>1.542 6</td><td>8.003 9</td><td>26.5</td><td>1.053 7</td><td>7.839 5</td></tr>
<tr><td>7.5</td><td>1.526 9</td><td>7.999 8</td><td>27.0</td><td>1.044 1</td><td>7.835 2</td></tr>
<tr><td>8.0</td><td>1.511 3</td><td>7.995 6</td><td>27.5</td><td>1.034 5</td><td>7.831 0</td></tr>
<tr><td>8.5</td><td>1.495 9</td><td>7.991 6</td><td>28.0</td><td>1.025 1</td><td>7.826 7</td></tr>
<tr><td>9.0</td><td>1.480 8</td><td>7.987 2</td><td>28.5</td><td>1.015 8</td><td>7.822 5</td></tr>
<tr><td>9.5</td><td>1.465 8</td><td>7.983 0</td><td>29.0</td><td>1.006 8</td><td>7.818 2</td></tr>
<tr><td>10.0</td><td>1.451 0</td><td>7.978 8</td><td>29.5</td><td>0.997 5</td><td>7.814 0</td></tr>
<tr><td>10.5</td><td>1.436 4</td><td>7.974 6</td><td>30.0</td><td>0.988 5</td><td>7.809 7</td></tr>
<tr><td>11.0</td><td>1.421 9</td><td>7.970 4</td><td>30.5</td><td>0.979 6</td><td>7.805 4</td></tr>
<tr><td>11.5</td><td>1.407 7</td><td>7.966 2</td><td>31.0</td><td>0.970 8</td><td>7.801 2</td></tr>
<tr><td>12.0</td><td>1.393 6</td><td>7.962 0</td><td>31.5</td><td>0.962 2</td><td>7.797 0</td></tr>
<tr><td>12.5</td><td>1.379 7</td><td>7.957 8</td><td>32.0</td><td>0.953 6</td><td>7.792 7</td></tr>
<tr><td>13.0</td><td>1.366 0</td><td>7.953 5</td><td>32.5</td><td>0.945 2</td><td>7.788 4</td></tr>
<tr><td>13.5</td><td>1.352 4</td><td>7.949 3</td><td>33.0</td><td>0.936 8</td><td>7.784 1</td></tr>
<tr><td>14.0</td><td>1.339 1</td><td>7.945 1</td><td>33.5</td><td>0.928 6</td><td>7.779 9</td></tr>
<tr><td>14.5</td><td>1.325 8</td><td>7.940 9</td><td>34.0</td><td>0.920 4</td><td>7.775 6</td></tr>
<tr><td>15.0</td><td>1.312 8</td><td>7.936 7</td><td>34.5</td><td>0.912 4</td><td>7.771 4</td></tr>
<tr><td>15.5</td><td>1.299 9</td><td>7.932 4</td><td>35.0</td><td>0.904 4</td><td>7.767 1</td></tr>
<tr><td>16.0</td><td>1.287 2</td><td>7.928 3</td><td>35.5</td><td>0.896 5</td><td>7.762 8</td></tr>
<tr><td>16.5</td><td>1.274 6</td><td>7.924 1</td><td>36.0</td><td>0.888 8</td><td>7.758 5</td></tr>
<tr><td>17.0</td><td>1.262 2</td><td>7.919 8</td><td>36.5</td><td>0.881 1</td><td>7.754 3</td></tr>
<tr><td>17.5</td><td>1.250 0</td><td>7.915 9</td><td>37.0</td><td>0.873 5</td><td>7.750 0</td></tr>
<tr><td>18.0</td><td>1.237 9</td><td>7.911 4</td><td>37.5</td><td>0.866 0</td><td>7.745 7</td></tr>
<tr><td>18.5</td><td>1.225 9</td><td>7.907 2</td><td>38.0</td><td>0.858 6</td><td>7.741 4</td></tr>
<tr><td>19.0</td><td>1.214 1</td><td>7.902 9</td><td>38.5</td><td>0.851 2</td><td>7.737 2</td></tr>
</table>

附表 4　各种温度下水的黏度 η 和密度 ρ 值					
$t/℃$	$\eta/(10^{-3}\ \text{Pa·s})$	$\rho/(10^2\ \text{kg·m}^{-3})$	$t/℃$	$\eta/(10^{-3}\ \text{Pa·s})$	$\rho/(10^2\ \text{kg·m}^{-3})$
0.0	1.792 1	9.998 7	19.5	1.017 8	9.983 3
0.5	1.761 2	9.999 0	20.0	1.005 0	9.982 3
1.0	1.731 3	9.999 3	20.5	0.993 4	9.981 2
1.5	1.702 0	9.999 5	21.0	0.981 0	9.980 2
2.0	1.672 8	9.999 7	21.5	0.969 9	9.979 1
2.5	1.646 0	9.999 8	22.0	0.957 9	9.978 0
3.0	1.619 1	9.999 9	22.5	0.947 3	9.976 8
3.5	1.592 9	10.000 0	23.0	0.935 8	9.975 6
4.0	1.567 4	10.000 0	23.5	0.925 5	9.974 4
4.5	1.542 7	10.000 0	24.0	0.914 2	9.973 2
5.0	1.518 8	9.999 9	24.5	0.904 6	9.972 0
5.5	1.495 0	9.999 8	25.0	0.893 7	9.970 7
6.0	1.472 8	9.999 7	25.5	0.884 4	9.969 4
6.5	1.449 7	9.999 5	26.0	0.873 7	9.968 1
7.0	1.428 4	9.999 3	26.5	0.864 8	9.966 7
7.5	1.406 6	9.999 0	27.0	0.854 5	9.965 4
8.0	1.386 0	9.998 8	27.5	0.845 1	9.964 0
8.5	1.365 5	9.998 4	28.0	0.836 0	9.962 6
9.0	1.346 2	9.998 1	28.5	0.827 8	9.961 1
9.5	1.326 4	9.997 7	29.0	0.818 0	9.959 7
10.0	1.307 7	9.997 3	29.5	0.810 3	9.958 2
10.5	1.289 1	9.996 8	30.0	0.800 7	9.956 7
11.0	1.271 3	9.996 3	30.5	0.793 3	9.955 2
11.5	1.253 4	9.995 8	31.0	0.784 0	9.953 7
12.0	1.236 3	9.995 2	31.5	0.776 8	9.952 1
12.5	1.219 4	9.994 7	32.0	0.767 9	9.950 5
13.0	1.202 8	9.994 0	32.5	0.760 9	9.948 9
13.5	1.186 8	9.993 3	33.0	0.752 3	9.947 3
14.0	1.170 9	9.992 7	33.5	0.745 6	9.945 6
14.5	1.155 6	9.992 0	34.0	0.737 1	9.944 0
15.0	1.140 4	9.991 3	34.5	0.730 7	9.942 3
15.5	1.125 7	9.990 5	35.0	0.722 5	9.940 6
16.0	1.111 1	9.989 7	35.5	0.716 2	9.938 8
16.5	1.097 0	9.988 8	36.0	0.708 5	9.937 1
17.0	1.082 8	9.988 0	36.5	0.702 2	9.935 3
17.5	1.069 5	9.987 1	37.0	0.694 7	9.933 6
18.0	1.055 9	9.986 2	37.5	0.688 7	9.931 7
18.5	1.043 1	9.985 3	38.0	0.681 4	9.929 9
19.0	1.029 9	9.984 3	38.5	0.675 5	9.928 1

附表 5　水和空气界面的表面张力系数 σ

t/℃	σ/(10⁻² N·m⁻¹)	t/℃	σ/(10⁻² N·m⁻¹)	t/℃	σ/(10⁻² N·m⁻¹)
0	7.564	15	7.349	22	7.244
5	7.429	16	7.334	23	7.228
10	7.422	17	7.319	24	7.213
11	7.402	18	7.305	25	7.197
12	7.393	19	7.290	26	7.182
13	7.378	20	7.275	27	7.165
14	7.364	21	7.259	28	7.150

附表 6　不同温度下声波在干燥空气中的传播速度

t/℃	v/(m·s⁻¹)	t/℃	v/(m·s⁻¹)	t/℃	v/(m·s⁻¹)
0	331.450	14.0	339.838	27.5	347.735
1.0	332.050	14.5	340.134	28.0	348.024
1.5	332.359	15.0	340.429	28.5	348.313
2.0	332.651	15.5	340.724	29.0	348.601
2.5	332.963	16.0	341.019	29.5	348.889
3.0	333.265	16.5	341.314	30.0	349.177
3.5	333.567	17.0	341.609	30.5	349.465
4.0	333.868	17.5	341.930	31.0	349.753
4.5	334.199	18.0	342.197	31.5	350.040
5.0	334.470	18.5	342.490	32.0	350.328
5.5	334.770	19.0	342.784	32.5	350.614
6.0	335.071	19.5	343.070	33.0	350.901
6.5	335.370	20.0	343.370	33.5	351.187
7.0	335.670	20.5	343.663	34.0	351.474
7.5	335.907	21.0	343.955	34.5	351.760
8.0	336.269	21.5	344.247	35.0	352.040
8.5	336.568	22.0	344.539	35.5	352.331
9.0	336.866	22.5	344.830	36.0	352.616
9.5	337.165	23.0	345.123	36.5	352.901
10.0	337.463	23.5	345.414	37.0	353.186
10.5	337.760	24.0	345.705	37.5	353.470
11.0	338.058	24.5	343.995	38.0	353.755
11.5	338.355	25.0	346.268	38.5	354.039
12.0	338.652	25.5	346.576	39.0	354.323
12.5	338.949	26.0	346.866	39.5	354.606
13.0	339.246	26.5	347.156	40.0	354.890
13.5	339.542	27.0	347.445		

本表计算公式: $v = v_0 \sqrt{1 + \dfrac{t}{T_0}}$,式中: v_0 为 $t = 0$ ℃ 时的声速, T_0 为 0℃ 对应的热力学温度 273. 15 K。

附表 7　一些常用放射性核素的衰变类型、半衰期和能量					
核素	衰变类型	半衰期	α 或 β 粒子 能量/MeV	γ 能量/MeV	说明
$^{3}_{1}$H	β⁻	12. 33 a	0. 018 6		
$^{14}_{6}$C	β⁻	5 730 y	0. 115		
$^{32}_{15}$P	β⁻	14. 3 d	1. 711		
$^{40}_{19}$K	β⁻(89. 33%) EC(10. 67%) β⁺(0. 001%)	1. 2×10⁹ a	1. 325	1. 461	天然丰度: 0. 011 7%
$^{90}_{38}$Sr	β⁻	28. 8 a	0. 546		
$^{131}_{53}$I	β⁻	8. 040 d	0. 607(90%)	0. 284(6%) 0. 364(81%)	
	γ		0. 336(6. 9%)	0. 673(9%) X:29. 779	
$^{137}_{55}$Cs	β⁻	30. 17 a	0. 511 6,1. 176 X,32. 193 6		
$^{60}_{27}$Co	β⁻,γ	5. 271 a	0. 315	1. 173(40%) 1. 332(46%)	
$^{198}_{79}$Au	β⁻,γ	2. 7 d	1. 371	0. 412,0. 676	
$^{201}_{81}$Tl	EC,γ	73 h	0. 030 6	0. 135,0. 167	
$^{226}_{88}$Ra	α,γ	1 600 a	4. 785,4. 602	0. 186	
$^{235}_{92}$U	α,γ 自发裂变 (2×10⁻⁹)	7. 0×10⁸ a	4. 397,4. 367, 4. 271,4. 598	0. 053,0. 121	天然丰度: 0. 720%
$^{238}_{92}$U	α,γ 自发裂变 (0. 5×10⁻⁶)	4. 4×10⁹ a	4. 196,4. 149	0. 049 6	天然丰度: 99. 275%
$^{24}_{11}$Na	β⁻,γ	15 h	1. 389	1. 368,2. 754	

参 考 文 献

读者意见反馈

为收集对教材的意见建议，进一步完善教材编写并做好服务工作，读者可将对本教材的意见建议通过如下渠道反馈至我社。

咨询电话　400-810-0598

反馈邮箱　hepsci@pub.hep.cn

通信地址　北京市朝阳区惠新东街 4 号富盛大厦 1 座
　　　　　高等教育出版社理科事业部

邮政编码　100029

防伪查询说明

用户购书后刮开封底防伪涂层，使用手机微信等软件扫描二维码，会跳转至防伪查询网页，获得所购图书详细信息。

防伪客服电话　（010）58582300